现代临床护理精要

主编 罗 健 陈雪峰 韩福金

吉林科学技术出版社

图书在版编目（ＣＩＰ）数据

现代临床护理精要 / 罗健，陈雪峰，韩福金主编
. -- 长春 ：吉林科学技术出版社，2021.9
ISBN 978-7-5578-8677-6

Ⅰ．①现⋯ Ⅱ．①罗⋯ ②陈⋯ ③韩⋯ Ⅲ．①护理学
Ⅳ．①R47

中国版本图书馆 CIP 数据核字(2021)第 173631 号

现代临床护理精要

主　　编	罗　健　陈雪峰　韩福金	
出 版 人	宛　霞	
责任编辑	张丽敏	
制　　版	长春市阴阳鱼文化传媒有限责任公司	
封面设计	长春市阴阳鱼文化传媒有限责任公司	
幅面尺寸	185mm×260mm	
字　　数	310 千字	
印　　张	13.25	
印　　数	1—1500 册	
版　　次	2021 年 9 月第 1 版	
印　　次	2022 年 5 月第 2 次印刷	

出　　版　吉林科学技术出版社
发　　行　吉林科学技术出版社
地　　址　长春市净月区福祉大路 5788 号
邮　　编　130118
发行部电话/传真　0431-81629529　81629530　81629531
　　　　　　　　　　81629532　81629533　81629534

储运部电话　0431-86059116

编辑部电话　0431-81629518

印　　刷　保定市铭泰达印刷有限公司

书　　号　ISBN 978-7-5578-8677-6
定　　价　60.00 元

编 委 会

主　编　罗　健（聊城市第四人民医院）

　　　　陈雪峰（青岛市第八人民医院）

　　　　韩福金（聊城市中医医院）

前 言

  当今世界科技飞速发展，临床医疗技术日新月异，不断有新理论、新技术、新方法问世。如何为服务对象提供高品质的服务，已成为广大护理人员面临的重要课题，尤其是整体护理的深入实施，更加要求护理人员具备广博的专业知识及熟练的操作技能。为了使护理人员在日常工作中能够进一步学习护理知识，特编写本书。

  本书内容从临床实际出发，详细介绍了临床各科常见疾病的护理知识。全书语言简洁，内容丰富，侧重实用性和可操作性，力求详尽准确，可供护理人员及相关医务工作者参考阅读。全书由多位护理专家在总结自身临床经验并参考国内外相关文献的基础上精心编纂而成，在此，特别感谢编者们做出的巨大努力。

  感谢所有专家和同道给予的鼓励和支持。书中若有疏漏之处，恳请广大读者及同道提出宝贵意见，以供今后修改完善。

目　　录

第一章　内科护理学与护理研究

第一节　支气管扩张症

支气管扩张症(简称支扩)是由于多种原因引起支气管树病理性、永久性的扩张,导致反复化脓性感染及气道慢性炎症,临床上表现为持续或反复地咳嗽、咳痰,有时伴有咯血,症状反复发作,可导致呼吸功能障碍及慢性肺源性心脏病。支气管扩张可分为先天性与继发性两种。先天性支气管扩张较少见,继发性支气管扩张症的发病基础多为反复感染、支气管阻塞及支气管壁的炎性损伤。炎症造成阻塞,阻塞又导致感染或引起感染的持续存在,最终导致支气管管壁平滑肌、弹力纤维甚至软骨的破坏,逐渐形成支气管持久性扩张。下呼吸道感染尤其是婴幼儿时期下呼吸道感染、支气管和肺结核是支气管扩张最常见的病因,还应注意排除支气管异物、误吸、免疫缺陷病、纤毛功能异常等少见病因。

一、诊断标准

支气管扩张的诊断应根据既往病史、临床表现、体征及实验室检查等资料综合分析确定,胸部高分辨CT(HRCT)是诊断支气管扩张的主要手段。明确诊断后还需要通过病史和相应的检查了解有无相关的基础疾病。

1.临床表现

咳嗽是支扩最常见的症状,且多伴有咳痰,痰常为脓性,清晨为多,可伴有呼吸困难。半数患者可出现咯血,多与感染相关,咯血量大小不等,可痰中带血至大量咯血。仅有咯血而无咳嗽及咳痰的称干性支气管扩张。原有症状中任一症状加重(痰量增加或脓性痰、呼吸困难加重、咳嗽增加、肺功能下降、疲劳乏力加重)或出现新症状(发热、胸膜炎、咯血),需要抗菌药物治疗往往提示感染导致的急性加重。反复发作者可有食欲缺乏、消瘦和贫血等全身症状。

听诊时于病变部位闻及粗糙的湿啰音是支气管扩张特征性的表现,以肺底部最为多见,多自吸气早期开始,吸气中期最响亮,一直持续至吸气末,且部位固定,不易消失。1/3的患者也可闻及哮鸣音或粗大的干啰音。杵状指(趾)较常见。

常见的并发症有反复肺部感染、脓胸、气胸和肺脓肿等,小部分患者可出现肺心病。

2.辅助检查

(1)胸部 X 线检查:X 线胸片诊断支扩的敏感性及特异性均较差,病程早期胸片可能正常。也可有特征性的气道扩张和增厚,表现为类环形阴影或轨道征,囊性支气管扩张时可出现特征性的卷发样阴影。也可在同一部位反复出现炎症或炎症消散缓慢。

(2)胸部 HRCT:胸部 HRCT 诊断支气管扩张症的敏感性和特异性均达到了 90% 以上,

可代替支气管碘油造影确诊支气管扩张。支扩在 HRCT 上的主要表现为支气管内径与其伴行动脉直径对比的增大,称为"印戒征",此外还可见到支气管呈柱状及囊状改变(呈"双轨征"或"串珠"状),气道壁增厚、黏液阻塞,细支气管炎时可出现树芽征及马赛克征。

(3)支气管碘油造影:可明确支气管扩张的部位、性质和范围,但由于此检查为创伤性检查,合并症较多,临床上很少应用,现已逐渐被胸部 HRCT 所取代。

(4)支气管镜检查:有助于除外异物堵塞等病因,通过支气管镜检查获取下呼吸道分泌物有助于明确病原菌,经支气管冲洗可清除气道内分泌物,解除气道阻塞。

(5)肺功能检查:所有患者均建议行肺通气功能检查并至少每年复查 1 次,多数患者表现为阻塞性通气功能障碍,弥散功能下降,33%～76%患者存在气道高反应性。合并气流阻塞者应行舒张试验评价用药后肺功能改善情况。

(6)实验室检查:血炎症标记物(血常规白细胞和中性粒细胞计数,ESR,CRP,PCT)可反映疾病活动性及感染导致的急性加重严重程度;血清免疫球蛋白(IgG,IgA,IgM)测定和血清蛋白电泳可除外体液免疫缺陷;血清 IgE 测定,烟曲霉过敏原皮试及烟曲霉特异性 IgE、IgG测定有助于除外变应性支气管肺曲霉菌病;必要时可检测类风湿因子、抗核抗体、ANCA 除外结缔组织病;血气分析可判断是否合并低氧血症和(或)高碳酸血症。

(7)微生物学检查:所有支扩患者均常规留取合格痰标本行微生物学检查,急性加重时应在应用抗菌药物前留取痰标本,痰培养及药敏试验对抗菌药物的选择具有重要的指导意义。

(8)其他检查:糖精试验和(或)鼻呼出气一氧化氮测定可用于筛查纤毛功能异常,疑诊者需须进行鼻和支气管黏膜活检的电镜检查;两次汗液氯化物检测及 CFTR 基因突变分析有助于除外囊性纤维化。

二、辅助检查

1.影像学检查

①胸部平片:早期轻症患者常无异常,偶见一侧或双侧下肺纹理增多或增粗,典型者可见多个不规则的蜂窝状透亮阴影或沿支气管的卷发状阴影,感染时阴影内可有平面。②CT 扫描:高分辨 CT(HRCT)诊断的敏感性和特异性均可达到 90%以上,现已成为支气管扩张的主要诊断方法。特征性表现为管壁增厚的柱状扩张或成串成簇的囊样改变。③支气管造影:是确诊支气管扩张的主要依据。可确定支气管扩张的部位、性质、范围和病变的程度,为外科决定手术指征和切除范围提供依据。但由于这一技术为创伤性检查,现已被 CT 取代。

2.其他检查

纤维支气管镜有助于鉴别管腔内异物,肿瘤或其他阻塞性因素引起的支气管扩张,还可进行活检、局部灌洗等检查。肺功能测定可以证实由弥散性支气管扩张或相关的阻塞性肺病导致的气流受限。痰涂片及痰培养可指导抗生素治疗。急性感染时血常规白细胞及中性粒细胞增高。血清免疫球蛋白和补体检查有助于发现免疫缺陷病引起呼吸道反复感染所致的支气管扩张。

三、诊断要点

根据反复发作的咳嗽、咳脓性痰、咯血的病史和体征,以及儿童时期诱发支气管扩张的呼吸道感染史,结合 X 线、CT 检查,临床可作出诊断。如要进一步明确病变部位和范围,可作支气管造影。

四、治疗要点

治疗原则是防治呼吸道反复感染,保持呼吸道引流通畅,必要时手术治疗。

1.清除痰液,畅通呼吸道

包括稀释脓性痰和体位引流,必要时还可经纤维支气管镜吸痰。

(1)稀释脓性痰:可选用祛痰药或生理盐水 20mL 加 α-糜蛋白酶 5mg,超声雾化吸入,使痰液变稀,易于排出。支气管痉挛可影响痰液排出,如无咯血,可选用支气管舒张剂,如口服氨茶碱 0.1g,每天 3～4 次,或其他茶碱类药物。必要时可加用 $β_2$ 受体激动剂或抗胆碱药物喷雾吸入。

(2)体位引流:有助于排除积痰,减少继发感染和全身中毒症状。对痰多、黏稠而不易排出者,有时其作用强于抗生素治疗。

(3)纤维支气管镜吸痰:体位引流无效时,可经纤支镜吸痰及用生理盐水冲洗稀释痰液,也可局部滴入抗生素。必要时在支气管内滴入 1/1000 肾上腺素消除黏膜水肿,减轻阻塞,有利痰液排出。

2.控制感染

控制感染是支气管扩张急性感染期治疗的主要措施。根据痰液细菌培养和药敏试验结果,选用有效抗菌药物。一般轻症者可口服阿莫西林或氨苄西林,或第一、二代头孢菌素,氟喹诺酮类或磺胺类抗菌药。重症者,尤其是假单胞属细菌感染者,常需第三代头孢菌素加氨基糖苷类药联合静脉用药。如有厌氧菌混合感染者加用甲硝唑(灭滴灵)或替硝唑。

3.咯血的处理

如咯血达中等量(100mL)以上,经内科治疗无效者,可行支气管动脉造影,根据出血小动脉的定位,注入明胶海绵或聚乙烯醇栓,或导入钢圈行栓塞止血。

4.手术治疗

病灶范围较局限,全身情况较好,经内科治疗后仍有反复大咯血或感染,可根据病变范围做肺段或肺叶切除术,但术前须明确出血部位。如病变范围广泛或伴有严重心、肺功能障碍者不宜手术治疗。

五、护理要点

1.休息和环境

急性感染或病情严重者应卧床休息。保持室内空气流通,维持适宜的温、湿度,注意保暖。使用防臭、除臭剂,消除室内异味。病情稳定时避免诱因如戒烟,避免到空气污染的公共场所和有烟雾的场所,避免接触呼吸道感染患者等。

2.饮食护理

提供高热量、高蛋白质、富含维生素饮食,避免冰冷食物诱发咳嗽,少食多餐。因咳大量脓痰,指导患者在咳痰后及进食前用清水或漱口剂漱口,保持口腔清洁,增加食欲。鼓励患者多饮水,每天 1500mL 以上,充足的水分可稀释痰液,有利于排痰。

3.促进排痰

帮助患者掌握有效咳嗽、雾化吸入、体位引流方法,促进痰液排出。

4.病情观察

观察咳嗽、痰液的量、颜色和黏稠度,与体位的关系,痰液是否有臭味。观察咯血程度,及发热、消瘦、贫血等全身症状,出现气促、发绀常表示病情严重。

5.用药护理

按医嘱用抗生素、祛痰剂、支气管舒张药物,指导患者掌握药物的疗效、剂量、用法和不良反应。

6.咯血护理

(1)休息与体位:少量咯血嘱患者静卧休息,少活动。中量咯血应卧床休息,平卧,头偏向一侧或取患侧卧位。大量咯血取患侧向下,头低脚高位卧位,便于血液引流。保持环境安静,大量咯血者床旁备好吸痰、气管插管、气管切开等抢救设备。

(2)心理护理:安慰患者,消除患者恐惧和紧张心理,防止患者屏气或声门痉挛,鼓励患者轻轻咳出积在气管内的痰液或血液,及时帮助患者去除污物,给予口腔护理祛除口腔血腥味。

(3)止血治疗:垂体后叶素是咯血治疗常用药物。静脉滴注垂体后叶素可使动脉收缩,从而达到止血目的。但其可以引起全身血管的收缩,并可引起子宫收缩,因此使用时注意控制滴速,监测血压。在存在冠心病或高血压时慎用,妊娠者则禁止使用。药物止血失败时可采取支气管动脉栓塞治疗或外科手术治疗。

(4)饮食护理:少量咯血者进温凉饮食,少量多餐,禁烟及辛辣刺激性食物,适当进食纤维素食物,以保持大便通畅。中量或大量咯血者暂禁食。

(5)病情观察:定期监测体温、心率、呼吸、血压,观察并记录咯血量、颜色及频率。每日咯血量在 100mL 以内为小量,100~500mL 为中等量,500mL 以上或一次咯血 300mL 以上为大量。观察咯血先兆,如胸闷、气急、咽痒、咳嗽、心窝部灼热、口感甜或咸等症状。大咯血好发时间多在夜间或清晨,应严格交接班制度,密切观其病情变化,加强夜班巡视,特别注意倾听患者的诉说及情绪变化。咯血时颜色为鲜红色常提示活动性出血,应警惕咯血不畅引起窒息。密切观察患者有无胸闷、烦躁不安、气急、面色苍白、口唇发绀、咯血不畅等窒息前症状。

(6)大咯血窒息的抢救:抢救的关键是及时解除呼吸道梗阻,畅通呼吸道。出现窒息征象时,如呼吸极度困难、表情恐怖、张口瞪目、两手乱抓、大汗淋漓、一侧或双侧呼吸音消失、甚至神志不清等,应立即:①将患者抱起,取头低脚高俯卧位,使上半身与床沿呈 45°~90°角,助手轻托患者头部使其后仰,以减少气道的弯曲,利于血液引流。②嘱患者一定要将血咯出,不要屏气,并轻拍健侧背部促进血块排出,迅速挖出或吸出口、咽、喉、鼻部血块。无效时立即气管插管或气管切开,解除呼吸道阻塞。③吸氧:立即高流量吸氧。④迅速建立静脉通路:最好是两条静脉通路,根据需要给予呼吸兴奋剂、止血或扩容升压治疗。⑤呼吸心搏骤停者立即心肺复苏。

六、健康教育

支气管扩张与感染密切相关。因此,应指导患者和家属早期发现和治疗呼吸道感染,以免发展为支气管扩张。戒烟、避免烟雾和灰尘刺激有助于避免疾病的复发,防止病情恶化。各种阻塞性损害和异物应迅速解除。

教会患者掌握有效咳嗽、雾化吸入、体位引流方法,以及抗生素的作用、用法、不良反应等。患者和家属还应学会识别支气管扩张典型的临床表现:痰量增多、血痰、呼吸困难加重、发热、寒战和胸痛等。一旦发现症状加重,应及时就诊。

鼓励患者参加体育锻炼,增强机体免疫力和抗病能力。建立良好的生活习惯,劳逸结合,消除紧张心理,防止病情进一步恶化。

第二节　支气管哮喘

支气管哮喘,简称哮喘,是由嗜酸性粒细胞、肥大细胞和 T 淋巴细胞等多种炎性细胞及细胞组分参与的气道慢性炎症性疾患。

这种慢性炎症导致气道反应性增加,通常出现广泛多变的可逆性气流受限,并引起反复发作的喘息、气急、胸闷或咳嗽等症状,常在夜间或清晨发作、加剧,可经治疗缓解或自行缓解。

一、病因

病因还不十分清楚,多数认为哮喘是与多基因遗传有关的疾病,同时受遗传因素和环境因素的双重影响。

资料显示,哮喘的亲属患病率高于群体患病率,并且亲缘关系越近,患病率越高。哮喘患儿双亲大多存在不同程度气道高反应性。而研究显示与气道高反应性、IgE 调节和特异性反应相关的基因,在哮喘的发病中起着重要的作用。

环境因素中引起哮喘的激发因素,包括吸入物,如尘螨、花粉、动物毛屑等各种特异和非特异吸入物;感染,如细菌、病毒、原虫、寄生虫等;食物,如鱼、虾蟹、蛋类、牛奶等;药物,如阿司匹林等;气候变化、运动、妊娠等。

二、发病机制

发病机制尚不完全清楚,大多认为哮喘与变态反应、气道炎症、气道高反应及神经机制等因素相互作用有关。

1.变态反应

当变应原进入具有特应性体质的机体后,可刺激机体通过 T 淋巴细胞的传递,由 B 淋巴细胞合成特异性 IgE,并结合于肥大细胞和嗜碱性粒细胞表面的高亲和性的 IgE 受体。当变应原再次进入机体内,可与结合在这些受体上的 IgE 交联,使该细胞合成并释放多种活性介质导致平滑肌收缩、黏液分泌增加、血管通透性增高和炎症细胞浸润等,产生哮喘的临床症状。

根据变应原吸入后哮喘发生的时间,可分为速发型哮喘反应(IAR)、迟发型哮喘反应(LAR)和双相型哮喘反应(OAR)。IAR 几乎在吸入变应原的同时立即发生反应,15～30 分钟达到高峰,2 小时后逐渐恢复正常。LAR 6 小时左右发病,持续时间长,可达数天,而且临床症状重,常呈持续性哮喘发作状态。

2.气道炎症

气道慢性炎症被认为是哮喘的本质。表现为多种炎症细胞特别是肥大细胞、嗜酸性粒细胞等在气道聚集和浸润,这些细胞相互作用可以分泌出多种炎症介质和细胞因子,使气道反应性增高,气道收缩,黏液分泌增加,血管渗出增多。

3.气道高反应性

表现为气道对各种刺激因子出现过强或过早的收缩反应,是哮喘患者发生和发展的另外一个重要因素。普遍认为气道炎症是导致气道高反应性的重要机制之一。

4.神经机制

支气管受复杂的自主神经支配,与某些神经功能低下和亢进有关。

三、病理

显微镜下可见气道黏膜下组织水肿,微血管通透性增加,杯状细胞增生及支气管分泌物增加,支气管平滑肌痉挛等病理改变。若哮喘长期反复发作,表现为支气管平滑肌肌层增厚,气道上皮细胞下纤维化、黏液腺增生和新生血管形成等,导致气道重构。

四、护理评估

(一)健康史

(1)询问患者发作时的症状、持续时间、诱发或缓解因素,了解既往治疗经过和检查。

(2)了解患者对哮喘知识的掌握程度,询问患者是否熟悉哮喘急性发作的先兆和处理方法,发作时有无按医嘱治疗。

(3)评估患者呼吸困难对日常生活、工作的影响程度,了解患者的家族史。

(4)评估与患者哮喘发生的各种病因和诱因,如有无接触变应原、吸烟等。

(二)临床表现

1.症状

(1)前驱症状:在变应原引起的急性哮喘发作前往往有打喷嚏、流鼻涕、眼痒、流泪、干咳或胸闷等前驱症状。

(2)喘息和呼吸困难:反复发作性喘息或伴有哮鸣音的呼气性呼吸困难,是哮喘的典型症状。

(3)咳嗽、咳痰:咳嗽是哮喘的常见症状,由气道的炎症和支气管痉挛引起。干咳是哮喘前驱症状,哮喘发作时,咳嗽咳痰症状反而减轻。哮喘发作接近尾声时,大量分泌物排出,咳嗽咳痰可能加重。

(4)胸闷和胸痛:哮喘发作时可有胸闷和胸部发紧感。

2.体征

支气管哮喘具有季节性,急性发作时,两肺闻及弥散性哮鸣音,以呼气期为主,可自行缓解或使用支气管扩张药后缓解。胸部呈过度充气状态,有广泛的哮鸣音,呼气时延长,辅助呼吸肌和胸锁乳突肌收缩加强。心率增快、奇脉、胸腹反常运动、发绀、意识障碍等提示病情严重。

3.分期

根据临床表现分为急性发作期、慢性持续期和临床缓解期。

急性发作指气促、咳嗽、胸闷等症状突然发生,常伴呼吸困难;慢性持续期指每周均不同频度和(或)不同程度的出现症状;临床缓解期是指经过治疗或未经治疗症状、体征消失,肺功能恢复到急性发作前水平,并维持 3 个月以上。

(三)辅助检查

1.肺功能检查

1 秒用力呼气量(FEV_1),FEV_1/FVC,呼气流量峰值(PEF)等有关呼气流速的指标,在哮喘发作时全部下降,经有效的支气管扩张药治疗后好转,缓解期逐渐恢复。哮喘发作时还可以有用力肺活量(VC)降低,残气量,功能残气量,肺总量增加,残气/肺总量比值增高。

2.动脉血气分析

哮喘严重发作时可有不同程度的低氧血症、低碳酸血症、呼吸性碱中毒,病情进一步加剧,可表现呼吸性酸中毒。

3.胸部 X 线检查

哮喘发作时两肺透亮度增加,呈过度充气状态。并发感染时,可见肺纹理增加和炎症浸润阴影。

4.血液检查

发作时可有嗜酸性粒细胞增多,并发感染时白细胞和中性粒细胞增多,外源性哮喘者血清总 IgE 增高。

5.痰液检查

涂片可见较多的嗜酸性粒细胞及其退化形成的夏科-莱登结晶、黏液栓等。

6.支气管激发试验

测定气道反应性,吸入激发剂后,FEV_1 或 PEF 的下降≥20%,即可确定为支气管激发试验阳性。可作为辅助诊断和评估哮喘严重程度和预后。

7.支气管舒张试验

测定气流受限的可逆性。吸入支气管舒张药后 FEV_1 或 PEF 改善率≥15%可诊断支气管舒张试验阳性,可辅助诊断和指导用药。

8.特异性变应原检测

缓解期检测有利于判断变应原,了解导致个体哮喘发作的危险因素。

(四)心理社会评估

哮喘急性和反复发作,可影响患者的睡眠、体力活动,应评估患者有无烦躁、焦虑、恐惧等心理反应,并注意给予心理安慰;因哮喘需要终身防治,评估患者的家庭社会支持系统,及对疾病治疗的信心,应加强与患者的沟通,增加患者的信心和对疾病的了解。

五、护理措施

1.急性发作期护理

(1)环境和体位:有明确过敏原者,应尽快脱离变应原。根据病情提供舒适体位,被迫端坐呼吸者提供床旁桌以作支撑,减少体力消耗。提供安静、舒适、冷暖适宜的环境,保持空气流通。病室内避免花草、地毯、皮毛、吸烟及尘埃飞扬等。

(2)心理护理:患者急性发作时常出现紧张、烦躁不安、焦虑、恐惧等心理反应,可加重或诱发呼吸困难,医护人员应多陪伴在患者身边,通过语言和非语言沟通,安慰患者,使患者避免紧张,保持情绪稳定。

(3)解除支气管痉挛,改善呼吸困难:首选吸入用药,以提高疗效、减少不良反应。静脉用药时确保平喘药及糖皮质激素准确输入。氨茶碱宜用注射泵控制其速度,使血浆浓度保持在 $10\sim20\mu g/mL$ 才发挥疗效,并观察有无严重的并发症出现。

(4)氧疗:遵医嘱立即经鼻导管或面罩给氧。一般氧流量 $1\sim3L/min$,氧浓度 $<40\%$。

(5)促进排痰:痰液阻塞气道是急症哮喘病情难以缓解的重要原因之一。因此加强排痰,保持气道通畅甚为重要。痰液黏稠者可定时雾化吸入生理盐水,加入硫酸庆大霉素、α-糜蛋白酶、β_2 受体激动剂、糖皮质激素等药物,密切观察药物疗效和不良反应。指导患者进行有效咳嗽,协助翻身、拍背或体位引流,有利于分泌物的排出。痰鸣音重,无力咳嗽,行经口鼻吸痰,动作要轻柔。

(6)观察病情,补充水分:观察患者神志、面容、出汗、发绀、呼吸困难程度等,监测呼吸音、哮鸣音变化,了解病情和治疗效果。加强对急性发作患者的监护,尤其是夜间和凌晨易发作,及时发现危重症状或并发症。同时因患者出汗较多,张口呼吸,从呼吸道丢失大量水分,应注意观察和记录出入量,做好口腔护理,及时补液以防酸中毒及电解质紊乱。轻中度发作者应鼓励患者每天饮水 $2500\sim3000mL$,以补充丢失的水分,稀释痰液,防止便秘,改善呼吸功能。重症者应予静脉补液,并调节好滴数,防止肺水肿的发生。

(7)气管插管配合:如患者经处理后症状未改善甚至出现呼吸表浅伴神志不清或昏迷,特别是 $PaCO_2$ 进行性升高伴酸中毒,或因哮喘严重发作曾气管插管者应立即配合医生行气管插管,准备好气管插管所需药物、呼吸机、监护仪,开放有效的静脉通路,及时清理气道,按医嘱及时使用药物。

2.用药护理

(1)β_2 受体激动剂:①指导患者按需用药,不宜长期规律使用,因为长期应用可引起 β_2 受体功能下调和气道反应性增高,出现耐受性。②指导患者正确使用雾化吸入器,以保证有效地吸入药物治疗剂量。③沙丁胺醇静脉注射时应注意滴速($2\sim4\mu g/min$),并注意观察心悸、骨骼肌震颤等不良反应。

(2)茶碱类:静脉注射浓度不宜过高,速度不宜过快,注射时间应在 10 分钟以上,以防中毒症状发生。慎用于妊娠、发热、小儿或老年,心、肝、肾功能障碍或甲状腺功能亢进者。与西咪替丁、大环内酯类、喹诺酮类药物等合用时可影响茶碱代谢而排泄减慢,应减少用量。观察用药后疗效和不良反应,如恶心、呕吐等胃肠道症状,心动过速、心律失常、血压下降等心血管症状,偶有兴奋呼吸中枢作用,甚至引起抽搐直至死亡。用药中最好监测氨茶碱血浓度。

(3)糖皮质激素:注意观察和预防不良反应:①部分患者吸入后可出现声音嘶哑、口咽部念珠菌感染或呼吸道不适。指导患者喷药后用清水充分漱口,使口咽部无药物残留,以减轻局部反应和胃肠吸收。②如长期吸入剂量>1mg/d可引起骨质疏松等全身不良反应,应注意观察;联合使用小剂量糖皮质激素和长效 β_2 受体激动剂或控释茶碱,可以减少吸入糖皮质激素的不良反应。③口服用药宜在饭后服用,以减少对消化道的刺激。长期全身用药应注意肥胖、糖尿病、高血压、骨质疏松、消化性溃疡等不良反应;④气雾吸入糖皮质激素可减少其口服量。当用吸入剂替代口服剂时,开始时应在口服剂量的基础上加用吸入剂,在 2 周内逐步减少口服量。嘱患者勿自行减量或停药。

(4)色苷酸钠:吸入后在体内无积蓄作用,一般在 4 周内应见效,如 8 周无效者应弃用。少数患者吸入后有咽喉不适、胸部紧迫感、偶见皮疹,甚至诱发哮喘。必要时可同时吸入 β_2 受体激动剂,防止哮喘的发生。本药不采用溶液气雾吸入,因在肺内滞留时间短暂,疗效差。

(5)其他:抗胆碱药吸入时,少数患者可有口苦或口干感。酮替芬有镇静、头晕、口干、嗜睡等不良反应,持续服药数天可自行减轻,慎用于高空作业人员、驾驶员、操纵精密仪器者。白三烯调节剂的主要不良反应是较轻微的胃肠道症状,少数有皮疹、血管性水肿、转氨酶增高,停药后可恢复。在发作或缓解期禁用 β 肾上腺素受体阻滞剂(普萘洛尔等),以免引起支气管平滑肌收缩而诱发或加重哮喘。

3.饮食护理

提供清淡、易消化、足够热量的饮食,避免进食硬、冷、油煎食物。若能找出与哮喘发作相关的食物,如鱼、虾、蟹、蛋类、牛奶等,宜避免食用。戒烟酒。

六、健康教育

尽管哮喘尚不能根治,但通过有效的管理,通常可以实现哮喘控制。对患者进行哮喘知识教育是最基本的环节,应包括以下内容。

1.疾病知识指导

指导患者增加对哮喘的病因、发病机制、长期治疗方法、控制目的和效果的认识,以提高患者的治疗依从性。

2.避免诱发因素

尽管对已确诊的哮喘患者应用药物干预,对控制症状和改善生活质量非常有效,但仍应尽可能避免或减少接触危险因素,以预防哮喘发病和症状加重。应针对个体情况,指导患者有效控制可诱发哮喘发作的各种因素。

3.自我监测

指导患者坚持记录哮喘日记,内容包括症状评分、应用药物、PEF,哮喘控制测试(ACT)变化等。学会识别哮喘先兆、哮喘发作征象和相应自我处理方法,如何及何时就医。

4.心理指导

帮助患者认识精神心理因素在哮喘发病中的作用,指导患者培养乐观情绪,保持规律生活,积极参加体育锻炼,最大限度地保持劳动能力,以有效减少不良心理反应诱发哮喘的频率。

5.药物吸入装置及使用方法

(1)介绍雾化吸入的器具:根据患者文化层次、理解能力、疾病程度、经济状况等,提供雾化吸入器相关的学习资料。定量雾化吸入器(MDI)的使用需要患者协调呼吸动作,且有50%以上的药液因惯性冲撞而停留在口咽部,仅有10%的药液沉降在肺内局部发挥作用,难以输送较大剂量药物,但是 MDI 具有药物定量、操作简单、不必定期消毒、无院内交叉感染、便于携带、价格低廉等特点,仍适用于吸入任何药物的所有患者,是目前普遍使用的吸入器。

(2)定量雾化吸入器的正确使用方法:①医护人员示教,介绍装置的结构,每次使用前应摇匀药液,深呼气至不能再呼(残气位)时,张开口腔,将 MDI 喷嘴放于口中,闭口以包住咬口,经口缓慢吸气(0.5L/s),在吸气开始时以手指揿压喷药,至吸气末(肺总量位)屏气5～10秒,使较小的雾粒沉降在气道远端(肺内),然后缓慢呼气,休息3分钟后可再使用一次。②患者反复练习,医护人员评估者使用情况,指出不足之处和改正方法,直到患者正确掌握。③指导患者雾化吸入药物后漱口,减少口咽部雾滴的刺激。④患者学会清洗、保存和更换吸入器等常规方法。

(3)特殊 MDI 的使用:对不易掌握 MDI 吸入方法的儿童或重症患者,可在 MDI 上加贮雾瓶,使雾化释出的药物在瓶中停留数秒,以便患者能从容吸入,减少雾滴在口咽部沉积引起刺激,增加雾化吸入疗效。但贮雾瓶携带不方便,比单用 MDI 的费用高。

6.峰流速仪的使用方法

峰流速仪是一种能快速、客观反映呼气峰值流速(PEF)的仪器。哮喘患者可以在家中自备峰流速仪,随时监测 PEF 及日变异率,并记录哮喘日记或绘成图表,用以评价与监测哮喘轻重程度。首先要检测仪器是否正常,上下移动峰流速仪,如果游表的指针不动,则表明是正常的,如果游表的指针随着峰流速仪上下移动而"随意活动",则表明仪器已损坏。用手指轻轻地将游表上的指针置于0度上,即可开始测量,测量时患者取站立位或直坐在椅子上,右手水平持峰流速仪,注意手指不要阻挡游表指针移动,尽量深吸一口气,然后快速将峰流速仪的咬口塞进口腔,用口唇紧紧包围住咬口,注意不要将舌头放在吹气口内,然后用最大力气和最快速度将气呼出,最后观察峰流速仪上游表指针停留指向的刻度,可重复测量3次,选择最大值作为呼气峰值流速。注意整个呼气动作要连贯,中间不能停止,要做到"一气呵成"。若游表指针停留在黄线区域或红线区域说明病情有变化,应及时就诊。

第三节　呼吸衰竭

呼吸衰竭(简称呼衰),是由于肺内和(或)肺外各种原因引起肺通气功能和(或)换气功能障碍,导致患者不能进行有效的气体交换,在呼吸空气(海平面,大气压、静息状态下)时,产生严重缺氧(或)伴二氧化碳潴留,从而引起一系列生理功能和代谢紊乱。呼吸衰竭是指全部的呼吸系统的功能不全(包括肺、胸壁、脑),不能完成正常的氧供给和二氧化碳的清除。最终,将在细胞水平影响呼吸功能。

多种因素都会导致呼吸衰竭,常见病因可归纳为以下两个方面。

(1)中枢神经系统及传导系统疾病、呼吸肌疾患、呼吸道疾病和胸廓疾病等,均可引起呼吸动力损害、增加气道阻力和限制肺的扩张,导致通气不足、通气与血流比例失调,产生缺氧,或伴二氧化碳潴留。

(2)肺组织病变,如肺炎、肺不张、肺水肿、急性肺损伤、肺血管病和肺纤维化,主要引起通气和血流比例失调、肺内静脉血分流增加和弥散功能障碍,导致换气功能损害,发生缺氧,因通气过度引起二氧化碳分压降低,出现Ⅰ型呼吸衰竭。严重者因肺部病变加重、呼吸肌疲劳伴二氧化碳潴留而出现酸中毒,发生Ⅱ型呼吸衰竭。

根据病因和发病机制,呼吸衰竭可分为急性呼吸衰竭和慢性呼吸衰竭。

一、诊断标准

1.临床表现

(1)呼吸困难:表现为呼吸频率、幅度、节律和体位的改变。如 COPD 患者呼衰由慢而深的呼吸变为浅快;半卧位或坐位,辅助呼吸肌参与点头或提肩呼吸。ARDS 患者先为快而深大变为浅弱呼吸,伴鼻翼煽动。中枢性呼衰呈潮式、间歇或抽泣样呼吸等。

(2)发绀:是缺氧的典型表现。当 $SaO_2 < 85\%$ 时,可在口唇、指(趾)甲出现发绀。

(3)精神神经症状:急性缺氧可立即出现精神错乱、恐惧、狂躁、昏迷、抽搐等症状;慢性缺氧多有智力或定向功能障碍。高碳酸血症在中枢性抑制之前出现失眠、烦躁、躁动的兴奋症状,随后因中枢抑制表现为神志淡漠、肌肉震颤、间歇抽搐、昏睡、甚至昏迷等,并出现腱反射消失,锥体束征阳性。急性呼吸性酸中毒,$pH < 7.25$ 时,会出现精神症状。

(4)血液循环系统症状:心率加快,血压上升和右心功能不全体征。二氧化碳潴留可出现皮肤温暖、颜面红润和搏动性头痛。严重缺氧和酸中毒($pH < 7.25$)会引起心肌损害、血压下降、心律失常、心脏停搏($pH < 6.8$)。

(5)消化道和泌尿系统症状:严重缺氧和二氧化碳潴留引起肝肾功能损害。常因胃肠道黏膜充血水肿、糜烂渗血,或应激性溃疡出血。吐咖啡样物或黑便,隐血试验阳性。肾功能损害者还可出现尿少、无尿等。

2.诊断依据

(1)患者有急性或慢性呼吸衰竭基础疾病病史及诱因。

(2)缺氧和(或)伴有二氧化碳潴留的上述临床表现。

(3)动脉血气分析能确诊呼吸衰竭的类型及其程度,对指导氧疗、机械通气各种参数的调节,以及纠正酸碱失衡和电解质紊乱均有重要意义。

3.诊断标准

呼吸空气条件(海平面大气压)下,$PaO_2 < 60mmHg$,或伴 $PaCO_2 < 35mmHg$,诊断为Ⅰ型呼吸衰竭。若伴有 $PaCO_2 > 50mmHg$,诊断为Ⅱ型呼吸衰竭;根据病程的发展,可分为急性呼吸衰竭和慢性呼吸衰竭;慢性呼吸衰竭因机体的代偿,将 $PaO_2 < 55mmHg$、$PaCO_2 > 55mmHg$

作为慢性呼吸衰竭诊断的参考指标,且无明显酸中毒。

二、治疗原则

1.对呼吸衰竭的病因和诱因作相应处理

2.保持呼吸道通畅

据患者情况做相应处理;应用祛痰剂,鼓励患者咯痰;应用雾化吸入 β_2 受体激动剂和胆碱能受体阻滞剂扩张支气管。吸入或静脉应用糖皮质激素;排痰能力较差的患者可吸出口腔、咽喉部的分泌物和胃内反流物,有条件可用纤维支气管镜将分泌物吸出,或采用气管插管或气管切开吸痰后机械通气。

3.氧疗和改善换气功能

(1)通过鼻导管、鼻塞、面罩和机械通气氧疗。吸入氧浓度使动脉血气中 $PaO_2 > 60mmHg$、$SaO_2 > 95\%$。鼻导管或鼻塞(闭口呼吸)的吸入氧浓度(FiO_2) $= (VIO_2 \times Ti/T_{tot} \times 79\%)/VE$,从公式中可知 FiO_2 与吸入氧流量(VIO_2、L/min)和吸气时间与呼气时间之比成正比,而与每分钟通气量(VE)成反比。文丘里(Venturi)面罩供氧是利用氧流量产生负压,吸入的空气来稀释氧,使 VIO_2 控制在 $25\% \sim 50\%$ 氧浓度。机械通气吸入氧浓度是通过氧电极来测呼吸机为空气与氧混合器的 FiO_2。

(2)加用呼气末正压(PEEP)的机械通气模式。PEEP 有利于陷闭的小气道和肺泡复张,减轻肺泡和肺间质水肿,改善患者的通气与血流比例、弥散功能,更为重要的是降低肺内静脉血的分流量,提高氧合功能。PEEP 的数值应符合患者的病理生理的需要,PEEP 过高反而增高肺泡压,可引起肺损伤,影响血流动力学。

(3)注意出入液量平衡,减轻肺水肿,必要时在患者血流动力学和电解质(血钾)允许的条件下,应用利尿剂。

(4)并发肾功能不全时,在条件许可下,可进行血液净化,改善肺水肿,清除炎症介质。

(5)糖皮质激素对非感染因素,如脂肪栓塞、羊水栓塞、中毒性肺损伤,经大剂量短时间的应用,对改善非感染性肺水肿有良好的疗效。

4.增加肺泡通气量,改善二氧化碳潴留

肺泡通气不足导致二氧化碳潴留,只有增加肺泡通气量才能有效地排出二氧化碳。无创或有创机械通气治疗呼吸衰竭不仅能增加有效肺泡通气量,亦能改善氧合功能。

5.纠正酸碱平衡失调和电解质紊乱

呼吸性酸中毒应通过增加通气量来纠正,如急性呼吸衰竭或慢性呼吸衰竭急性加重产生严重酸中毒,pH < 7.25 或发生低血压,或合并代谢性酸中毒,应适当补充碳酸氢钠。呼吸性酸中毒合并代谢性碱中毒且有碱血症者,可适当补氯化钾或氯化钠溶液。

6.抗感染治疗

呼吸道感染是呼吸衰竭最常见的诱因。建立人工气道机械通气后或免疫功能低下的患者易反复发生感染,且不易控制。应根据痰细菌、真菌等培养和药物敏感试验结果等,选择有效的抗生素。

7.合并症的防治

呼吸衰竭可合并消化道出血、心功能不全、休克、肝、肾功能障碍、凝血功能障碍,或并发气胸纵隔气肿,应做相应治疗。

8.营养支持

呼吸衰竭机体代谢增加,易发生营养不良。急性加重时,应做鼻饲高蛋白、高脂肪和低碳水化合物,以及多种维生素和微量元素的饮食,必要时给予静脉高营养。营养途径包括:经胃肠营养;胃肠外营养;营养成分为高蛋白(15%~20%),高脂肪(30%~35%),低碳水化合物(45%~50%),适量维生素及微量元素原则:小量开始,循序渐进。应保证热卡量为基础能耗的 20%~50%,经验上 1500~ 2000kal/d。

〔附:基础能耗:BEE(男性)(kal/d)＝66.47＋13.75W＋5H－6.8A(kcal)

BEE(女性)(kal/d)＝66.5＋9.68W＋1.85H－4.68A(kcal)〕

(W:体重,kg;H:身高,cm;A:年龄,年)

三、护理要点

1.病情观察

呼吸衰竭往往会累及心肾等重要脏器,因此应及时将重症患者转入 ICU,加强对重要脏器功能的监测与支持。

(1)神志:神志与精神的改变,对发现肺性脑病先兆极为重要。如精神恍惚、白天嗜睡、夜间失眠、多语或躁动为肺性脑病表现。若患者出现昏迷要检查瞳孔大小及对光反射、肌张力、腱反射及病理征,以判断昏迷程度。

(2)生命体征:定时测量并记录体温、脉搏、呼吸、血压。注意呼吸幅度、频率、节律的变化,辅助呼吸肌参与呼吸运动的情况。若呼吸变浅、减慢、节律不齐或呼吸暂停,为呼吸中枢受抑制的表现。病程早期患者心率加速、血压上升,后期心脏功能失代偿可致心率减慢、血压下降。

(3)痰:注意痰量、性状及排痰是否通畅。痰量及颜色的改变可直接反映感染的程度及治疗效果。如痰量增多,黄色脓性,表示感染加重;原有大量痰液突然减少,常见于快速利尿,分泌物干结,病情加重,痰栓堵塞小支气管等情况。

(4)尿量、呕吐物和粪便颜色:尿量多少,反映患者体液平衡和心、肾功能的情况。在呼吸衰竭尤其是合并心力衰竭、肾衰竭、休克患者,应每日记录出入量。呼吸衰竭患者常合并消化道出血,应注意观察呕吐物和粪便颜色,并做隐血试验,以便及早发现。

(5)皮肤黏膜:缺氧可致口唇、甲床等部位出现发绀。如发现在输液过程容易发生针头堵塞、注射部位出血或有瘀斑、皮肤黏膜自发出血等,提示呼衰合并弥散性血管内凝血的可能,应及时与医师联系,尽早采取治疗措施。

(6)动脉血气监测:遵医嘱定时采集动脉血,标本及时送检进行血气分析检查,以了解缺氧或二氧化碳潴留的程度,有无酸碱失衡。

2.保持呼吸道通畅,改善通气

通畅的呼吸道是进行各种呼吸支持治疗的前提条件。

（1）清除气道内分泌物及异物：及时清除痰液，清醒患者鼓励用力咳痰，痰液黏稠难以咳出者，可进行雾化，稀释痰液。对于咳嗽无力或昏迷患者，给予定时协助翻身、拍背，促进排痰，必要时可机械吸痰.以保持呼吸道通畅。

（2）遵医嘱应用支气管扩张剂、祛痰药、呼吸兴奋剂等。呼吸兴奋剂主要适用于以中枢抑制为主、通气量不足引起的呼吸衰竭，对以肺炎、肺水肿、弥散性肺纤维化等病变引起的以肺换气功能障碍为主所导致的呼吸衰竭患者，一般不使用。尼可刹米是常用的呼吸中枢兴奋剂，可使呼吸加深加快，能增加通气量，还有一定的复苏作用。常规用量为 0.375～0.75 静脉缓慢推注，继以 3.0～3.75g 加入 250mL 或 500mL 的液体中以每分钟 25～30 滴静脉滴注。可根据动脉血气改变而调节尼可刹米用量。多沙普伦除直接兴奋呼吸中枢外，还可通过颈动脉化学感受器反射性兴奋呼吸中枢，作用强，安全范围大。应用呼吸兴奋剂时应注意：①必须保持呼吸道通畅，控制滴速，适当提高吸氧浓度。不可突然停药。②密切观察用药后反应，及时调整药量和给药速度。应用呼吸兴奋剂后，若出现颜面潮红、面部肌肉颤动、烦躁不安等现象，表示过量，应减慢滴速或停用。

（3）加强心理护理，教会患者自我放松等各种缓解焦虑的方法，以缓解呼吸困难，改善通气。

（4）对烦躁不安、失眠的 II 型呼吸衰竭患者，禁用对呼吸有抑制的药物，如吗啡等，慎用镇静剂，如地西泮等，以防引起呼吸抑制。

（5）若患者昏迷，应使其处于仰卧位，头后仰，托起下颌并将口打开。患者昏迷逐渐加深，呼吸不规则或出现暂停，呼吸道分泌物增多，咳嗽和吞咽反射明显减弱或消失时，应立即建立人工气道，即气管插管或气管切开，使用机械通气。

（6）气道湿化：干燥的气体长期吸入将损伤呼吸道上皮细胞和支气管表面的黏液层，使痰液不宜排出，细菌容易侵入而致呼吸道或肺部感染，因此，无论是经过患者自身气道或人工气道进行氧疗，均必须充分湿化呼吸道黏膜。保证患者足够液体摄入是保持呼吸道湿化最有效的措施。目前已有多种提供气道湿化用的湿化器或雾化器装置，可以直接使用或与呼吸机连接应用。湿化是否充分最好的标志是观察痰液是否容易咳出或吸出。应用湿化装置后应当记录每日湿化器消耗的液体量，以免湿化过量。

（7）氧疗：通过鼻导管或面罩吸氧，以提高 PaO_2 和血氧饱和度，改善组织缺氧。急性呼吸衰竭患者，应立即实施氧疗。慢性呼吸衰竭机体有一定的代偿和适应能力，一般将 $PaO_2<$ 60mmHg(6.6kPa) 定为氧疗的指征，$PaO_2<55mmHg$ 必须氧疗。对于确定吸氧浓度的原则是保证 PaO_2 提高到 60mmHg 或脉搏容积血氧饱和度(SpO_2)达 90% 以上的前提下，尽量减低吸氧浓度，以免发生氧中毒。

I 型呼吸衰竭：其主要问题为氧合功能障碍而通气功能基本正常，较高浓度(35%～50%)或高浓度氧(>50%)给氧可以迅速缓解低氧血症而不致引起 CO_2 潴留，当 $PaO_2>70mmHg$ 时应逐渐降低氧浓度。由于肺水肿和肺不张所致的肺内静脉血分流增加性缺氧，由于肺泡内充满液体和肺泡萎陷不张，若分流>30%，即使吸纯氧也难以纠正缺氧，往往需要机械通气治疗。

II 型呼吸衰竭：如 COPD 引起的慢性呼吸衰竭，应采取低浓度(<30%)持续给氧，这样既

能纠正缺氧又能防止 CO_2 潴留的加重。

3.吸氧装置

(1)鼻导管或鼻塞：主要优点为简单、方便；不影响患者咳痰、进食。缺点为氧浓度不恒定，易受患者呼吸的影响；高流量时对局部黏膜有刺激，氧流量不能大于 7L/min。吸入氧浓度与氧流量的关系：吸入氧浓度(%)＝21+4×氧流量(L/min)。

(2)面罩：主要包括简单面罩、带储气囊无重复呼吸面罩和文丘里面罩，主要优点为吸氧浓度相对稳定，可按需调节，该方法对于鼻黏膜刺激小，缺点为在一定程度上影响患者咳痰、进食。

4.纠正酸碱平衡失调和电解质紊乱

在呼吸衰竭治疗过程中，以下几种类型的酸碱平衡失调为多见。

(1)呼吸性酸中毒：主要的治疗措施是改善通气，维持有效的通气量，促进 CO_2 排出。失代偿严重者可以给予碱性药，如三羟基氨基甲烷(THAM)，碳酸氢钠可暂时纠正 pH，但会使通气量减少，加重 CO_2 潴留，应慎用。

(2)代谢性酸中毒：多为低氧血症所致乳酸增多，血容量不足，周围循环衰竭，肾功能障碍影响酸性代谢产物的排出而引起酸中毒，其治疗是通过改善缺氧，并及时治疗引起代谢性酸中毒的因素，若 pH＜7.20，可给予碱性药。

(3)呼吸性酸中毒合并代谢性碱中毒：主要原因为快速利尿或使用激素而致低血钾、低血氯，补充碱性药过量，机械通气治疗中 $PaCO_2$ 下降过快。因此应注意在使用机械通气时避免 CO_2 排出过快，严格掌握补碱的量，在应用利尿剂时注意补充氯化钾等。若 pH＞7.45 而且 $PaCO_2 \leqslant 60mmHg$ 时，也可考虑使用碳酸酐酶抑制剂如乙酰唑胺或精氨酸盐等药物。

(4)呼吸性碱中毒：常因过度通气，$PaCO_2$ 下降过快所致，因此应适当控制通气量。

(5)电解质紊乱：以低钾、低氯、低钠最为常见，应及时纠正。

5.预防及控制感染

呼吸道感染是呼吸衰竭最常见的诱因，尤其在安置人工呼吸机和免疫功能低下时，感染更易反复发生，且不易控制。

(1)做好基础护理，预防感染，尤其是呼吸道感染的发生。

(2)在加强痰液引流的同时，应选择有效抗生素迅速控制呼吸道感染。药物选择应综合临床表现、痰培养及药敏试验结果全面分析。

6.营养支持

营养支持对提高呼吸衰竭的抢救成功率及患者生活质量均有重要意义。呼吸衰竭患者由于呼吸增快、发热等因素，导致能量消耗增加，机体代谢处于负平衡。抢救时常规鼻饲高蛋白、高脂肪、低糖类，以及含多种维生素、微量元素的流质饮食，必要时给予静脉营养治疗。一般热量达 14.6kJ(kg·d)，病情稳定后，鼓励患者经口进食。

7.防治并发症

慢性呼吸衰竭常见的合并症是慢性肺源性心脏病、右心衰竭，急性加重时可合并上消化道出血、休克和多器官功能衰竭等，应积极防治。严重呼吸衰竭可因脑水肿、脑疝危及生命，应给予脱水治疗。一般主张以轻、中度脱水为宜，以防止脱水后血液浓缩，痰液不能排出。

8.病因治疗

协助医生积极进行相关检查,寻找引起呼吸衰竭的不同原发病,积极治疗,如处理药物中毒,脑血管疾病、肌肉疾病等。

第四节 心力衰竭

一、概述

心力衰竭是由于各种心脏疾病导致心功能不全的临床综合征。心力衰竭通常伴有肺循环和(或)体循环的充血,故又称之为充血性心力衰竭。

心功能不全分为无症状和有症状两个阶段,无症状阶段是有心室功能障碍的客观指标如射血分数降低,但无充血性心力衰竭的临床症状,如果不积极治疗,将会发展成有症状心功能不全。

(一)临床类型

1.发展速度分类

按其发展速度可分为急性和慢性两种,以慢性居多。急性心力衰竭常因急性的严重心肌损害或突然心脏负荷加重,使心排血量在短时间内急剧下降,甚至丧失排血功能。临床以急性左侧心力衰竭为常见,表现为急性肺水肿、心源性休克。

慢性心力衰竭病程中常有代偿性心脏扩大、心肌肥厚和其他代偿机制参与的缓慢的发展过程。

2.发生部位分类

按其发生的部位可分为左心、右心和全心衰竭。左侧心力衰竭临床上较常见,是指左心室代偿功能不全而发生的,以肺循环淤血为特征的心力衰竭。

右侧心力衰竭是以体循环淤血为主要特征的心力衰竭,临床上多见于肺源性心脏病、先天性心脏病、高血压、冠心病等。

全心衰竭常是左侧心力衰竭使肺动脉压力增高,加重右心负荷,长此以往,右心功能下降、衰竭,即表现出全心功能衰竭症状。

3.功能障碍分类

按有无舒缩功能障碍又可分为收缩性和舒张性心力衰竭。收缩性心力衰竭是指心肌收缩力下降,心排血量不能满足机体代谢的需要,器官、组织血液灌注不足,同时出现肺循环和(或)体循环淤血表现。

舒张性心力衰竭见于心肌收缩力没有明显降低,可使心排血量正常维持,心室舒张功能障碍以致左心室充盈压增高,使肺静脉回流受阻,而导致肺循环淤血。

(二)心力衰竭分期

心力衰竭的分期可以从临床上判断心力衰竭的不同时期,从预防着手,在疾病源头上给予干预,减少和延缓心力衰竭的发生,减少心力衰竭的发展和死亡。心力衰竭分期分为四期。

A 期:心力衰竭高危期,无器质性心脏或心力衰竭症状,如患者有高血压、代谢综合征、心绞痛,服用心肌毒性药物等,均可发展为心力衰竭的高危因素。

B 期:有器质性心脏病如心脏扩大、心肌肥厚、射血分数降低,但无心力衰竭症状。

C 期:有器质性心脏,病程中有过心力衰竭的症状。

D 期:需要特殊干预治疗的难治性心力衰竭。

心力衰竭的分期在病程中是不能逆转的,只能停留在某一期或向前发展,只有在 A 期对高危因素进行有效治疗,才能减少发生心力衰竭,在 B 期进行有效干预,可以延缓发展到有临床症状的心力衰竭。

(三)心功能分级

(1)根据患者主观症状和活动能力,心功能分为四级。

Ⅰ级:患者表现为体力活动不受限制,一般活动不出现疲乏、心悸、心绞痛或呼吸困难等症状。

Ⅱ级:患者表现为体力活动轻度受限制,休息时无自觉症状,但日常活动可引起气急、心悸、心绞痛或呼吸困难等症状。

Ⅲ级:患者表现为体力活动明显受限制,稍事活动可有气急、心悸等症状,有脏器轻度淤血体征。

Ⅳ级:患者表现为体力活动重度受限制,休息状态也有气急、心悸等症状,体力活动后加重,有脏器重度淤血体征。

此分级方法多年来在临床应用,优点是简便易行,缺点是仅凭患者主观感觉,常有患者症状与客观检查有差距,患者个体之间差异比较大。

(2)根据客观评价指标,心功能分为 A、B、C、D 级。

A 级:无心血管疾病的客观依据。

B 级:有轻度心血管疾病的客观依据。

C 级:有中度心血管疾病的客观依据。

D 级:有重度心血管疾病的客观依据。

此分级方法对于轻、中、重度的标准没有具体的规定,需要临床医师主观判断。但结合第一个根据患者主观症状和活动能力进行分级的方案,是能弥补第一分级方案的主观症状与客观指标分离情况的。如患者心脏超声检查提示轻度主动脉瓣狭窄,但没有体力活动受限制的情况,联合分级定为Ⅰ级 B。又如患者体力活动时有心悸、气急症状,但休息症状缓解,心脏超声检查提示左心室射血分数(LVEF)为<35%,联合分级定为Ⅱ级 C。

(3)6 分钟步行试验:要求患者 6 分钟之内在平直走廊尽可能的快走,测定其所步行的距离,若 6 分钟步行距离<150m,表明为重度心功能不全,150~425m 为中度,426~550m 为轻度心功能不全。

此试验简单易行、安全、方便,用于评定慢性心力衰竭患者的运动耐力,评价心脏储备能力,也常用于评价心力衰竭治疗的效果。

(四)护理措施

1.一般护理

(1)休息与活动:保证患者体位的舒适性,有明显呼吸困难者给予高枕卧位或半卧位;端坐呼吸者可使用床上小桌,必要时双腿下垂;伴胸腔积液、腹腔积液者宜采取半卧位;下肢水肿者可抬高下肢,促进下肢静脉回流。协助卧床患者定时改变体位,以防止发生压疮;卧床期间可给予气压式血液循环驱动泵,或指导患者进行踝泵运动,以促进下肢血液循环;必要时加床挡防止坠床、跌倒的发生。长期卧床者易发生静脉血栓形成甚至发生肺栓塞,因此应根据其心功能分级制订活动计划,可按照半卧位、坐位、床边摆动肢体、床边站立、室内活动、短距离步行等方式逐步进行。

(2)吸氧:遵医嘱给予氧气吸入,指导患者及家属安全用氧,嘱其不可自行调节氧流量。

(3)皮肤护理:保持床单位清洁、干燥、平整,可使用气垫床。指导并告知患者变换体位的方法、间隔时间及其重要性。膝部及踝部、足跟、背部等骨隆突处可垫软枕以减轻局部压力,必要时可用减压敷料保护局部皮肤。翻身及床上使用便器时动作轻巧,避免拉、拽等动作,防止损伤皮肤。严重水肿患者可给予芒硝湿敷并及时更换。

(4)饮食:遵医嘱给予低盐、清淡、易消化饮食,少食多餐,伴低蛋白血症者可给予高蛋白饮食。

2.病情观察

密切观察并记录患者体温、心率、心律、血压、呼吸、血氧饱和度等,发现异常及时通知医生。水肿患者每日观察水肿变化,下肢水肿患者测量腿围并记录,腹腔积液患者测量腹围并记录,胸腔积液及心包积液患者观察呼吸困难的程度,准确记录24小时出入量,每日测量体重,以便早期发现液体潴留,协助做好相应检查及抽液的配合。

3.用药护理

静脉输液速度不宜过快,输液量不宜过多,可遵医嘱使用输液泵控制输液速度。

(1)利尿剂:包括呋塞米、托拉塞米、螺内酯、双氢克尿噻等。不良反应主要有电解质紊乱、直立性低血压、头晕、疲乏、胃肠道反应。嘱患者用药后应缓慢改变体位,并遵医嘱监测电解质、体重、血压及尿量的变化。

(2)洋地黄制剂:包括地高辛、毛花苷C等。洋地黄中毒的临床表现主要有心脏毒性反应、神经毒性反应、胃肠道症状等。用药期间,注意定期监测地高辛浓度,按时给药,口服给药前若患者心率低于60次/分或节律不规则时应暂停给药,并通知医生处理;静脉使用洋地黄制剂时,应缓慢给药,同时监测心率、心律变化。若出现洋地黄中毒症状应立即停药,遵医嘱根据电解质结果给予补钾及使用抗心律失常药物处理。

(3)正性肌力药物:包括多巴酚丁胺,多巴胺等。使用时注意观察患者的心率和血压变化,定时观察输液及穿刺部位血管的情况,及时发现血管活性药物对穿刺部位血管的刺激情况,必要时重新更换穿刺部位,防止发生静脉炎或药物渗出,保证患者的用药安全。

(4)血管扩张剂:常选用硝酸酯类药物,其不良反应包括搏动性头痛、头晕、疲乏、胃肠道反应、晕厥、低血压、面部潮红等,使用时注意观察患者用药的反应及血压变化。

(5)ACEI:包括贝那普利、福辛普利钠等。其不良反应主要有皮疹、直立性低血压、干咳、头晕、疲乏、胃肠道反应,与保钾利尿剂合用时易致血钾升高。服药时若出现不明原因的干咳应通知医生,遵医嘱减量或更换药物,并每天监测患者的血压、体重,记录出入量。

(6)β受体拮抗剂:常用药物为美托洛尔,必须从小剂量开始逐渐加大剂量,不良反应有直立性低血压、头晕、疲乏、水肿、心衰、心率减慢等。应用期间每天要注意监测患者的心率、血压，防止出现传导阻滞使心衰加重，告知患者变换体位时宜缓慢。

（7）抗凝和抗血小板药物：如阿司匹林、华法林等，服药期间观察患者有无牙龈、鼻黏膜、皮下出血等表现，遵医嘱监测出凝血时间。

4.心理护理

慢性心力衰竭患者因病程长且多次反复发作，易产生焦虑及抑郁情绪。对于此类患者，护士要热情、耐心地给予护理并加以安慰。护士通过耐心讲解疾病诱因、治疗、预后等知识，使其对所患疾病有所了解，积极地参与及配合治疗，增强战胜疾病的信心。此外家庭成员还需营造和谐的家庭气氛，给予患者心理支持。鼓励患者参加各种娱乐活动，使其增添生活情趣，转移注意力，调整心情，提高免疫力，加强身体素质，从而减少心衰的发生。

5.健康宣教

（1）监测体重：每日测量体重，评估是否有体液潴留。如在3天内体重突然增加2kg以上，应考虑钠、水潴留的可能，需要及时就医，调整利尿剂的剂量。

（2）饮食指导：指导患者清淡饮食，少食多餐，适当补充蛋白质的摄入，多食新鲜水果和蔬菜，忌辛辣刺激性食品及咖啡、浓茶等刺激性饮料，戒烟酒，避免钠含量高的食品如腌制、熏制食品，香肠、罐头、海产品、苏打饼干等，以限制钠盐摄入。一般钠盐（食盐、酱油、黄酱、咸菜等）可限制在每天5g以下，病情严重者在每天2g以下。液体入量以每日1.5～2L为宜，可适当根据尿量、出汗的情况进行调整。告知患者及家属治疗饮食的重要性，需要家属鼓励和督促患者执行。

（3）活动指导：在患者活动耐力许可范围内，鼓励患者尽可能做到生活自理。心功能Ⅰ级患者，不需限制一般体力活动，可适当参加体育锻炼，但应避免剧烈运动；心功能Ⅱ级患者需适当限制体力活动，增加午睡时间，可进行轻体力劳动或家务劳动；心功能Ⅲ级患者，应以卧床休息为主，严格限制一般的体力活动，鼓励患者日常生活自理；心功能Ⅳ级患者应绝对卧床休息，日常生活由他人照顾。心力衰竭症状改善后可增加活动量，应首先考虑增加活动时间和活动频率，再考虑增加活动强度。应以有氧运动作为主要形式，如走路、游泳、骑自行车、爬楼梯、打太极拳等。运动时间以30～60分钟为宜，包括运动前热身、运动及运动后整理时间。体力虚弱的慢性心力衰竭患者，建议延长热身时间，以10～15分钟为宜，正式运动时间以20～30分钟为宜。运动频率以每周3～5次为宜。运动强度据运动时的心率来确定，从最大预测心率（HRmax）[HRmax＝220－年龄（岁）]的50%～60%开始，之后逐步递增。

（4）用药指导：告知患者及家属目前口服药物的名称、服用方法、剂量、不良反应及注意事项，嘱咐患者不能自行更改药物或停药，如有不适及时就诊。

（5）避免诱发因素：避免过度劳累、剧烈运动、情绪激动、精神过于紧张、受凉、感染。

6.延续护理

（1）进行电话及门诊随访，指导患者科学地休息活动、按时服药、定期复查、避免诱发心力衰竭加重的因素等。

（2）告知患者出现药物不良反应、呼吸困难进行性加重、尿少、体重短期内迅速增加、水肿时应到医院及时就诊。

（3）嘱咐使用抗凝、抗血小板治疗患者定期复查出凝血功能。

二、慢性心力衰竭

慢性心力衰竭是多数心血管疾病的终末阶段，也是主要的死亡原因。心力衰竭是一种复杂的临床综合征，特定的症状是呼吸困难和乏力，特定的体征是水肿，这些情况可造成器官功能障碍，影响生活质量。主要表现为心脏收缩功能障碍的主要指标是左心室射血分数下降，一般＜40％；而心脏舒张功能障碍的患者左心室射血分数相对正常，通常心脏无明显扩大，但有心室充盈指标受损。

我国引起慢性心力衰竭的基础心脏病的构成比与过去有所不同，过去我国以风湿性心脏病为主，近10年来其所占比例趋于下降，而冠心病、高血压的所占比例明显上升。

（一）病因及发病机制

1.病因

各种原因引起的心肌、心瓣膜、心包或冠状动脉、大血管的结构损害，导致心脏容量负荷或压力负荷过重均可造成慢性心力衰竭。

冠心病、高血压、瓣膜病和扩张性心肌病是主要的病因；心肌炎、肾炎、先天性心脏病是较常见的病因；而心包疾病、贫血、甲状腺功能亢进与减退症、脚气病、心房黏液瘤、动脉-静脉瘘、心脏肿瘤和结缔组织病、高原病及少见的内分泌病等，是比较少见易被忽视的病因。

2.诱因

（1）感染：感染是最主要的诱因，最常见的呼吸道感染，其次是风湿热，在幼儿患者中风湿热则占首位。女性患者泌尿系统感染的诱发亦常见，感染性心内膜炎、全身感染均是诱发因素。

（2）心律失常：特别是快速心律失常，如房颤等。

（3）生理、心理压力过大：如劳累过度、情绪激动、精神紧张。

（4）血容量增加：液体摄入过多过快、高钠饮食。

（5）妊娠与分娩。

（6）其他：大量失血、贫血；各种原因引起的水、电解质、酸碱平衡紊乱；某些药物应用不当等。

3.发病机制

慢性心力衰竭的发病机制是很复杂的过程，心脏功能大致经过代偿期和失代偿期。

（1）心力衰竭代偿期：心脏受损初始引起机体短期的适应性和代偿性反应，启动了Frank-Starling机制，增加心脏的前负荷，使心回血量增加，心室舒张末容积增加，心室扩大，心肌收缩力增强，而维持心排血量的基本正常或相对正常。

机体的适应性和代偿性反应，激活交感神经体液系统，交感神经兴奋性增强，增强心肌收缩力并提高心率，以增加心排血量，但同时机体周围血管收缩，增加了心脏后负荷，心肌增厚，心率加快，心肌耗氧量加大。

心脏功能下降，心排血量降低、肾素-血管紧张素-醛固酮系统也被激活，代偿性增加血管阻力和潴留水、钠,以维持灌注压;交感神经兴奋性增加,同时激活神经内分泌细胞因子如心钠素、血管升压素、缓激肽等,参与调节血管舒缩,排钠利尿,对抗由于交感神经兴奋和肾素-血管紧张素-醛固酮系统激活造成的水钠潴留效应。在多因素作用下共同维持机体血压稳定、保证了重要脏器的灌注。

(2)心力衰竭失代偿期:长期、持续的交感神经和肾素-血管紧张素-醛固酮系统高兴奋性,多种内源性的神经激素和细胞因子的激活与失衡,又造成继发心肌损害,持续性心脏扩大、心肌肥厚,使心肌耗氧量增加,加重心肌的损伤。神经内分泌系统活性增加不断,加重血流动力学紊乱,损伤心肌细胞,导致心排血量不足,出现心力衰竭症状。

(3)心室重构:所谓的心室重构,就是在心脏扩大、心肌肥厚的过程中,心肌细胞、胞外基质、胶原纤维网等均有相应变化,左心室结构、形态、容积和功能发生一系列变化。研究表明,心力衰竭的发生发展的基本机制就是心室重构。由于基础病的不同,进展情况不同和各种代偿机制的复杂作用,有些患者心脏扩大、肥厚已很明显,但临床可无心力衰竭表现。但如基础病病因不能除,随着时间的推移,心室重构的病理变化,可自身不断发展,心力衰竭必然会出现。

从代偿到失代偿,除了因为代偿能力限度、代偿机制中的负面作用外,心肌细胞的能量供应和利用障碍,导致心肌细胞坏死、纤维化也是重要因素。

心肌细胞的减少使心肌收缩力下降,又因纤维化的增加使心室的顺应性下降,心室重构更趋明显,最终导致不可逆的心肌损害和心力衰竭。

(二)临床表现

慢性心力衰竭早期可以无症状或仅出现心动过速、面色苍白、出汗、疲乏和活动耐力减低症状等。

1.左侧心力衰竭

(1)症状

①呼吸困难:劳力性呼吸困难是最早出现的呼吸困难症状,因为体力活动会使回心血量增加,左心房压力升高,肺淤血加重。开始仅剧烈活动或体力劳动后出现症状,休息后缓解,随肺淤血加重,逐渐发展到更轻活动后,甚至休息时,也出现呼吸困难。

夜间阵发性呼吸困难是左侧心力衰竭早期最典型的表现,又称为"心源性哮喘"。是由于平卧血液重新分布使肺血量增加,夜间迷走神经张力增加,小支气管收缩,膈肌位高,肺活量减少所致。典型表现是患者熟睡1~2小时,突然憋气而惊醒,被迫坐起,同时伴有咳嗽、咳泡沫痰和(或)哮鸣性呼吸音。多数患者端坐休息后可自行缓解,次日白天无异常感觉。严重者可持续发作,甚至发生急性肺水肿。

端坐呼吸多在病程晚期出现,是肺淤血达到一定程度,平卧回心血量增多、膈肌上抬,呼吸更困难,必须采用高枕卧位、半卧位,甚至坐位,才可减轻呼吸困难。最严重的患者即使端坐床边,下肢下垂,上身前倾,仍不能缓解呼吸困难。

②咳嗽、咳痰、咯血:咳嗽、咳痰早期即可出现,是肺泡和支气管黏膜淤血所致,多发生在夜间,直立或坐位症状减轻。咳白色浆液性泡沫样痰为其特点,偶见咳痰中带有血丝。如发生急性肺水肿,则咳大量粉红色泡沫痰。

③其他症状:倦怠、乏力、心悸、头晕、失眠、嗜睡、烦躁等症状,重者可有少尿,是与心排血量低下,组织、器官灌注不足的有关表现。

(2)体征

①慢性左侧心力衰竭可有心脏扩大,心尖冲动向左下移位。心率加快、第一心音减弱、心尖区舒张期奔马律,最有诊断价值。部分患者可出现交替脉,是左侧心力衰竭的特征性体征。

②肺部可闻湿啰音,急性肺水肿时可出现哮鸣音。

2.右侧心力衰竭

(1)症状:主要表现为体循环静脉淤血。消化道症状如食欲缺乏、恶心、呕吐、水肿、腹胀、肝区胀痛等为右侧心力衰竭的最常见症状。

劳力性呼吸困难也是右侧心力衰竭的常见症状。

(2)体征

①水肿:早期在身体的下垂部位和组织疏松部位,出现凹陷性水肿,为对称性。重者可出现全身水肿,并伴有胸腔积液、腹水和阴囊水肿。胸腔积液是因体静脉压力增高所致,胸腔静脉有一部分回流到肺静脉,所以胸腔积液更多见于全心衰竭时,以双侧为多见。

②颈静脉征:颈静脉怒张是右侧心力衰竭的主要体征,其程度与静脉压升高的程度正相关;压迫患者的腹部或肝,回心血量增加而使颈静脉怒张更明显,称为肝颈静脉回流征阳性,肝颈静脉回流征阳性则更是具有特征性。

③肝大和压痛:可出现肝大和压痛;持续慢性右侧心力衰竭可发展为心源性肝硬化,晚期肝脏压痛不明显,但伴有黄疸、肝功能损害和腹水。

④发绀:发绀是由于供血不足,组织摄取血氧相对增加,静脉血氧降低所致。表现为面部毛细血管扩张、发绀、色素沉着。

3.全心衰竭

右侧心力衰竭继发于左侧心力衰竭而形成全心衰竭,但当右侧心力衰竭后,肺淤血的临床表现减轻。扩张型心肌病等表现左、右心同时衰竭者,肺淤血症状都不严重,左侧心力衰竭的表现主要是心排血量减少的相关症状和体征。

(三)辅助检查

1.X线检查

(1)心影的大小、形态可为病因诊断提供重要依据,根据心脏扩大的程度和动态改变,间接反映心功能状态。

(2)肺门血管影增强是早期肺静脉压增高的主要表现;肺动脉压力增高可见右下肺动脉增宽;肺间质水肿可使肺野模糊;Kerley B线是在肺野外侧清晰可见的水平线状影,是肺小叶间隔内积液的表现,是慢性肺淤血的特征性表现。

2.超声心动图

超声心动图比X线检查更能准确地提供各心腔大小变化及心瓣膜结构情况。左心室射血分数(LVEF值)可反映心脏收缩功能,正常左心室射血分数值>50%,左心室射血分数值≤40%为收缩期心力衰竭诊断标准。

应用多普勒超声是临床上最实用的判断心室舒张功能的方法,E峰是心动周期的心室舒张早期心室充盈速度的最大值,A 峰是心室舒张末期心室充盈的最大值,正常人 E/A 的比值不小于 1.2,中青年应更大。

3.有创性血流动力学检查

此检查常用于重症心力衰竭患者,可直接反映左心功能。

4.放射性核素检查

帮助判断心室腔大小,反映左心室射血分数值和左心室最大充盈速率。

(四)治疗要点

1.病因治疗

(1)基本病因治疗:对有损心肌的疾病应早期进行有效治疗,如高血压、冠心病、糖尿病、代谢综合征等;心血管畸形、心瓣膜病力争在发生心脏衰竭之前进行介入或外科手术治疗;对于一些病因不明的疾病亦应早期干预如原发性扩张型心肌病,以延缓心室重构。

(2)诱因治疗:积极消除诱因,最常见的诱因是感染,特别是呼吸道感染,积极应用有针对性的抗生素控制感染。心律失常特别是房颤是引起心脏衰竭的常见诱因,对于快速房颤要积极控制心室率,及时复律。纠正贫血、控制高血压等均可防止心力衰竭发生和(或)加重。

2.一般治疗

减轻心脏负担,限制体力活动,避免劳累和精神紧张。低钠饮食,少食多餐,限制饮水量。给予持续氧气吸入,流量 2～4L/min。

3.利尿药

利尿药是治疗心力衰竭的常用药物,通过排钠排水减轻水肿、减轻心脏负荷、缓解淤血症状。原则上应长期应用,但在水肿消失后应以最小剂量维持,如氢氯噻嗪 25mg,隔日 1 次。常用利尿药有排钾利尿药如氢氯噻嗪等;襻利尿药如呋塞米、布美他尼(丁脲胺)等;保钾利尿药如螺内酯、氨苯蝶啶等。排钾利尿药主要不良反应是可引起低血钾,应补充氯化钾或与保钾利尿药同用。噻嗪类利尿药可抑制尿酸排泄,引起高尿酸血症,大剂量长期应用可影响胆固醇及糖的代谢,应严密监测。

4.肾素-血管紧张素-醛固酮系统抑制药

(1)血管紧张素转化酶(ACE)抑制药的应用:ACE 抑制药扩张血管,改善淤血症状,更重要的是降低心力衰竭患者代偿性神经-体液的不利影响,限制心肌、血管重构,维护心肌功能,推迟心力衰竭的进展,降低远期病死率。

①用法:常用 ACE 抑制药如卡托普利 12.5～25mg,2 次/d,培哚普利 2～4mg,1 次/d,贝那普利对有早期肾功能损害患者较适用,使用量是 5～10mg,1 次/d。临床应用一定要从小剂量开始,逐渐加量。

②ACE 抑制药的不良反应:有低血压、肾功能一过性恶化、高血钾、干咳等。

③ACE 抑制药的禁忌证:无尿性肾衰竭、肾动脉狭窄、血肌酐升高≥225μmol/L、高血压、低血压、妊娠、哺乳期妇女及对此药过敏者。

(2)血管紧张素受体阻滞药(ARBs)的应用:ARBs 在阻断肾素-血管紧张素系统作用与 ACE 抑制药作用相同,但缺少对缓激肽降解抑制作用。当患者应用 ACE 抑制药出现干咳不能耐受,可应用 ARBs 类药,常用 ARBs 如坎地沙坦、氯沙坦、缬沙坦等。

ARBs类药的用药注意事项、不良反应除干咳以外，其他均与ACE抑制药相同。

（3）醛固酮拮抗药的应用：研究证明螺内酯20mg，1～2次/d小剂量应用，可以阻断醛固酮效应，延缓心肌、血管的重构，改善慢性心力衰竭的远期效果。

注意事项：中重度心力衰竭患者应用时，需注意血钾的监测；肾功能不全、血肌酐异常、高血钾及应用胰岛素的糖尿病患者不宜使用。

5.β受体阻滞药

β受体阻滞药可对抗交感神经激活，阻断交感神经激活后各种有害影响。临床应用其疗效常在用药后2～3个月才出现，但明显提高运动耐力，改善心力衰竭预后，降低病死率。

β受体阻滞药具有负性肌力作用，临床中应慎重应用，应用药物应从小剂量开始，如美托洛尔12.5mg，1次/d；比索洛尔1.25mg，1次/d；卡维地洛6.25mg，1次/d，逐渐加量，适量维持。

注意事项：用药应在心力衰竭稳定、无体液潴留情况下、小剂量开始应用。

患有支气管痉挛性疾病、心动过缓、二度以上包括二度的房室传导阻滞的患者禁用。

6.正性肌力药物

是治疗心力衰竭的主要药物，适于治疗以收缩功能异常为特征的心力衰竭，尤其对心腔扩大引起的低心排血量心力衰竭，伴快速心律失常的患者作用最佳。

（1）洋地黄类药物：是临床最常用的强心药物，具有正性肌力和减慢心率作用，在增加心肌收缩力的同时，不增加心肌耗氧量。

①适应证：充血性心力衰竭，尤其伴有心房颤动和心室率增快的心力衰竭是最好指征，对心房颤动、心房扑动和室上性心动过速均有效。

②禁忌证：严重房室传导阻滞、肥厚性梗阻型心肌病、急性心肌梗死24小时内不宜使用。洋地黄中毒或过量者为绝对禁忌证。

③用法：地高辛为口服制剂，维持量法，0.25mg，1次/d。此药口服后2～3小时血浓度达高峰，4～8小时获最大效应，半衰期为1.6天，连续口服7天后血浆浓度可达稳态。适用于中度心力衰竭的维持治疗。

毛花苷C为静脉注射制剂，注射后10分钟起效，1～2小时达高峰，每次0.2～0.4mg，稀释后静脉注射，24小时总量0.8～1.2mg。适用于急性心力衰竭或慢性心力衰竭加重时，尤其适用于心力衰竭伴快速心房颤动者。

④毒性反应：药物的治疗剂量和中毒剂量接近，易发生中毒。易导致洋地黄中毒的情况主要有：急性心肌梗死、急性心肌炎引起的心肌损害、低血钾、严重缺氧、肾衰竭等情况。

常见毒性反应有：胃肠道表现如恶心、呕吐；神经系统表现如视物模糊、黄视、绿视；心血管系统表现多为各种心律失常，也是洋地黄中毒最重要的表现，最常见的心律失常是室性期前收缩，多呈二联律。快速房性心律失常伴有传导阻滞是洋地黄中毒特征性的表现。

（2）β受体兴奋药：临床通常短期应用治疗重症心力衰竭，常用静脉滴注多巴酚丁胺、多巴胺。适用于急性心肌梗死伴心力衰竭的患者；小剂量多巴胺2～5μg/（kg·min）能扩张肾动脉，增加肾血流量和排钠利尿，从而用于充血性心力衰竭的治疗。

二、急性心力衰竭

急性心力衰竭（AHF）是指急性心脏病变引起心排血量显著、急骤降低，导致组织器官灌注不足和急性肺淤血的一组临床综合征。临床上以急性左心衰较为常见，表现为急性肺水肿或心源性休克等，为内科急危重症，需及时抢救。急性右心衰竭相对少见。

（一）病因

心脏解剖或功能的突发异常，使心排血量急剧降低，肺静脉压骤然升高而发生急性左心衰竭。

（1）与冠心病有关的急性广泛前壁心肌梗死、乳头肌断裂、室间隔破损穿孔等。

（2）感染性心内膜炎引起瓣膜穿孔等所致急性反流。

（3）其他，如高血压心脏病血压急剧升高、在原有心脏病的基础上快速心律失常或严重缓慢性心律失常、输液过多过快等。

（二）病理生理

心脏收缩力突然严重减弱，心输出量急剧减少；或左室瓣膜急性反流，使左室舒张末压迅速升高，肺静脉回流受阻而压力快速升高，引起肺毛细血管压升高而使血管内液体渗到肺间质和肺泡内形成急性肺水肿。急性肺水肿早期可因交感神经激活，血压可一过性升高，随着病情进展，血压常下降，严重者可出现心源性休克。

（三）临床表现

急性肺水肿为急性左心衰的最常见表现。主要表现为突发严重呼吸困难，呼吸频率常达30～40次/分，频繁咳嗽，咳大量白色或粉红色泡沫状痰。常极度烦躁不安，面色灰白，取坐位，两腿下垂，大汗淋漓，皮肤湿冷，极重者可因脑缺氧而致神志模糊。听诊时两肺满布湿性啰音和哮鸣音，心尖部第一心音减弱，心率增快，同时有舒张早期奔马律，肺动脉瓣第二心音亢进。

AHF 的临床严重程度常用 Killip 分级：

Ⅰ级：无 AHF；Ⅱ级：AHF，肺部中下肺野湿性啰音，心脏奔马律，胸片见肺淤血；Ⅲ级：严重 AHF，严重肺水肿，双肺布满湿啰音；Ⅳ：心源性休克。

（四）诊断要点

根据患者典型症状与体征，如突发极度呼吸困难、咳粉红色泡沫痰，两肺满布湿性啰音和哮鸣音、心脏舒张期奔马律等一般即可诊断。

（五）抢救配合

1.体位

立即协助患者取坐位，双腿下垂，以减少静脉回流。

2.吸氧

在保证气道通畅的前提下，高流量（6～8L/min）鼻导管或面罩给氧，应用酒精（一般可用30～50％）湿化，使肺泡内泡沫的表面张力降低而破裂，有利于改善肺泡通气。对于病情特别严重者应给予无创呼吸机正压通气（NIPPV）加压面罩给氧。上述措施无效时采取气管插管。

3.药物治疗

迅速建立静脉通路,遵医嘱正确用药。

(1)减少肺血容量,降低肺循环压力。

①吗啡:镇静,可减轻患者焦虑、躁动所带来的额外心脏负担,还可扩张小静脉和小动脉,减轻心脏前后负荷。可用 3～5mg 静脉注射,于 3 分钟内推完,必要时每间隔 15 分钟重复一次。年老体弱者应酌情减量或改为皮下或肌内注射。同时严密观察生命体征。

②快速利尿:呋塞米 20～40mg 静脉注射,于 2 分钟内推完,4 小时可重复 1 次。本药除利尿作用外,还有扩张静脉作用,有利于缓解肺水肿。

③血管扩张剂:根据病情选择硝普钠、硝酸甘油或酚妥拉明静脉滴注,并监测血压。应用硝普钠或硝酸甘油血管扩张剂时,需每 5～10 分钟监测血压一次,根据血压逐步增加剂量至目标剂量,使收缩压维持在 100mmHg 左右,病情控制后采取逐步减量、停药。不可突然停药,以免引起病情反跳。硝普钠含有氰化物,连续用药时间不宜超过 24 小时。

(2)增加心肌收缩力

①毛花苷 C:最适用于肺水肿伴有快速心房颤动,并已知有心室扩大伴左心室收缩功能不全者。首剂 0.4～0.8mg,稀释后缓慢静脉注射,2 小时后酌情再给 0.2～0.4mg。急性心肌梗死发病 24 小时内患者不宜用洋地黄类药物。

②氨茶碱:具有平喘、强心、扩血管、利尿作用。常用 250mg 稀释后缓慢静脉注射,1～2 小时可重复一次。

③多巴胺、多巴酚丁胺:肺水肿伴有低血压,组织器官灌注不足时可选用。

4.其他治疗

激素可降低肺毛细血管通透性,减少渗出,常用地塞米松。仔细寻找并消除诱因,加强基本病因治疗。对于心源性休克,尤其是急性心肌梗死合并肺水肿者,可采取主动脉内球囊反搏术增加心排血量,改善肺水肿。

第五节　原发性高血压

原发性高血压是以血压升高为主要临床表现伴或不伴有多种血管危险因素的综合征,通常简称为高血压病。原发性高血压是临床最常见的心血管疾病之一,也是多种心、脑血管疾病的重要危险因素,长期高血压状态可影响重要脏器如心、脑、肾的结构与功能,最终导致这些器官的功能衰竭。原发性高血压应与继发性高血压相区别,后者约占 5%,其血压升高只是某些疾病的临床表现之一,如能及时治疗原发病,血压可恢复正常。

一、临床表现

根据起病和病情进展的缓急及病程的长短,原发性高血压可分为两型:缓进型和急进性。前者又称良性高血压,绝大部分患者属于此型,后者又称恶性高血压,仅占患病率的 1%～5%。

（一）缓进型（或良性）高血压

1.临床特点

缓进型高血压多在中年以后起病,有家族史者发病可较早。起病多数隐匿,病情发展慢,病程长。早期患者血压波动,血压时高时正常,在劳累、精神紧张、情绪波动时易有血压升高。休息、去除上述因素后,血压常可降至正常。随着病情的发展,血压可趋向持续性升高或波动幅度变小。患者的主观症状和血压升高的程度可不一致,约半数患者无明显症状,只是在体检或因其他疾病就医时才发现有高血压,少数患者则在发生心、脑、肾等器官的并发症时才明确高血压的诊断。

2.症状

早期患者由于血压波动幅度大,可有较多症状。而在长期高血压后即使在血压水平较高时也可无明显症状。因此,无论有无症状,都应定期检测患者的血压。

（1）神经精神系统表现:头痛、头晕和头胀是高血压常见的神经系统症状,也可有头枕部或颈项扳紧感。高血压直接引起的头痛多发生在早晨,位于前额、枕部或颞部。经降压药物治疗后头痛可减轻。高血压引起的头晕可为暂时性或持续性,伴有眩晕者较少,与内耳迷路血管障碍有关,经降压药物治疗后症状可减轻。但要注意有时血压下降得过快过多也可引起头晕。部分患者有乏力、失眠、工作能力下降等。

（2）靶器官受损的并发症如下。

脑血管病:包括缺血性脑梗死、脑出血。

心脏:出现高血压性心脏病(左心室肥厚、扩张)、冠心病、心力衰竭。

肾脏:长期高血压致肾小动脉硬化,肾功能减退,称为高血压肾病,晚期出现肾衰竭。

其他:主动脉夹层、眼底损害。

3.体征

听诊可闻及主动脉瓣区第二心音亢进、主动脉瓣区收缩期杂音(主动脉扩张致相对主动脉瓣狭窄)。长期高血压可有左心室肥厚,体检心界向左下扩大。左心室扩大致相对二尖瓣关闭不全时心尖区可闻及杂音及第四心音。

（二）急进型（或恶性）高血压

此型多见于年轻人,起病急骤,进展迅速,典型表现为血压显著升高,舒张压持续≥130mmHg。头痛且较剧烈、头晕、视力模糊、心悸、气促等。肾损害最为突出,有持续蛋白尿、血尿与管型尿。眼底检查有出血、渗出和乳头水肿。如不及时有效降压治疗,预后很差,常死于肾衰竭,少数因脑卒中或心力衰竭死亡。

（三）高血压危象

因紧张、疲劳、寒冷、嗜铬细胞瘤发作、突然停服降压药等诱因下,全身小动脉发生暂时性强烈痉挛,周围血管阻力明显增加,血压急剧上升,累及靶器官缺血而产生一系列急诊临床症状,称为高血压危象。在高血压早期与晚期均可发生。临床表现血压显著升高,以收缩压突然升高为主,舒张压也可升高。心率增快,可大于110次/分。患者出现头痛、烦躁、多汗、尿频、眩晕、耳鸣、恶心、呕吐、心悸、气急及视力模糊等症状。每次发作历时短暂,持续几分钟至数小时,偶可达数日,祛除诱因或及时降压,症状可逆转,但易复发。

（四）高血压脑病

产生的机制可能是由于过高的血压突破了脑血流自动调节范围,导致脑部小动脉由收缩转为被动性扩张,脑组织血流灌注过多引起脑水肿。临床表现除血压升高外,有脑水肿和颅内高压表现,表现为弥散性剧烈头痛、呕吐、继而烦躁不安、视力模糊、黑矇、心动过缓、嗜睡甚至昏迷。如发生局限性脑实质损害,可出现定位体征,如失语、偏瘫和病理反射等。眼底检查视盘水肿、渗出和出血。颅部 CT 检查无出血灶或梗死灶。经积极降压治疗后临床症状和体征消失,一般不会遗留脑损害的后遗症。

二、护理措施

（一）休息

轻度高血压可通过调整生活节奏、保证休息和睡眠而恢复正常。故高血压初期可不限制一般的体力活动,避免重体力活动,保证足够的睡眠。血压较高、症状较多或有并发症的患者应卧床休息,避免体力过度劳累和脑力的过度疲劳。

（二）控制体重

应限制每日摄入总热量,以达到控制和减轻体重的目的。

（三）运动要求

增强运动如跑步、行走、游泳等。运动量指标可以为收缩压升高、心率的增快,但舒张压不升高,一段时间后,血压下降,心率增加的幅度下降的运动量。

（四）避免诱因

应指导患者控制情绪,避免寒冷,注意保暖。避免蒸汽浴和过热的水洗浴。保持大便通畅,避免剧烈运动和用力。避免突然改变体位和禁止长时间站立。

（五）用药护理

本病需长期服药。①提高患者用药依从性,不得自行增减和撤换药物。②某些降压药物可有直立性低血压不良反应,指导患者在改变体位时要动作缓慢,当出现头晕、眼花时,立即平卧。③用药一般从小剂量开始,可联合数种药物,以增强疗效,减少不良反应,应根据血压的变化,遵医嘱调整剂量。④降压不宜过快过低,尤其老年人,可因血压过低而影响脑部供血。⑤应用硝普钠需注意避光使用,调节速度需在严密监测血压情况下进行,连续使用一般不超过5天,以免引起硫氰酸中毒。注意要防止药物外渗引起局部组织反应。

（六）并发症护理

高血压脑血管意外患者应半卧位,避免活动、安定情绪、遵医嘱给予镇静药。建立静脉通路,血压高时首选硝普钠静脉点滴治疗。

发生心力衰竭时应给予吸氧,4～6L/min,急性肺水肿时 35％乙醇湿化吸氧,6～8L/min。

（七）健康教育

1.限制钠摄入

钠摄入＜6g/d,可减少水钠潴留,减轻心脏负荷,降低外周阻力,达到降低血压,改善心功能的目的。

2.减轻体重

血压与体重指数呈相关,特别是向心性肥胖,可使血容量增加,内分泌失调,是高血压的重要危险因素,应限制患者每日摄入总热量,以达到控制和减轻体重的目的。

3.运动

运动时(如跑步、行走、游泳)收缩压升高,伴心搏出量和心率的增高,但舒张压不升高,一段时间后,静息血压下降,心搏出量和心率增加的幅度下降。

4.坚持合理服药

因人而异确定服药时间、提供药物说明书,注意药物不良反应,并教会患者自己观察用药后的反应。

5.避免诱因

①避免情绪激动、精神紧张、劳累、精神创伤等可使交感神经兴奋,血压上升,故指导患者自己控制情绪调整生活节奏。②寒冷可使血管收缩,血压升高,冬天外出时注意保暖,室温不宜过低。③保持大便通畅,避免剧烈运动和用力咳嗽,以防回心血量骤增而发生脑血管意外。④生活环境应安静,避免噪声刺激和引起精神过度兴奋的活动。

6.行为安全

需要注意的安全事项避免突然改变体位,不用过热的水洗澡和蒸汽浴,禁止长时间站立。

7.指导患者学会观察技能

自测血压,每日定时、定位测量血压,定期随诊复查,病情变化如胸痛、水肿、鼻出血、血压突然升高、心悸、剧烈头痛、视物模糊、恶心呕吐、肢体麻木、偏瘫、嗜睡、昏迷等症状立即就医。

第六节　上消化道出血

上消化道出血是指屈氏韧带以上的消化道,包括食管、胃、十二指肠等病变引起的出血。上消化道大量出血是指在数小时内失血量超过 1000mL 或占循环血容量的 20％,主要表现为呕血、黑便,并伴有急性周围循环衰竭的表现。上消化道急性大量出血是临床常见的急症,如不及时抢救,可危及患者生命。

一、病因与发病机制

上消化道大量出血临床最常见的病因为消化性溃疡、食管胃底静脉曲张破裂、急性胃黏膜损害及胃癌。

1.上消化道疾病

(1)胃、十二指肠疾病:消化性溃疡为最常见,其次胃癌、急性胃炎、十二指肠炎等。

(2)食管疾病:可见食管炎、食管癌、食管损伤等。

2.门静脉高压引起食管、胃底静脉曲张破裂

肝硬化最常见。

3.上消化道邻近器官或组织疾病

如胆管或胆囊结石、癌瘤,胆道蛔虫病等,胰腺疾病累及十二指肠,如胰腺癌等。

4.全身性疾病

①血液病：可见于过敏性紫癜、白血病等。②应激相关胃黏膜损伤：指各种严重疾病引起的应激状态下产生的急性糜烂出血性胃炎乃至溃疡。见于脑血管意外、败血症、大手术后、烧伤、休克等患者。③其他：尿毒症、流行性出血热等。

二、临床表现

上消化道大量出血的临床表现主要取决于出血量及出血速度。

1.呕血与黑便

是上消化道出血的特征性表现。出血部位在幽门以下者多只表现为黑便，若出血量大且速度快，血液反流入胃，也可有呕血。在幽门以上者常兼有呕血与黑便，但是在出血量小、出血速度慢者也常仅见黑便。呕血多呈咖啡色，这与血液经胃酸作用形成正铁血红素有关。未经胃酸充分混合而呕出血液可为鲜红色或兼有血块。黑便呈柏油样，是血红蛋白含的铁经肠内硫化物作用形成硫化铁所致。若出血量大，血液在肠内推进较快，粪便可呈暗红或鲜红色。

2.失血性周围循环衰竭

出血量较大，且速度快者，循环血容量可迅速减少，可出现一系列表现，如头晕、心悸、脉细数、血压下降（收缩压＜80mmHg），皮肤湿冷，烦躁或意识不清，少尿或无尿者应警惕并发急性肾衰竭。

3.氮质血症

上消化道大量出血后，大量血液蛋白在肠道被消化吸收，血尿素氮可暂时增高，称为肠源性氮质血症。一般在大出血后数小时血尿素氮开始上升，24～48小时可达高峰，3～4天后方降至正常。若超过4天血尿素氮持续升高者，应注意可能上消化道继续出血或发生肾衰竭。

4.发热

在上消化道大量出血后，多数患者在24小时内出现低热，一般不超过38.5℃，可持续3～5天。

5.血常规变化

急性失血早期，血红蛋白常无变化，出血后体内组织液逐渐渗入血管内，使血液稀释，一般需3～4小时以上才出现血红蛋白降低。出血后骨髓有明显代偿性增生，表现在出血24小时内网织红细胞可增高，随着出血停止，网织细胞逐降至正常，若出血未止，网织红细胞可持续升高。白细胞计数也可暂时增高，止血后2～3天即恢复正常。

三、实验室检查

1.胃镜检查

为上消化道出血病因诊断首选检查方法。一般在上消化道出血后24～48小时急诊行内镜检查，不仅可明确病因，同时可做紧急止血治疗。

2.血、便检查

测血红蛋白、白细胞及血小板计数、网织红细胞、肝功能、肾功能、血尿素氮、大便隐血试验等,有助于确定病因、了解出血程度及出血是否停止。

3.X 线钡剂造影

目前主张 X 线钡剂检查应在出血已停止及病情基本稳定数天后进行,不宜作为首选病因诊断检查方法。

4.选择性动脉造影

适用于内镜检查无阳性发现或病情严重不宜做内镜检查者。

四、治疗要点

上消化道大量出血病情严重者可危及生命,应进行紧急抢救,抗休克、补充血容量是首位治疗措施。

(一)一般抢救措施

卧床休息,保持呼吸道通畅,避免呕血时误吸血液引起窒息。活动性出血期间应禁食。

(二)积极补充血容量

立即开放静脉、取血配血,迅速补充血容量,输液开始宜快,可用生理盐水、林格液、右旋糖酐、706 代血浆,必要时及早输入全血,以恢复有效血容量,保持血红蛋白在 90～100g/L 为佳。输液量可依据中心静脉压进行调节,尤其对原有心脏病、病情严重或老年患者。肝硬化患者需输新鲜血,库血含氨多易诱发肝性脑病。

(三)止血措施

1.消化性溃疡及其他病因所致上消化道大量出血的止血措施

(1)抑制胃酸分泌药物:常用药物包括西咪替丁(甲氰咪胍)、雷尼替丁、法莫替丁等 H_2 受体阻断药和奥美拉唑(洛赛克)等质子泵抑制药。减少胃酸分泌,使 pH＞6.0 时血液凝血系统才能有效发挥作用。

(2)内镜治疗:包括激光、热探头、高频电灼、微波及注射疗法。

(3)手术治疗:由于不同病因可采用相应手术。

(4)介入治疗:对不能进行内镜治疗及不能耐受手术者,可选择肠系膜动脉造影找到出血灶同时行血管栓塞治疗。

2.食管胃底静脉曲张破裂大出血的止血措施

(1)药物止血:垂体后叶素(即血管加压素)为常用药物,临床一般使用剂量为 10U 加入 5％葡萄糖液 200mL 中,在 20 分钟内缓慢静脉滴注,每日不超过 3 次为宜。对冠心病者禁用。生长抑素近年来临床多用于食管胃底静脉曲张破裂出血。其具有减少内脏血流量,降低门静脉压力、减少侧支循环的作用,不伴全身血流动力学改变,不良反应少,但价格较高。

(2)三腔气囊管压迫止血:适用于食管胃底静脉曲张破裂出血,此方法患者很痛苦,且易出现窒息、食管黏膜坏死等并发症,故不作为首选止血措施。

(3)内镜治疗:内镜直视下注射硬化剂,如无水乙醇、鱼肝油酸钠、高渗盐水等达曲张静脉部位,或用皮圈套扎曲张静脉,目前将内镜治疗作为食管胃底静脉曲张破裂出血的治疗的重要手段。

（4）手术治疗：上述治疗方法无效时可做急诊外科手术。

五、护理措施

1.一般护理

（1）体位：患者绝对卧床休息，取侧卧位或平卧位，头侧偏，双下肢略抬高。注意保暖。

（2）保持呼吸道通畅，及时清除口腔残留血块，必要时床旁备负压吸引器。

（3）氧疗：鼻导管中低流量持续或间断吸氧。

（4）非食管胃底静脉曲张出血者可留置胃管，便于观察和局部止血治疗。大失血昏迷者可留置导尿管，观察每小时尿量。

（5）加强基础护理，及时清除呕血或黑便后的血液或污物，减少不良刺激。

2.补充血容量及抗休克

（1）输液：立即用大号针头选择粗大且直的血管建立有效的输液通路，躁动不安者可采取留置针，按医嘱迅速补充血容量，进行各种止血治疗及用药等抢救措施。可先输平衡液或输葡萄糖盐水，开始快速输液。待血压有所回升后，输液速度和种类应根据中心静脉压或血压和每小时尿量而定。血管加压素滴注速度宜缓慢。肝病患者忌用吗啡、巴比妥类药物。

（2）配血：立即抽血采集血标本，进行交叉配血。

（3）输血：改善急性失血周围循环衰竭的关键是输足量全血，下列情况为紧急输血指征：①患者改变体位出现晕厥、血压下降和心率加快；②收缩压<90mmHg（或较基础压下降25%）；③血红蛋白<70g/L，或血细胞比容<25%。

输血注意事项：①输血前必须仔细核对患者和供血者姓名、血型和交叉配合血单，并检查血袋是否渗漏，血液颜色有无异常。②除了生理盐水外，不可向全血或浓缩红细胞内加入任何药物，以免产生药物配伍禁忌或溶血。③输血速度需根据患者的具体情况来决定，成人一般调节在每分钟4～6mL，老年人或心脏病患者每分钟约1mL，小儿每分钟为10滴左右。大出血时输入速度宜快，可参照血压、中心静脉压、每小时尿量、患者的意识状态等调节输血的量和速度。④输血过程中要严密观察患者有无不良反应，注意观察体温、脉搏、血压及尿的颜色等。⑤输血完毕后，血袋应保留2小时，以便必要时进行化验复查。⑥对于肝硬化食管胃底静脉曲张破裂出血者，应注意输入新鲜血，且输血量适中，以免门静脉压力增高导致再出血，或诱发肝性脑病。

3.心理护理

大出血时陪伴患者，协助全部生活护理，及时清除污染物、血迹，以免加重心理恐慌。当患者有头晕心悸时，变化体位宜缓慢，如厕时要有人陪伴，以免发生晕厥意外。关心、安慰患者，消除患者紧张、恐惧心理，避免诱发和加重出血。

4.病情观察

（1）严密观察并记录生命体征、面色、神志变化、末梢循环状况，准确记录24小时出入量。大出血时根据病情，一般30分钟～1小时测量生命体征一次，有条件者进行心电、血压监护，测定中心静脉压（CVP）。可根据收缩压判断出血量：血压下降到90～100mmHg，出血量大约为总血量的 1/5；血压下降到 60～80mmHg，出血量大约为总血量的 1/3；血压下降到 40～50mmHg，出血量大约为总血量的1/2。如收缩压小于 90mmHg、脉率大于 120 次/分、尿量小于 30mL/h、CVP 小于 5cmH$_2$O，提示休克或低血容量状态。肝硬化患者大出血后易诱发肝性脑病，特别要注意有无嗜睡、昏睡或昏迷的意识障碍改变。

（2）估计出血量及程度：观察呕血黑便的颜色、次数、量、性状，估计出血量及程度，大便隐血试验阳性提示每日出血量＞5mL；出现黑便提示出血量在 50～70mL 以上；胃内积血量达 250～300mL 可引起呕血；一次出血量不超过 400mL 时，体内循环血容量的减少可很快被肝脾所贮藏血液和组织液补充，一般不引起全身症状；如超过 1000mL，临床即出现急性周围循环衰竭的表现，严重者引起失血性休克。

出血量的估计，主要根据血容量减少所致的周围循环衰竭表现，如果患者由平卧改为半卧位即出现脉搏增快、血压下降、头晕、出汗甚至晕厥，则表示出血量大，有紧急输血的指征。呕血与黑便的频度与数量虽有助于估计出血量，但因呕血与黑便分别混有胃内容物及粪便，且出血停止后仍有部分血液贮留在胃肠道内，故不能据此对出血量作出精确的估计。此外，患者的血常规检验包括血红蛋白的测定、红细胞计数及红细胞比容并不能在急性失血后立即反映出来，且还受到出血前有无贫血存在的影响，因此也只能作为估计出血量的参考。

（3）定期复查血红蛋白浓度、红细胞计数、血细胞比容与血尿素氮。

（4）判断出血是否停止：患者脉搏、血压稳定在正常水平，大便转黄色，提示出血停止。如出现下述情况提示继续出血或再出血。

①反复呕血，甚至呕吐物由咖啡色转为鲜红色，黑便次数增多，粪质稀薄，色泽转为暗红色或鲜红色，伴肠鸣音亢进。

②周围循环衰竭的表现经足量补容后未见明显改善或好转后又恶化，血压波动，中心静脉压不稳定。

③红细胞计数与比容、血红蛋白测定不断下降，网织红细胞计数持续增高。

④足量补液、尿量正常的情况下，血尿素氮持续或再次增高。

⑤门脉高压的患者原有脾大，在出血后应暂时缩小，如不见脾恢复肿大亦提示出血未止。

5.饮食护理

（1）大量呕血伴恶心、呕吐者应禁食。少量出血无呕吐者，可进温凉、清淡流食，这对消化性溃疡患者尤为重要，因进食可减少胃收缩运动并可中和胃酸，促进溃疡愈合，有利止血。出血停止后可逐渐改为营养丰富、易消化、无刺激性半流质、软食，开始少量多餐，以后改为正常饮食。

（2）食管、胃底静脉曲张破裂出血的患者，急性期应禁食，止血后 1～2 天渐进高热量、高维生素流食，限制钠和蛋白质摄入，避免诱发肝性脑病和加重腹水。饮食不当是诱发再出血的主要原因之一。避免粗糙、坚硬、刺激性食物，且应细嚼慢咽，防止损伤曲张静脉而再次出血。

（3）禁食期间应保持热量补充，静脉输液和高营养，补充电解质，维持水、电解质平衡，积极预防和纠正体液不足。

六、健康教育

(1)帮助患者和家属认识引起上消化道出血的病因和诱因,防治疾病的知识,以减少再度出血的危险。学会早期识别出血征象及应急措施:如出现头晕、心悸等不适,或呕血、黑便时,应立即卧床休息,保持安静,减少身体活动;呕吐时取侧卧位,以免误吸。

(2)合理饮食是避免上消化道出血诱因的重要环节。注意饮食规律和饮食卫生,避免过饥和暴饮暴食,避免粗糙和刺激性食物等,应戒烟、戒酒。

(3)指导患者注意生活起居要有规律,劳逸结合,保持乐观情绪,保证身心休息并在医生指导下用药,勿自我处置。避免长期精神紧张和过度劳累。

(4)慢性疾病引起出血者应定期门诊复查。

第七节　肾病综合征

肾病综合征(NS)是指各种肾疾病表现出的一组综合征,不是一独立的疾病,而是多种肾疾病的共同表现。肾病综合征典型表现为大量蛋白尿、低蛋白血症、高度水肿、高脂血症。

一、病因与发病机制

肾病综合征可由多种肾小球疾病引起,分为原发性和继发性两类。原发性肾病综合征是指肾小球与肾本身的肾小球肾病。继发性肾病综合征是指继发于全身性疾病或先天遗传性疾病,常见于感染性疾病、自身免疫性疾病、过敏性紫癜、代谢性疾病、肿瘤、先天遗传性疾病如 Alport 综合征等。病理类型有很多种,其中儿童及少年以微小病变型较多见,中年以膜型肾病、系膜增生性病变多见,局灶性硬化性肾病、膜性增生性肾炎也可呈肾病综合征表现。肾病综合征常见的几种病理类型如下。

1.微小病变

光镜下肾小球基本正常,偶见上皮细胞肿胀,轻微的系膜细胞增生,免疫荧光无阳性发现,偶可见微量免疫球蛋白和补体 C_3 的沉积。电镜下足突广泛融合消失,伴上皮细胞空泡变性,微绒毛形成,无电子致密物沉积,是小儿肾病综合征最常见的病理类型。

2.系膜增生性肾炎

弥散性肾小球系膜细胞增生伴基质增多为本病特征性改变。光镜下肾小球系膜细胞增殖,每个系膜区系膜细胞在 3 个以上,系膜基质增多,重度病变系膜基质扩张压迫局部毛细血管襻,导致管腔狭窄,小动脉透明变性,部分可发展为局灶节段性肾小球硬化,可出现间质炎性细胞浸润及纤维化,肾小管萎缩,肾血管一般正常。

3.局灶节段性肾小球硬化

特征为局灶损害,影响少数肾小球(局灶)及肾小球的局部(节段),起始于近髓质的肾小球受累,轻者仅累及数个毛细血管襻区,重者波及大部分肾小球。病变呈均匀一致的无细胞或细胞极少的透明变性物质,严重见球囊粘连。另一种为局灶性全肾小球硬化,受累肾单位的肾小管上皮细胞常萎缩,周围基质见细胞浸润,纤维化。

4.膜增殖性肾炎

也称系膜毛细血管性肾炎,病理改变以系膜细胞增殖,毛细血管襻增厚及基膜的双轨征为主要特点,弥散性系膜细胞增殖,增殖的系膜基质插入内皮与基膜之间,基膜出现双轨征改变。

5.膜性肾病

光镜下可见毛细血管壁增厚,肾小球基膜外上皮细胞下免疫复合物沉积,基膜上有多个细小钉突,而肾小球细胞增殖不明显,晚期病变加重,可发展成硬化及透明样变,近曲小管上皮细胞出现空泡变性。

6.IgA 肾病

系膜区显著 IgA 沉积,WHO 将 IgA 肾病组织学表现分 5 级:Ⅰ级轻度损害;Ⅱ级微小病变伴少量节段性增殖;Ⅲ级局灶节段性肾小球肾炎;Ⅳ级弥散性系膜损害伴增殖和硬化;Ⅴ级弥漫硬化性肾小球肾炎。

二、临床表现

1.大量蛋白尿

在正常生理情况下,肾小球滤过膜具有分子屏障及电荷屏障作用,当这些屏障作用受损时,致使原尿中蛋白含量增多,当其增多明显超过近曲小管回吸收量时,形成大量蛋白尿。在此基础上,增加肾小球内压力及导致高灌注、高滤过的因素(如高血压、高蛋白饮食或大量输注血浆蛋白)均可加重尿蛋白的排出。

2.低蛋白血症

大量白蛋白从尿中丢失,促进白蛋白肝代偿性合成增加,同时由于近端肾小管摄取滤过蛋白增多,也使肾小管分解蛋白增加。当肝白蛋白合成增加不足以克服丢失和分解时,则出现低白蛋白血症。此外,因胃肠道黏膜水肿导致饮食缺乏、蛋白质摄入不足、吸收不良或丢失,也是加重低白蛋白血症的原因。除血浆白蛋白减少外,血浆的某些免疫球蛋白(如 IgG)和补体成分、抗凝及纤溶因子、金属结合蛋白及内分泌素结合蛋白也可减少,尤其是肾小球病理损伤严重,大量蛋白尿,和非选择性蛋白尿时更为显著。患者易产生感染、高凝、微量元素缺乏、内分泌紊乱和免疫功能低下等并发症。

3.水肿

低白蛋白血症、血浆胶体渗透压下降,使水分从血管腔内进入组织间隙,是造成水肿的基本原因。近年的研究表明,约 50% 患者血容量正常或增加,血浆肾素水平正常或下降,提示某些原发于肾内钠、水潴留因素在导致水肿发生机制中起一定作用。

4.高脂血症

高胆固醇和(或)高三酰甘油血症、脂蛋白浓度增加,常与低蛋白血症并存。其发生机制与肝脏合成脂蛋白增加和脂蛋白分解减弱相关,目前认为后者可能是高脂血症更为重要的原因。

5.并发症

(1)感染:是常见的并发症,与蛋白质营养不良、免疫功能紊乱及应用糖皮质激素治疗有关。患者可出现全身各系统的感染,常见感染部位顺序为呼吸道、泌尿道、皮肤。感染是导致肾病综合征复发和疗效不佳的主要原因之一。

(2)血栓、栓塞:由于血液浓缩及高脂血症造成血液黏稠度增加,此外,因某些蛋白质从尿中丢失及肝代偿性合成蛋白增加,引起机体凝血、抗凝和纤溶系统失衡;加之血小板功能亢进、应用利尿药和糖皮质激素等均进一步加重高凝状态。因此,肾病综合征容易发生血栓、栓塞,其中以肾静脉血栓最为常见。

(3)急性肾衰竭:肾病综合征患者可因有效血容量不足而致肾血流量下降,诱发肾前性氮质血症。经扩容、利尿后可得到恢复。少数病例可出现急性肾衰竭,尤以微小病变型肾病者居多,发生多无明显诱因,表现为少尿甚或无尿,扩容利尿无效。即上述变化形成肾小管腔内高压,引起肾小球滤过率骤然减少,又可诱发肾小管上皮细胞损伤、坏死,从而导致急性肾衰竭。

(4)其他:长期低蛋白血症可导致营养不良、小儿生长发育迟缓;免疫球蛋白减少造成机体免疫力低下、易致感染;金属结合蛋白丢失可使微量元素(铁、铜、锌等)缺乏;内分泌素结合蛋白不足可诱发内分泌紊乱(如低 R 综合征等);药物结合蛋白减少可能影响某些药物的药代动力学(使血浆游离药物浓度增加、排泄加速),影响药物疗效。高脂血症增加血液黏稠度,促进血栓、栓塞并发症的发生,还将增加心血管系统并发症,并可促进肾小球硬化和肾小管-间质病变的发生,促进肾脏病变的慢性进展。

三、实验室检查

1.尿常规检查

尿蛋白定性多为(＋＋＋～＋＋＋＋),24 小时尿蛋白定量>3.5g,尿中可检查到免疫球蛋白、补体 C_3 等。可有透明管型和颗粒管型,肾炎性肾病者可有红细胞。

2.血生化测定

表现为低蛋白血症(血清白蛋白<30g/L,婴儿<25g/L),白蛋白与球蛋白比例倒置,血清蛋白电泳显示球蛋白增高;血胆固醇显著增高(儿童>5.7mmol/L,婴儿>5.1mmol/L)。

3.肾功能测定

少尿期可有暂时性轻度氮质血症,单纯性肾病肾功能多正常,如果存在不同程度的肾功能不全,出现血肌酐和尿素氮的升高,则提示肾炎性肾病。

4.血清补体测定

有助于区别单纯性肾病与肾炎性肾病,前者血清补体正常,后者则常有不同程度的低补体血症,C_3 持续降低。

5.血清及尿蛋白电泳

通过检测尿中 IgG 成分反映尿蛋白的选择性,同时可鉴别假性大量蛋白尿和轻链蛋白尿。如果尿中 γ 球蛋白与白蛋白的比值小于 0.1,则为选择性蛋白尿(提示为单纯型肾病),大于 0.5 为非选择性蛋白尿(提示为肾炎型肾病)。

6.血清免疫学检查

检测抗核抗体,抗双链 DNA 抗体,抗 5m 抗体,抗 RNP 抗体,抗组蛋白抗体,乙肝病毒标志物以及类风湿因子,循环免疫复合物等,以区别原发性与继发性肾病综合征。

7.凝血、纤溶有关蛋白的检测

如血纤维蛋白原及第Ⅴ、Ⅶ、Ⅷ及Ⅹ因子,抗凝血酶Ⅲ,尿纤维蛋白降解产物(FDP)等的检测可反映机体的凝血状态,为是否采取抗凝治疗提供依据。

8.尿酶测定

测定尿溶菌酶,N-乙酰-β-氨基葡萄糖苷酶(NAG)等有助于判断是否同时存在肾小管-间质损害。

9.B超等影像学检查

双肾正常或缩小。

10.经皮肾穿刺活体组织检查

对诊断为肾炎型肾病或糖皮质激素治疗效果不好的病儿应及时行肾穿刺活检,进一步明确病理类型,以指导治疗方案的制订。

四、治疗要点

肾病综合征是肾内科的常见疾患,常用以肾上腺皮质激素为主的综合治疗,原则为控制水肿,维持水、电解质平衡,预防和控制感染及并发症,合理使用肾上腺皮质激素,对复发性肾病或对激素耐药者应配合使用免疫抑制药。治疗不仅以消除尿蛋白为目的,同时还应重视保护肾功能。

1.利尿消肿

①噻嗪类利尿药:主要作用于髓襻升支厚壁段和远曲小管前段,常用氢氯噻嗪25mg,3次/天,口服,长期服用应防止低钾,低钠血症。②潴钾利尿药:主要作用于远曲小管后段,适用于有低钾血症的患者,单独使用时利尿作用不显著,可与噻嗪类利尿药合用,常用氨苯蝶啶50mg,3次/天,或醛固酮拮抗药螺内酯20mg,3次/天,长期服用须防止高钾血症,对肾功能不全患者应慎用。③襻利尿药:主要作用于髓襻升支,常用呋塞米(速尿)20~120mg/d,或布美他尼(丁尿胺)1~5mg/d(同等剂量时作用较呋塞米强40倍),分次口服或静脉注射。④渗透性利尿药可使组织中水分回吸收入血,减少水,钠的重吸收而利尿,常用不含钠的右旋糖酐40(低分子右旋糖酐)或羟乙基淀粉(706代血浆,分子量均为2.5万~4.5万 Da),250~500mL静脉滴注,隔天1次,随后加用襻利尿药可增强利尿效果,但对少尿(尿量<400mL/d)患者应慎用此类药物。⑤提高血浆胶体渗透压:血浆或人血白蛋白等静脉滴注,并立即静脉滴注呋塞米60~120mg(加于葡萄糖溶液中缓慢静脉滴注1小时),能获得良好的利尿效果。

2.抑制免疫与炎症反应

(1)糖皮质激素(简称激素):①起始足量,②缓慢减药,③长期维持。常用方案一般为泼尼松1mg/(kg·d),口服8周,必要时可延长至12周,足量治疗后每1~2周减原用量的10%,当减至20mg/d左右时症状易反复,应更加缓慢减量;最后以最小有效剂量(10mg/d)作为维持量,再服半年至1年或更长。激素的用法可采取全天量1次顿服,或在维持用药期间2天量隔天1次性顿服,以减轻激素的不良反应。水肿严重、有肝功能损害或泼尼松疗效不佳时,可更换为泼尼松龙(等剂量)口服或静脉滴注。

(2)细胞毒药物:国内外最常用的细胞毒药物是环磷酰胺(CTX),在体内被肝细胞微粒体羟化,产生有烷化作用的代谢产物而具有较强的免疫抑制作用,应用剂量为每天每千克体重2mg,分1~2次口服;或200mg加入生理盐水注射液20mL内,隔天静脉注射,累计量达6~8g后停药。主要不良反应为骨髓抑制及中毒性肝损害,并可出现性腺抑制(尤其男性)、脱发、胃肠道反应及出血性膀胱炎,近来也有报道环磷酰胺(CTX)静脉疗法治疗容易复发的肾病综合征,与口服作用相似,但不良反应相对较小。

(3)环孢素:能选择性抑制T辅助细胞及T细胞毒效应细胞,已作为二线药物用于治疗激素及细胞毒药物无效的难治性肾病综合征,常用量为5mg/(kg·d),分2次口服,服药期间须监测并维持其血浓度谷值为100~200ng/mL,服药2~3个月后缓慢减量,共服半年左右,主要不良反应为肝肾毒性,并可致高血压,高尿酸血症,多毛及牙龈增生等,该药价格昂贵,有较多不良反应及停药后易复发,使其应用受到限制。

3.非特异性降低尿蛋白

(1)ACEI或ARB:肾功能正常者,常可选用组织亲和性较好的ACEI-贝那普利(洛汀新)10~20mg/d;肾功能减退者可选用双通道的ACEI-福辛普利(蒙诺)10~20mg/d,缬沙坦或氯沙坦等ARB药物也可选用。

(2)降脂治疗:由于肾病综合征常合并高脂血症,增加血浆黏度和红细胞变性,机体处于高凝状态,导致肾小球血流动力学的改变;脂代谢紊乱,肾内脂肪酸结构发生改变,导致肾内缩血管活性物质释放增加,肾小球内压升高,尿蛋白增加;高胆固醇和高LDL血症,氧化LDL清除降解减少,一方面促进单核和(或)巨噬细胞释放炎症细胞生长因子,另外还可能影响内皮细胞功能,导致肾小球毛细血管通透性增加,尿蛋白增多,因而降脂治疗可降低蛋白尿。

4.抗凝血药及抗血小板聚集药

肝素或低分子肝素治疗肾病综合征,一方面可以降低患者的血浆黏度和红细胞变性,改善高凝倾向和肾小球血流动力学异常;另一方面可增加肾脏基底膜的阴电荷屏障,减少尿蛋白的漏出。

五、护理措施

1.病情观察

(1)尿量变化:如发现患者血压突然下降,尿量突然减少,甚至无尿应及时通知医生,警惕循环衰竭或急性肾损伤。

(2)深静脉、肾静脉血栓的观察:每日测量双下肢腿围,询问患者有无一侧肢体突然肿胀,有无浅表静脉曲张,皮肤有无由暖变冷,甚至苍白等深静脉血栓的表现;有无腰痛、肾绞痛、肉眼血尿;有无胸痛、胸闷、呼吸困难,有无口渴、烦躁等情况,警惕肺栓塞的发生。

(3)监测体重变化:指导患者每日正确测量体重,并由护士进行记录。

(4)监测水肿变化:每日观察患者皮肤有无凹陷性水肿以及水肿有无进行性加重,尤其是颜面、下肢、阴囊等处的水肿情况;伴有腹腔积液的患者每日测量腹围;观察患者水肿部位随体位改变而移动的情况有无改变或加重。

（5）观察患者的皮肤有无破溃、感染，有无压疮形成。

2.饮食护理

一般给予正常量的优质蛋白，但当肾功能受损时，应根据肾小球滤过率调整蛋白质的摄入量；供给足够的热量；少食富含饱和脂肪酸的动物脂肪，并增加富含可溶性纤维的食物，以控制高脂血症；注意维生素及铁、钙等的补充；严重水肿患者给予低盐饮食。

3.用药护理

（1）利尿剂：治疗原则是不宜过快过猛。使用利尿剂要预防水电解质紊乱，特别是低钾血症、低钠血症，应当定时监测患者的生化检查中的各项指标变化。严格记录患者出入量及体重，密切观察尿量及血压变化，避免因过度利尿导致血容量不足，加重血液高凝状态。

（2）糖皮质激素：使用原则为起始剂量要足、疗程要长、减药要慢和小剂量维持治疗。长期应用者可出现感染、胃溃疡、骨质疏松、血压和血糖紊乱等并发症，少数患者甚至还可发生股骨头无菌性缺血性坏死。因此，服药期间询问患者有无骨痛、抽搐等症状，遵医嘱及时补充钙剂和活性维生素 D，以防骨质疏松；观察患者有无腹痛及黑粪等消化道出血症状；观察患者有无感染征象，监测患者生命体征变化，做好皮肤、口腔护理，预防感染；观察患者血压、血糖、尿糖的变化；嘱患者不得自行增减药量或停药；口服激素的患者应饭后服用，以减少对胃黏膜的刺激；因为长期口服激素的患者常会有"满月脸，水牛背"的改变，护士应耐心向患者讲解药物的不良反应，做好心理辅导。

（3）环磷酰胺：使用该药物的患者易发生胃肠道反应、出血性膀胱炎等症状，所以应密切观察患者尿液颜色，并鼓励患者多饮水，以促进药物从尿中排出，减少出血性膀胱炎的发生；观察患者有无恶心、呕吐、畏食等消化道不适症状，以及脱发、皮疹、腹痛等表现；定期监测患者血常规。

（4）抗凝药物：定期检查患者凝血时间、凝血酶原及血小板计数，注意观察有无出血倾向；观察患者有无皮肤瘀斑的表现、有无黑粪、尿液颜色有无加深等出血的表现；备用鱼精蛋白等拮抗剂，以对抗因肝素引起的出血。

（5）利妥昔单克隆抗体的应用：该类药物的不良反应主要出现在注射后前几小时，尤其在第 1 次静脉注射时明显，且与静脉注射速度有关，主要表现为过敏反应（荨麻疹、气管痉挛、呼吸困难、喉头水肿等）、发热、寒战、恶心等，对心血管系统可致高血压或直立性低血压，毒副作用大多为轻到中度，减慢输注速度、使用前给予盐酸异丙嗪、地塞米松及苯海拉明等能有效减少毒副作用的发生。

4.并发症的预防及护理

（1）感染：①自我检测：指导患者注意自身体温变化，告知患者出现发热、咽痛、咳嗽、胸痛、尿痛等症状大多提示有感染存在。②指导患者养成良好的卫生习惯。加强口腔护理，进餐后、睡前、晨起用生理盐水或氯己定溶液、碳酸氢钠溶液交替漱口，口腔黏膜有溃疡时，可增加漱口次数或遵医嘱用药；保持皮肤清洁，尽量穿柔软宽松的清洁衣裤，勤剪指甲，蚊虫叮咬时应正确处理，避免抓伤皮肤；预防泌尿系感染，注意个人卫生，勤换内衣裤等。③预防外源性的感染：保持病室的整洁、空气清新，开窗通风；每日用紫外线照射；每日用消毒液擦拭家具，地面；叮嘱患者注意保暖,防止受凉;限制探视人数,避免到人群聚集的地方或与有感染迹象的患者接触;护士严格无菌操作,对白细胞或粒细胞严重低下的患者实行保护性隔离,向患者及家属解释其必要性,使其自觉配合。

(2)血栓和栓塞:血栓和栓塞是肾病综合征严重的、致死的并发症之一,常见的是肾静脉血栓及其脱落后形成的肺栓塞。

①病情观察:观察患者是否有一侧肢体突然肿胀,触摸肢体相关动脉搏动情况,有无深静脉、肾静脉血栓及肺栓塞的表现。

②护理措施:a.每日测量双侧下肢肢体的腿围情况(测量髌骨下缘以下10cm处,双侧下肢周径差＞1cm有临床意义)。b.密切追踪患者血、尿各项检查结果,如尿蛋白突然升高,也应怀疑肾静脉血栓形成的可能。c.指导患者做床上足踝运动如:屈曲、背屈、旋转,教会患者后指导其主动运动,增加下肢血液循环。患者肢体水肿症状减轻时,在医生准许的情况下可鼓励患者适当下床活动,促进静脉回流,防止血栓形成。d.根据病情进行双下肢血液循环驱动泵的治疗,以促进血液循环,已存在下肢血栓的患者禁用。

(3)急性肾损伤:病情观察:监测患者肾功能的变化,如患者无明显诱因出现少尿、无尿,扩容利尿无效,及时通知医生。

5.水肿的护理

①水肿较重的患者应注意衣着柔软、宽松;②长期卧床的患者应协助其经常变换体位,防止发生压疮;胸腔积液者应半卧位,下肢水肿患者应抬高双下肢30°～40°;③保持皮肤清洁干燥,保持床单位平整、无渣屑,嘱患者勿搔抓皮肤;④注意水肿患者的各项穿刺,如肌内注射时,应先将水肿皮肤推向一侧后进针,拔针后用无菌干棉签按压穿刺部位,以防进针口渗液而发生感染;⑤阴囊水肿患者应两腿自然分开,保持阴囊清洁干燥,必要时用三角巾托起阴囊,避免局部水肿加重及摩擦导致皮肤破损;⑥指导家属及患者使用芒硝外敷减轻水肿。

六、健康教育

1.疾病知识

肾病综合征较易复发,因此向患者及家属讲解本病特点及如何预防并发症,如避免受凉,注意个人卫生、预防感染,并适当活动,以免发生肢体血栓等。

2.用药指导

向患者讲解药物作用、注意事项及不良反应,叮嘱其不可擅自增减量或停用药物。

3.自我管理

告知患者根据病情合理安排饮食,指导患者控制血压、监测水肿、尿蛋白和肾功能的变化。定期随访。

第八节 肾衰竭

一、急性肾衰竭

急性肾衰竭(ARF)是由各种原因引起的肾功能在短时期内(数小时至几周)急剧、进行性减退而引起的临床综合征。主要表现为少尿或无尿、氮质血症、高钾血症和代谢性酸中毒。

(一)病因和分类

ARF 有广义和狭义之分,广义的 ARF 可分为肾前性、肾性和肾后性三类。狭义的 ARF 是指急性肾小管坏死(ATN)。肾前性 ARF 常见病因包括血容量减少、有效动脉血容量减少和肾内血流动力学改变等。肾后性 ARF 的特征是急性尿路梗阻,梗阻可发生在尿路从肾盂到尿道的任一水平。肾性 ARF 有肾实质损伤,常见的是肾缺血或肾毒性物质(包括外源性毒素,如生物毒素、化学毒素、抗菌药物、造影剂等;内源性毒素,如血红蛋白、肌红蛋白等)损伤肾小管上皮细胞(如 ATN)。在这一类中包括肾小球病、血管病和小管间质病导致的。

(二)发病机制

1.肾小管阻塞学说

毒物、毒素等可直接损害肾小管上皮细胞,其病变均匀分布,以近端小管为主。坏死的肾小管上皮细胞及脱落上皮细胞和微绒毛碎屑、细胞管型或血红蛋白、肌红蛋白等阻塞肾小管,导致阻塞部近端小管腔内压升高,继而使肾小球囊内压力升高,当后者压力与胶体渗透压之和接近或等于肾小球毛细管内压时,遂引起肾小球滤过停止。

2.肾血流动力学改变

肾缺血既可通过血管作用使入球微动脉细胞内钙离子增加,从而对血管收缩刺激和肾自主神经刺激敏感性增加,导致肾自主调节功能损害、血管舒缩功能紊乱和内皮损伤,也可产生炎症反应。血管内皮损伤和炎症反应均可引起血管收缩因子产生过多,而血管舒张因子,主要为氧化亚氮、前列腺素合成减少。这些变化可进一步引起血流动力学异常,包括肾血浆流量下降,肾内血流重新分布表现为肾皮质血流量减少,肾髓质充血等,这些均可引起肾小球滤过率(GFR)下降。

3.返漏学说

指肾小管上皮损伤后坏死、脱落,肾小管壁出现缺损和剥脱区,小管管腔可与肾间质直接相通,致使小管腔中原尿液反流扩散到肾间质,引起肾间质水肿,压迫肾单位,加重肾缺血,使肾小球滤过率更降低。

4.弥散性血管内凝血

败血症、严重感染、流行性出血热、休克、产后出血、胰腺炎和烧伤等原因引起 ATN,常有弥散性微血管损害。

(三)临床表现

急性肾小管坏死是 ARF 最常见的类型。临床表现在原发病、急性肾功能代谢紊乱和并发症等三方面。急性肾衰竭根据临床表现和病程的共同规律,一般分为少尿期、多尿期和恢复期三个阶段。

1.少尿或无尿期

一般持续 5～7 天,有时可达 10～14 天。

(1)尿量减少:尿量骤减或逐渐减少,每天尿量持续<400mL 者称为少尿,<50mL 者称为无尿。

(2)进行性氮质血症:由于肾小球滤过率降低引起少尿或无尿,致使排出氮质和其他代谢废物减少,血浆肌酐和尿素氮升高,其升高速度与体内蛋白分解状态有关。

(3)水、电解质紊乱和酸碱平衡失常

①水过多:见于水分控制不严格,摄入量或补液量过多,出水量如呕吐、出汗、伤口渗透量等估计不准确以及液量补充时忽略计算内生水。随少尿期延长,易发生水过多,表现为稀释性低钠血症、软组织水肿、体重增加、高血压、急性心力衰竭和脑水肿等。

②高钾血症:ATN 少尿期由于尿液排钾减少,若同时体内存在高分解状态,如挤压伤时肌肉坏死、血肿和感染等,热量摄入不足所致体内蛋白分解、释放出钾离子,酸中毒时细胞内钾转移至细胞外,有时可在几小时内发生严重高钾血症。高钾血症可无特征性临床表现,或出现恶心、呕吐、四肢麻木等感觉异常、心率减慢,严重者出现神经系统症状,如恐惧、烦躁、意识淡漠,直到后期出现窦室或房室传导阻滞、窦性停搏、室内传导阻滞甚至心室颤动。

③代谢性酸中毒:急性肾衰竭时,由于酸性代谢产物排出减少,肾小管泌酸能力和保存碳酸氢钠能力下降等,致使每天血浆碳酸氢根浓度有不同程度下降。高分解状态时降低更多、更快。

④其他:高镁、高磷、低钙、低钠、低氯血症等。

(4)心血管系统表现

①高血压:除肾缺血时神经体液因素作用促使收缩血管的活性物质分泌增多因素外,水过多引起容量负荷过多可加重高血压。

②急性肺水肿和心力衰竭:是少尿期常见死亡原因。它主要为体液潴留引起,但高血压、严重感染、心律失常和酸中毒等均为影响因素,是严重型 ATN 的常见死因。

③心律失常:除高钾血症引起窦房结暂停、窦性停搏、窦室传导阻滞、不同程度房室传导阻滞和束支传导阻滞、室性心动过速、心室颤动外,尚可因病毒感染和应用洋地黄等而引起室性期前收缩和阵发性心房颤动等异位心律发生。

④心包炎:年发生率为 18%,采取早期透析后降至 1%。多表现为心包摩擦音和胸痛,罕见大量心包积液。

⑤消化系统表现:是 ATN 最早期表现。常见症状为食欲显著缺乏、恶心、呕吐、腹胀、呃逆或腹泻等。上消化道出血是常见的晚期并发症。

⑥神经系统表现:轻型患者可无神经系统症状;部分患者早期表现疲倦、精神较差。若早期出现意识淡漠、嗜睡或烦躁不安,甚至昏迷,提示病情重笃,不宜拖延透析时间。

⑦血液系统表现:ATN 早期罕见贫血,其程度与原发病因、病程长短、有无出血并发症等密切相关。严重创伤、大手术后失血、溶血性贫血因素、严重感染和急症 ATN 等情况,贫血可

较严重。若临床上有出血倾向、血小板减少、消耗性低凝血症及纤维蛋白溶解征象,已不属早期 DIC。

2.多尿期

每天尿量达 2.5L 称多尿,ATN 利尿早期常见尿量逐渐增多,如在少尿或无尿后 24 小时内尿量出现增多并超过 400mL 时,可认为是多尿期的开始,多尿期大约持续 2 周时间,每天尿量可成倍增加,利尿期第 3~5 天可达 1000mL,随后每天尿量可达 3~5L;进行性尿量增多是肾功能开始恢复的一个标志,但多尿期的开始阶段尿毒症的症状并不改善,甚至会更严重,且 GFR 仍在 10mL/min 或以下;当尿素氮开始下降时,病情才逐渐好转。多尿期早期仍可发生高钾血症,持续多尿可发生低钾血症、失水和低钠血症。此外,此期仍易发生感染、心血管并发症和上消化道出血等。

3.恢复期

当血尿素氮和肌酐明显下降时,尿量逐渐恢复正常。除少数外,肾小球滤过功能多在 3~6 个月恢复正常。但部分病例肾小管浓缩功能不全可持续 1 年以上。若肾功能持久不恢复,可能提示肾有永久性损害。

(四)实验室检查

1.血液检查

可有轻度贫血、血肌酐和尿素氮进行性上升,血肌酐每日平均增加≥44.2μmol/L,血清钾浓度升高(常>5.5mmol/L)。血 pH<7.35。碳酸氢根离子浓度多>20mmol/L。血清钠浓度正常或偏低。血钙降低,血磷升高。

2.尿液检查

尿蛋白多为±~++,常以小分子蛋白为主。尿沉渣检查可见肾小管上皮细胞、上皮细胞管型和颗粒管型及少许红、白细胞等;尿比重降低且较固定,多在1.015以下,因肾小管重吸收功能损害,尿液不能浓缩所致;尿渗透浓度<350mmol/L,尿与血渗透浓度之比<1.1;尿钠含量增高,多在 20~60mmol/L,肾衰竭指数和滤过率分数常>1。

3.影像学检查

影像学检查包括 B 超、肾区腹部 X 线片、CT、尿路造影、放射性核素扫描等,有时常需配合膀胱镜、逆行肾盂造影或静脉肾盂造影等检查结果来判断。

4.肾活检

它是重要的诊断手段。在排除了肾前性及肾后性原因后,没有明确致病原因(肾缺血或肾毒素)的肾性 ARF 都有肾活检指征。活检结果可确定包括急性肾小球肾炎、系统性血管炎、急进性肾炎及急性过敏性间质性肾炎等肾疾病。

(五)治疗

1.少尿期的治疗

治疗重点为调节水、电解质及酸碱平衡,控制氮质潴留,给予足够营养和治疗原发病。

(1)预防及治疗基础病因:主要采取纠正全身循环血流动力学障碍,以及避免应用和处理各种外源性或内源性肾毒性物质两大类措施。

（2）营养疗法：口服补充营养成分，对于不能口服的患者，可采用鼻饲和胃肠道外营养疗法。

（3）控制水、钠摄入：应按照"量出为入"的原则补充入液量。在有透析支持的情况下，可适当放宽入液量。

（4）高钾血症的处理：最有效方法为血液透析或腹膜透析。血钾轻度升高（5.2～6.0mmol/L）仅需密切随访，严格限制含钾药物和食物的摄入，并使用阳离子交换树脂。当血钾超过6.5mmol/L，心电图表现为QRS波增宽等明显的变化时，则需马上采取紧急措施。具体包括：①在心电图监护下，给予10%葡萄糖酸钙10～20mL稀释后静脉慢推注；②5%碳酸氢钠静脉滴注，尤其适用于伴有酸中毒的患者；③静脉注射50%葡萄糖注射液加普通胰岛素；④乳酸钠静脉注射；⑤透析疗法适用于以上措施无效和伴有高分解代谢的急性肾衰竭患者，后者尤以血液透析治疗为宜。还有积极控制感染，消除病灶及坏死组织等措施。

（5）低钠血症的处理：一般仅需控制水分摄入即可。如出现定向力障碍、抽搐、昏迷等水中毒症状，则须给予高渗盐水滴注或透析治疗。

（6）代谢性酸中毒的处理：非高分解代谢的少尿早期，补充足够热量，减少体内组织分解，代酸并不严重。高分解代谢型酸中毒往往发生早，程度严重。可根据情况选用5%碳酸氢钠治疗，对于顽固性酸中毒患者，宜立即进行透析治疗。

（7）低钙血症、高磷血症的处理：出现症状性低钙血症，可临时给予静脉补钙。中重度高磷血症可给予氢氧化铝凝胶。

（8）心力衰竭的治疗：以扩血管药物应用为主，尤以扩张静脉、减轻前负荷的药物为佳。透析疗法应尽早施行。

（9）贫血和出血的处理：中重度贫血治疗以输血为主。急性肾衰竭时消化道大量出血的治疗原则和一般消化道大量出血的处理原则相似，可参考上消化道出血的处理。

（10）感染的预防和治疗：权衡利弊选用抗生素，要密切观察临床表现。

（11）透析疗法：保守疗法无效，出现下列情况者，应进行透析治疗：①急性肺水肿。②高钾血症，血钾在6.5mmol/L以上。③血尿素氮21.4mmol/L以上或血肌酐442μmol/L以上。④高分解代谢状态，血肌酐每日升高超过176.8μmol/L或血尿素氮每日超过8.9mmol/L，血钾每日上升1mmol/L以上。⑤无明显高分解代谢，但无尿2天以上或少尿4天以上。⑥酸中毒，二氧化碳结合力<13mmol/L，pH<7.25。⑦少尿2天以上，伴有下列情况任何一项者：体液潴留，如眼结膜水肿、心音呈奔马律、中心静脉压增高；尿毒症症状，如持续呕吐、烦躁、嗜睡；高血钾，血钾>6.0mmol/L，心电图有高钾改变。

2.多尿期的治疗

治疗重点为维持水、电解质和酸碱平衡，控制氮质血症，治疗原发病和防治各种并发症，可适当增加蛋白质摄入，并逐渐减少透析次数直至停止透析。

3.恢复期的治疗

一般无须特殊处理，定期随访肾功能，避免使用肾毒性药物。对从肾排泄的药物应根据内生肌酐清除率进行调整，以防其毒性反应。

（六）护理措施

1.病情观察

密切观察病情变化,注意体温、呼吸、脉搏、心率、心律、血压等变化。急性肾衰竭常以心力衰竭、心律失常、感染、尿毒症脑病为主要死亡原因,应及时发现其早期表现,并随时与医生联系。

2.休息

所有 ATN 患者均应卧床休息,休息时期视病情而定。一般少尿期、多尿期均应卧床休息,恢复期逐渐增加适当活动。

3.饮食护理

少尿期应限制水、盐、钾、磷和蛋白质入量,每天进水量为前一天出水量加 500mL,供给足够的热量,以减少组织蛋白的分解。不能进食者从静脉中补充葡萄糖、氨基酸、脂肪乳等。透析治疗时可丢失大量蛋白,所以不需限制严格蛋白质入量,长期透析时可遵医嘱输血浆、水解蛋白、氨基酸等。

4.准确记录出入液量

口服和静脉进入的液量要逐项记录,尿量和异常丢失量如呕吐物、胃肠引流液、腹泻时粪便内水分等都需要准确测量,每日定时测体重以检查有无水肿加重。

5.严格执行静脉输液计划

输液过程中严密观察有无输液过多、过快引起肺水肿症状,并观察其他不良反应。下列几点可作为观察补液量适中的指标。

（1）皮下无脱水或水肿现象。

（2）每天体重不增加。若超过 0.5kg 或以上提示体液过多。

（3）血清钠浓度正常。若偏低且无失盐基础提示体液潴留。

（4）中心静脉压在 0.59～0.98kPa,若高于 1.17kPa 提示体液过多。

（5）胸部 X 片血管影正常。若显示肺充血征象提示体液潴留。

（6）心率快、血压升高、呼吸频速,若无感染征象应怀疑体液过多。

6.预防感染

严格执行无菌操作,加强皮肤护理及口腔护理,定时翻身,拍背。病室每日紫外线消毒。

7.心理护理

做好患者及家属思想工作、稳定情绪,解释病情及治疗方案,以取得合作。

二、慢性肾衰竭

慢性肾衰竭(CRF)又称慢性肾功能不全,是指各种原因造成的慢性进行性肾实质损害,肾单位逐渐硬化,数量减少,肾功能缓慢进行性减退,最终出现代谢产物潴留,水、电解质及酸碱平衡失调,全身各系统受累为主要表现的临床综合征,也称为尿毒症。

（一）病因

1.各型原发性肾小球肾炎

膜增殖性肾炎、急进性肾炎、膜性肾炎、局灶性肾小球硬化症等如果得不到积极有效的治疗,最终导致尿毒症。

2.继发于全身性疾病

如高血压及动脉硬化、系统性红斑狼疮、过敏性紫癜肾炎、糖尿病、痛风等,可引发尿毒症。

3.慢性肾脏感染性疾患

如慢性肾盂肾炎,也可导致尿毒症。

4.慢性尿路梗阻

如肾结石、双侧输尿管结石、尿路狭窄、前列腺肥大、肿瘤等,也是尿毒症的病因之一。

5.先天性肾脏疾患

如多囊肾、遗传性肾炎及各种先天性肾小管功能障碍等,也可引起尿毒症。

6.其他原因

如服用肾毒性药物,以及盲目减肥等均有可能引发尿毒症。

(二)发病机制

本病的发病机制未完全明了,有以下主要学说。

1.慢性肾衰竭进行性恶化的发病机制

(1)肾小球高滤过学说:CRF时残余肾单位肾小球出现高灌注和高滤过状态是导致肾小球硬化和残余肾单位进一步丧失的重要原因之一。由于高滤过的存在,可促进系膜细胞增殖和基质增加,导致微动脉瘤的形成。

(2)肾单位高代谢:CRF时残余肾单位肾小管高代谢状况,是肾小管萎缩、间质纤维化和肾单位进行性损害的重要原因之一。

(3)肾组织上皮细胞表型转化的作用:在某些生长因子或炎症因子的诱导下,肾小管上皮细胞、肾小球上皮细胞、肾间质成纤细胞均可转变为肌成纤维细胞,在肾间质纤维化、局灶节段性或球性肾小球硬化过程中起重要作用。

(4)某些细胞因子(生长因子)的作用:白细胞介素-I、单个核细胞趋化蛋白-I、血管紧张素Ⅱ、内皮素-I等均参与肾小球和小管间质的损伤过程,并在促进细胞外基质增多中起重要作用。

(5)其他:在多种慢性肾病动物模型中,均发现肾脏固有细胞凋亡增多与肾小球硬化、小管萎缩、间质纤维化有密切关系,提示细胞凋亡可能在CRF进展中起某种作用。此外,近年发现,醛固酮过多也参与肾小球硬化和间质纤维化的过程。

2.尿毒症的发生机制

目前一般认为,尿毒症的症状及体内各系统损害的原因,主要与尿毒症毒素的毒性作用有关,同时也与多种体液因子或营养素的缺乏有关。尿毒症毒素是由于绝大部分肾实质破坏,因而不能排泄多种代谢废物和不能降解某些内分泌激素,致使其积蓄在体内起毒性作用,引起某些尿毒症症状。尿毒症分为三阶段。①肾功不全代偿期:GFR>50mL/min,血肌酐<178μmol/L,血尿素氮<9mmol/L;②肾功不全失代偿期:GFR>25mL/min,血肌酐>178μmol/L,血尿素氮>9mmol/L;③肾衰竭期:GFR<25mL/min,血肌酐>445μmol/L,血尿素氮>20mmol/L。

(三)临床表现

1.水、电解质和酸碱平衡失调

(1)钠、水平衡失调:常有钠、水潴留,而发生水肿、高血压和心力衰竭。

（2）钾的平衡失调：大多数患者的血钾正常，一直到尿毒症时才会发生高钾血症。

（3）酸中毒慢肾衰竭时，代谢产物如磷酸、硫酸等酸性物质因肾的排泄障碍而潴留，肾小管分泌氢离子的功能缺陷和小管制造 NH_3 的能力差，因而造成血阴离子间隙增加，而血 HCO_3^- 浓度下降，这就是尿毒症酸中毒的特征。如二氧化碳结合力 $<13.5mmol/L$，则可有较明显症状，如呼吸深长、食欲缺乏、呕吐、虚弱无力，严重者可昏迷、心力衰竭和（或）血压下降。酸中毒是最常见死因之一。

（4）钙和磷的平衡失调：血钙常降低，很少引起症状。

（5）高镁血症当 $GFR<20mL/min$ 时，常有轻度高镁血症，患者常无任何症状，仍不宜使用含镁的药物。透析是最佳解决方法。

（6）高磷血症：防止血磷升高有利于防止甲状旁腺功能亢进。

2.各系统症状体征

（1）心血管和肺症状：心、肺病变水钠潴留、肾缺血、肾素分泌增加引起的高血压长期作用于心可引起心力衰竭。血液内尿素过高渗入心包和胸膜可引起纤维素性心包炎和纤维素性胸膜炎，听诊时可听到心包和胸膜摩擦音。心力衰竭可引起肺水肿。血尿素从呼吸道排出可引起呼吸道炎症，有时沿肺泡壁可有透明膜形成；肺毛细血管通透性增加，肺泡腔内有大量纤维蛋白及单核细胞渗出，很少中性粒细胞，称为尿毒症性肺炎。

（2）血液系统表现：造血系统主要改变为贫血和出血。贫血原因：①严重肾组织损害时促红细胞生成素产生不足。②体内蓄积的代谢产物，有些如酚及其衍生物可抑制骨髓的造血功能。另一些毒物如胍及其衍生物可缩短红细胞生存期，加速红细胞破坏并可引起溶血。③转铁蛋白从尿中丧失过多，造成体内铁的运输障碍。

尿毒症患者常有出血倾向，表现为牙龈出血、鼻出血、消化道出血等。出血的原因：①毒性物质抑制骨髓，血小板生成减少；②有些患者血小板数量并不减少，却有出血倾向；这可能是由于血液内胍类毒性物质造成血小板功能障碍，使血小板凝聚力减弱和释放血小板第Ⅲ因子的作用降低所致。

（3）神经、肌肉系统症状：疲乏、失眠、注意力不集中是慢性肾衰竭的早期症状之一，其后会出现性格改变、抑郁、记忆力减退、判断错误，并可有神经肌肉兴奋性增加，尿毒症时常有精神异常、对外界反应淡漠、谵妄、惊厥、幻觉、昏迷等。

（4）胃肠道症状：最早最常见症状。消化系统体内堆积的尿素排入消化道，在肠内经细菌尿素酶的作用形成氨，可刺激胃肠黏膜引起纤维素性炎症，甚至形成溃疡和出血。病变范围广，从口腔、食管直至直肠都可受累。以尿毒性食管炎、胃炎和结肠炎较为常见。患者常有恶心、呕吐、腹痛、腹泻、便血等症状。

（5）皮肤症状：皮肤瘙痒是常见症状，尿毒症患者皮肤常呈灰黄色并有瘙痒，皮肤的颜色与贫血和尿色素在皮肤内积聚有关。体内蓄积的尿素可通过汗腺排出，在皮肤表面形成结晶状粉末称为尿素霜，常见于面部、鼻、颊等处。瘙痒的原因不清楚，可能与尿素对神经末梢的刺激有关。

（6）肾性骨营养不良症：包括纤维性骨炎、肾性骨软化症、骨质疏松症和肾性骨硬化症。

（7）内分泌失调在感染时，可发生肾上腺功能不全。慢性肾衰竭的血浆肾素可正常或升高,血浆 $1,25-(OH)_2D_3$ 则降低,血浆红细胞生成素降低。性功能障碍,患儿性成熟延迟。

(8)易于并发感染:尿毒症常见的感染是肺部和尿路感染。

(9)代谢失调及其他:①体温过低基础代谢率常下降,患者体温常低于正常人约 $1^\circ C$;②糖类代谢异常,慢肾衰竭时原有的糖尿病胰岛素量会减少,因胰岛素降解减少;③高尿酸血症,其升高速度比肌酐和尿素氮慢;④脂代谢异常。

(四)实验室检查

1.血常规检查

可有红细胞计数降低、血红蛋白浓度下降、白细胞计数可升高或降低。

2.肾功能检查

内生肌酐清除率降低,血肌酐和尿素氮进行性上升。

3.血生化检查

血浆蛋白降低,总蛋白在 $60g/L$,血清钾、钠浓度随病情变化。血钙降低,血磷升高。

4.尿液检查

夜尿增多,尿渗透压下降。尿沉渣检查可见红、白细胞、颗粒管型等。

5.影像学检查

影像学检查包括 B 超、肾区腹部平片、CT 示双肾缩小。

(五)预防与治疗

(1)治疗基础疾病和使肾衰竭恶化的因素,及时诊断治疗慢性肾衰竭基本疾病,是处理肾衰竭的关键。

(2)延缓慢性肾衰竭的发展

①饮食治疗。a.限制蛋白饮食,减少饮食中蛋白质含量能使血尿素氮(BUN)水平下降,尿毒症症状减轻。还有利于降低血磷和减轻酸中毒。一般根据 GFR 具体调整蛋白摄入量。b.高热量摄入。摄入足量的糖类和脂肪。

②必需氨基酸的应用。

③控制全身性和(或)肾小球内高压力首选 ACE 抑制药和血管紧张素Ⅱ受体拮抗药。

③其他高脂血症的治疗与一般高血脂者相同,高尿酸血症通常不需治疗。

④中医药疗法。

(3)并发症的治疗

①水、电解质失调

a.钠、水平衡失调没有水肿的患者,不需禁盐,有水肿者,应限制盐和水的摄入。如水肿较重,可试用呋塞米,但必须在肾尚能对利尿药发生反应时应用。已透析者,应加强超滤。如水肿伴有稀释性低钠血症,则需严格限制水的摄入,如果钠、水平衡失调而造成严重情况,对常规的治疗方法无效时,应紧急进行透析治疗。

b.高钾血症判断诱发因素,如血钾仅中度升高,应首先治疗引起高血钾的原因和限制从饮食摄入钾。如果高钾血症 $>6.5mmol/L$,出现心电图高钾表现,甚至肌无力,必须紧急处理。

c.代谢性酸中毒。如酸中毒不严重,低钠饮食情况不可口服碳酸氢钠。二氧化碳结合力低于 $13.5mmol/L$,尤其伴有昏迷或深大呼吸时,应静脉补碱。

d.钙磷平衡失调应于慢性肾衰竭的早期防治高磷血症,积极使用肠道磷结合药,宜经常监测血清磷、钙水平。

②心血管和肺并发症

a.慢性肾衰竭患者的高血压多数是容量依赖性,患者宜减少水盐摄入。

b.尿毒症心包炎应积极透析,着重防止心脏压塞。如出现心脏压塞征象时,紧急做心包穿刺或心包切开引流。

c.心力衰竭其治疗方法与一般心力衰竭的治疗相同,要强调清除钠、水潴留,使用较大剂量呋塞米,必要时做透析超滤。可使用洋地黄类药物。

d.尿毒症肺炎可用透析疗法。

③血液系统并发症维持性慢性透析,能改善慢性肾衰竭的贫血。在没有条件使用 EPO者,如果血红蛋白小于 $60g/L$,则应予小量多次输血,证实有缺铁者应补铁剂,充分补铁后,再使用 EPO。红细胞生成素治疗肾衰竭贫血,其疗效显著。

④肾性骨营养不良症:骨化三醇的使用指征是肾性骨营养不良症,对骨软化症疗效颇佳,在治疗中,要密切监测血磷和血钙。

⑤感染抗生素的选择和应用的原则,与一般感染相同。若抗生素是经由肾排泄的,可给予 1 次负荷剂量后,按 GFR 下降的情况调整其剂量。在疗效相近的情况下,应选用肾毒性最小的药物。金霉素、呋喃妥因等不宜应用。

⑥神经精神和肌肉系统症状充分地透析可改善神经精神和肌肉系统症状。成功的肾移植后,周围神经病变可显著改善。骨化三醇和加强补充营养可改善部分患者肌病的病状,使用 EPO 可能对肌病有效。

⑦其他。a.糖尿病肾衰竭患者随着 GFR 不断下降,必须相应调整胰岛素用量;b.皮肤瘙痒:外用乳化油剂,口服抗组胺药,控制磷的摄入及强化透析,甲状旁腺次全切除术有时对顽固性皮肤瘙痒症有效。

(4)药物的使用:根据药物代谢与排泄途径,内生肌酐清除率等因素,决定药物使用的剂量。

(5)追踪随访:定期随访以便对病情发展进行监测,应至少每 3 个月就诊 1 次。

(6)透析疗法:慢肾衰竭当血肌酐高于 $707\mu mol/L$,且患者开始出现尿毒症症状时,应透析治疗。

①血液透析:先做动静脉内瘘。

②腹膜透析特别适用于儿童、心血管情况不稳定的老年人、DM 患者或做动静脉内瘘有困难者。腹腔感染为最主要并发症。

(7)肾移植可望重新恢复肾功能,但术后长期应用免疫抑制药物。(8)尿毒症的替代治疗:当慢性肾衰竭患者 GFR 6～10mL/min 并有明显尿毒症临床表现,经治疗不能缓解时,则应进行透析治疗。对糖尿病肾病,可适当提前(GFR 10～15mL/min)安排透析。血液透析(简称血透)和腹膜透析(简称腹透)的疗效相近,但各有其优缺点,在临床应用上可互为补充。但透析疗法仅可部分替代。肾的排泄功能(对小分子溶质的清除仅相当于正常肾的 10%～15%),不能代替其内分泌和代谢功能。患者通常应先做一个时期透析,待病情稳定并符合有关条件后,可考虑进行肾移植术。

①血液透析：血透前3~4周，应预先给患者做动静脉内瘘（位置一般在前臂），以形成血流通道，便于穿刺。血透治疗一般每周做3次，每次4~6小时。在开始血液透析4~8周，尿毒症症状逐渐好转；如能长期坚持合理的透析，不少患者能存活15~20年以上。但透析治疗间断地清除溶质的方式使血容量、溶质浓度的波动较大，不符合生理状态，甚至产生一些不良反应。

②腹膜透析持续性不卧床腹膜透析疗法（CAPD）：设备简单，易于操作，安全有效，可在患者家中自行操作。每日将透析液输入腹腔，并交换4次（6小时1次），每次约2L。CAPD是持续地进行透析，对尿毒症毒素持续地被清除，血容量不会出现明显波动，故患者也感觉较舒服。CAPD在保存残存肾功能方面优于血透，费用也较血透低。CAPD的装置和操作近年已有很大的改进，例如使用Y型管道，腹膜炎等并发症已大为减少。CAPD尤其适用于老人、心血管功能不稳定者、糖尿病患者、小儿患者或做动静脉内瘘有困难者。

③肾移植：成功的肾移植会恢复正常的肾功能（包括内分泌和代谢功能），可使患者几乎完全康复。肾移植需长期使用免疫抑制药，以防排斥反应，常用的药物为糖皮质激素、环孢素（或他克莫司）、硫唑嘌呤（或麦考酚吗乙酯）等。由于移植后长期使用免疫抑制药，故并发感染者增加，恶性肿瘤的患病率也有增高。

（六）护理措施

1.病情观察

（1）密切观察生命体征、精神状态的变化，注意有无心血管系统、血液系统、神经系统等并发症发生。注意观察患者是否发生感染，如体温升高、寒战、疲乏无力、呼吸改变、咳嗽伴脓痰、尿路刺激征、白细胞增高等。有无精神异常、肌肉震颤或抽搐等尿毒症脑病表现。

（2）准确测量并记录24小时出入量及体重，观察患者水肿的部位、范围及程度。当液体入量大于出量时，能及时发现下列体液量过多的症状和体征：短期内体重迅速增加、四肢水肿、血压升高；呼吸短促、心率加快、肺底湿啰音、颈静脉怒张等。

（3）监测电解质及酸碱变化，注意有无深长呼吸及血钾、钠、氯、钙、磷异常。观察是否出现稀释性低钠血症表现，如恶心、呕吐、腹痛、抽搐等。密切观察高血钾征象，如脉搏不规则、肌无力及心电图改变等。定期监测反映患者营养状况的指标，如血清白蛋白水平、血红蛋白等，发现上述异常，及时报告医师。

（4）观察患者皮肤上有无抓痕，有无鼻出血、皮肤黏膜出血或胃肠道出血。

2.休息与活动

CRF患者休息与活动的量视病情而定：病情较重有贫血或心力衰竭患者，应卧床休息，协助患者做好各项生活护理。保持病室环境安静，定时通风，保证空气清新，阳光充足。若患者水肿减退，高血压下降，贫血改善，应鼓励患者下床适当活动，但应避免受凉。贫血者坐起、下床时动作宜缓慢，以免发生头晕。活动时要有人陪伴，以不出现心慌、气喘、疲乏为宜。有出血倾向者活动时注意安全，避免皮肤黏膜受损。一旦有不适症状，应重新卧床休息。对长期卧床患者应指导其进行适当的床上主动活动，如屈伸肢体、按摩四肢肌肉等，定时为患者进行被动的肢体运动，避免发生深静脉血栓或肌肉萎缩。

3.饮食护理

CRF 患者因肾功能受到破坏,食物所产生的代谢废物无法正常排出体外,因此在饮食上就必须特别注意,既要保证合理营养,又要避免造成肾脏负担。CRF 患者的营养供给方案,需根据其肾功能水平、基础病因(如慢性肾炎、高血压肾病、糖尿病肾病等)、营养状况、摄食及消化能力、饮食习惯等制订个体化的方案。基本原则为低蛋白、低磷、高热量、富维生素饮食。

(1)限制蛋白质:透析前患者应限制蛋白质摄入量,并根据患者肾功能损害程度有所变化。一般 Ccr $20\sim40$mL/min(Scr $176.8\sim353.6\mu$mol/L)时,蛋白质摄入量为 $0.7\sim0.8$g/(kg·d);Ccr $10\sim20$mL/min(Scr $353.6\sim707.2\mu$mol/L)时,蛋白质摄入量为 $0.6\sim0.7$g/(kg·d);Ccr< 10mL/min(Scr≥707.2μmol/L)时,蛋白质摄入量为 0.6g/(kg·d)。摄入 $0.6\sim0.8$g/(kg·d)的蛋白质可基本维持患者的氮平衡,但饮食中 50% 以上的蛋白质必须是优质蛋白,如鸡蛋、牛奶、瘦肉等,以保证必需氨基酸的摄入。尽量少食植物蛋白,主食应采用去植物蛋白的麦淀粉。对透析治疗患者则无须严格限制蛋白质,一般应保持在 $1.0\sim1.4$g/(kg·d)。在低蛋白饮食时,可补充适量必需氨基酸和(或)α-酮酸,有利于改善蛋白质合成,也可使含氮代谢产物生成减少。α-酮酸是合成氨基酸的原料,在体内可转变为必需氨基酸。应用酮酸的好处在于:酮酸不含氮,不会引起体内含氮代谢物增多,而且 α-酮酸与体内的氨基结合生成必需氨基酸还能使含氮废物再利用,因而优于必需氨基酸。α-酮酸制剂含有钙盐,对纠正钙磷代谢紊乱,减轻继发性甲状旁腺功能亢进也有一定的疗效。

(2)热量:患者每日必须摄入足够热能,最好保持在 $126\sim147$kJ($30\sim35$kcal)/kg,以保证蛋白质和氨基酸合理利用,减少组织蛋白的分解和体内蛋白库的消耗。其中碳水化合物应占总热量的 70% 左右,脂肪摄入应注意多价不饱和脂肪酸与饱和脂肪酸比值≥1,以改善脂代谢,减轻动脉硬化程度。可给予较多的植物油和糖。注意补充水溶性维生素,如维生素 B_6 和叶酸,按病情补充矿物质和微量元素,如铁、锌等。

(3)水和电解质:水分的摄入根据尿量、水肿、血压等情况,采取"宁少勿多,量出为入"的原则。对于尿量较多,又无明显高血压、水肿、心功能不全者可适量饮水,使每天的尿量超过 2000mL,以利于代谢产物排出体外。饮食中注意适当限制钠、钾、磷的摄入。一般 NaCl 摄入量应不超过 6g/d。有明显水肿、高血压者,钠摄入量一般 $2\sim3$g/d(NaCl 摄入量 $5\sim6$g/d),个别严重病例可限制为 $1\sim2$g/d(NaCl $2.5\sim5$g/d)。在尿量>1000mL/d 者,钾的摄入不予严格限制;中晚期患者肾功能明显减退,出现少尿或无尿者,必须严格含钾高的食物。但切勿使用低钠盐,因低钠盐含高量钾离子。磷摄入量一般<$600\sim800$mg/d,几乎所有食物中均含有磷,烹饪时采取煮、烫的方法可清除部分磷。磷多与蛋白质并存,限制蛋白质即减少了磷的摄入。尽量避免含磷高的食物,如啤酒、巧克力、海带、紫菜、芝麻酱、花生、干豆类、坚果等。

(4)提高患者食欲:注意饮食的色、香、味,少量多餐。尽量选用天然食材,烹调上可多利用白糖、蜂蜜、白醋、葱、姜、蒜、柠檬等调味,增加食物的可口性。加强口腔护理,可用 3% 过氧化氢(双氧水)早晚擦洗口腔,清除口腔尿臊味,改善味觉。给予口香糖、硬糖果可刺激食欲,减轻恶心感。

4.用药护理

CRF 患者用药种类繁多,护士应熟知各种药物的作用、用药的剂量及用法、不良反应、保证患者的用药安全。在用药时,必须根据药物的代谢和排泄途径、肾功能的具体情况(主要是根据肌酐清除率),及透析对清除药物的能力,来调节药物剂量。对有明显心衰的患者,滴注速度宜慢,预防心脏负荷加重。在纠正酸中毒的补碱过程中,由于游离钙的减少,则可发生低钙搐搦,应加以预防,可先推注葡萄糖酸钙再补碱。遵医嘱用促红细胞生成素后,观察用药反应,如头痛、高血压、癫痫发作等。

5.对症护理

(1)恶心、呕吐:在夜间睡前饮水1~2次,以防止因夜间脱水引起尿毒素浓度升高而导致早晨恶心、呕吐。及时清除呕吐物,保持口腔清洁、湿润。顽固性呕吐时可按医嘱给予氯丙嗪肌内注射。采用透析疗法清除血液中的代谢废物,可有效减轻上述症状。

(2)皮肤瘙痒:保持病室整洁,温湿度适宜,使皮肤凉爽利于减轻瘙痒感。护理上应给予足够的理解和同情,关心体贴患者。穿柔软宽松的棉质内衣,避免化纤等劣质内衣摩擦刺激皮肤。保持皮肤的清洁,勤擦洗,勤更换衣裤。洗澡时水温35~37℃,避免太烫的水,最好不用或少用沐浴液,避免使用碱性强的肥皂,洗澡后可涂保湿乳剂。饮食清淡,避免含磷高的食物,如奶制品、动物内脏、巧克力、花生、杏仁等。瘙痒时切忌搔抓和酒精湿敷,严重时可使用外用药物如炉甘石洗剂、薄荷酚洗剂止痒。全身性瘙痒可在医生指导下口服抗组胺类药物。忌用激素类的止痒药如派瑞松、皮炎平等,对于尿毒症患者的皮肤瘙痒多无治疗作用且不良反应很大。经常应用会引起抗感染能力下降、骨质疏松甚至骨折等。

(3)抑郁:护士通过与患者进行语言及非语言交流,给予精心照顾,以取得患者信任,建立良好的护患关系。提高患者对疾病的认识,以坦诚、实事求是的态度帮助患者判断健康状况,分析有利条件及可能产生的预后,使患者认识到心理状况对疾病康复的重要性,激发其生存欲望,树立战胜疾病的信心。稳定患者情绪,及时给予心理支持和疏导,主动仔细倾听患者对感受的诉说,进行心理卫生指导,使其掌握自我调节的方法,如听音乐、看书、看电视、闭目养神等,以减轻抑郁、焦虑等负性情绪。

6.预防感染

保持病室空气新鲜,每日通风2次,每天用紫外线或空气喷雾消毒剂消毒1次。严格无菌操作,避免交叉感染,对患者进行保护性隔离,减少探视,避免上呼吸道感染及其他传染病者接触患者。加强生活护理,保持全身皮肤、口腔、外阴等的清洁。水肿部位皮肤避免长期受压而发生压疮。皮肤瘙痒患者将指甲修剪平整并保持清洁,以防患者抓痒时,抓破皮肤造成感染。有皮肤破损时及时外用碘伏,避免感染扩散。有感染征象如发热、咳嗽,尿频、尿急、尿痛等及时遵医嘱抗感染治疗。

(七)健康教育

(1)告诉患者遵医嘱用药,积极治疗原发病,延缓慢性肾衰竭的进展。应注意避免各种感染、劳累、饮食不当、滥用药物损害肾脏等使肾功能急剧恶化的诱因。慢性肾衰竭的患者应适度减少房事,同时在性生活中应注意卫生,以防感染加重肾损害。女性患者最好听从医生指导,合理避孕,以免妊娠加重肾脏负担。

(2)指导患者及家属做好家庭护理,如休息、饮食、活动方法及量,控制出入平衡,监测血压、体重、水肿等。特别强调合理饮食对本病的重要性,指导制订及选用优质低蛋白、高热量、高维生素、低磷食谱。

（3）定期门诊复查，监测肾功能。

（4）进入尿毒症期的患者，应做好患者及家属的思想工作，使其接受透析疗法或肾移植治疗。

第九节 白血病

白血病是一类起源于造血干细胞的克隆性恶性疾病，其克隆的白血病细胞失去进一步分化成熟的能力，而滞留在细胞发育的不同阶段，在骨髓和其他造血组织中异常增生，并广泛浸润其他组织和器官，而正常造血功能受抑制。临床上以进行性贫血，持续发热或反复感染，出血和组织浸润等为表现，外周血中以出现幼稚细胞为特征。国内白血病发病率为 2.76/10 万，急性白血病比慢性白血病发病率高（约 5.5∶1），在恶性肿瘤死亡中，白血病居第 6 位（男性）和第 8 位（女性），在儿童及 35 岁以下成人则居第一位。

一、病因与发病机制

1.病毒

已证实成人 T 淋巴细胞白血病（ATL）是由人类 T 淋巴细胞病毒Ⅰ型（HTLV-Ⅰ）所引起。该病毒是一种 C 型反转录 RNA 病毒，具有传染性，可通过哺乳、性生活及输血而传播。目前已能从 ATL 患者的恶性 T 细胞分离出该病毒，并从患者血清中均可发现 HTLV-Ⅰ抗体。

2.射线

电离辐射有致白血病作用，且与剂量呈正相关，包括 α 射线、γ 射线及电离辐射。短期内接受大剂量，尤其是对年轻人具有更大危险性。日本广岛、长崎发生原子弹爆炸后，受严重辐射地区的发病率是未受辐射地区的 17～30 倍。电离辐射可使骨髓抑制和机体免疫受损，染色体发生断裂和重组，染色体上 DNA 断裂。

3.化学因素

苯的致白血病作用已经肯定，接触含苯的黏合剂的制鞋工人发病率高于正常人群 3～20 倍。亚乙胺类的衍生物乙双吗啉可致细胞微核及染色体畸变。抗肿瘤药如氮芥、环磷酰胺、丙卡巴肼、依托泊苷等都有致白血病作用。氯霉素、保泰松、磺胺类等药物抑制骨髓，可诱发白血病。

4.遗传因素

家族性白血病约占白血病的 7/1000，如果一人发生白血病，另一人的发病机会为 20%。一些常染色体隐性遗传疾病如 Bloom 综合征、Fanconi 贫血均易发生白血病。21-三体综合征患儿由于 21 号染色体 3 体改变，其白血病发病率达 50/10 万，比正常人群高 20 倍。

5.其他血液病

骨髓增生异常综合征、淋巴瘤、多发性骨髓瘤等都可能发展为白血病。

正常造血白细胞恶性转变的机制尚未完全阐明。但大量研究,特别是分子生物计数在血液学中的广泛应用,已证实上述因素导致染色体异常在肿瘤发生机制中占重要作用。原癌基因的变异和基因异常表达可导致细胞无节制的生长,另外抑癌基因失活,也是肿瘤发生发展的重要环节。

二、分类

1.按病程和白血病细胞的成熟度分类

(1)急性白血病:起病快,进展快,病程短,仅为数月。细胞分化停滞在较早阶段,骨髓和外周血中以原始和早期幼稚细胞为主。

(2)慢性白血病:起病缓,进展慢,病程长,可达数年。细胞分化留在较慢阶段。骨髓和外周血中多为较成熟幼稚细胞和成熟细胞。

2.按白细胞计数分类

多数患者白细胞增高,超过 $10×10^9/L$,称为白细胞增多性白血病;若超过 $100×10^9/L$,称为高白细胞性白血病;部分患者白细胞计数在正常水平或减少,称为白细胞不增多性白血病。

(一)急性白血病

急性白血病是造血干细胞克隆性恶性疾病,骨髓中异常的原始细胞(白血病细胞)丧失分化、成熟的能力并异常增生,浸润各种组织、器官,正常造血受抑制。临床表现有贫血、出血、脾肝及淋巴结肿大和继发感染等。

1.分类

急性白血病分为急性淋巴细胞白血病(急淋白血病)及急性非淋巴细胞白血病(急非淋白血病)两大类。这类又分多种亚型。

急性非淋巴细胞白血病分为 $M_0 \sim M_7$ 等亚型。

M_0 急性髓细胞白血病微分化型

M_1 急性粒细胞白血病未分化型

M_2 急性粒细胞白血病部分分化型

M_3 急性早幼粒细胞白血病

M_4 急性粒-单核细胞白血病

M_5 急性单核细胞白血病

M_6 急性红白血病

M_7 急性巨核细胞白血病

急性淋巴细胞白血病,共分 3 型如下:

L_1:原始和幼淋巴细胞以小细胞(直径 $\leqslant 12\mu m$)为主

L_2:原始和幼淋巴细胞以大细胞(直径 $> 12\mu m$)为主

L_3:原始和幼淋巴细胞以大细胞为主,大小较一致,细胞内有明显空泡,胞质嗜碱性。

2.临床表现

(1)贫血:常为首先症状,呈进行性加重。贫血的原因主要是骨髓中的白细胞极度增生,红细胞增殖受干扰而抑制,造成红细胞生成减少。部分患者存在红细胞寿命及出血等原因。

(2)发热:发热时急性白血病最常见的症状,体温可达39～40℃或以上时,可伴畏寒、出汗。大多数发热是由继发感染引起,但白血病本身也能引起发热,即肿瘤性发热。

继发感染是导致白血病患者死亡最常见原因之一。感染的原因是抗体免疫功能下降,包括正常白细胞增殖受抑,粒细胞减少,细胞免疫功能低下等。此外,当患者应用化疗药物及糖皮质激素促使机体免疫功能进一步下降,更易感染,严重时可发生败血症。最常见的致病菌是革兰阴性杆菌,如肺炎克雷伯杆菌、铜绿假单胞菌、大肠埃希菌和产气杆菌等;长期化疗,糖皮质激素和大量广谱抗生素的应用,易继发二重感染。感染可发生机体任何部位,以口腔黏膜、牙龈、咽喉部最常见,其次是呼吸道和肛周皮肤等。

(3)出血:出血的原因主要是血小板减少,其次为白血病细胞浸润,凝血因子减少,血小板功能异常、感染等。出血可见于全身各部位,多表现皮肤瘀点、瘀斑、鼻出血、月经过多等。发生颅内出血往往后果严重,也是白血病常见的致死原因。

(4)器官和组织浸润的表现

①骨和关节:胸骨下段局部压痛,提示髓腔内白血病细胞过多增生。骨骼和关节疼痛是白血病常见的症状,尤以儿童多见。急性粒细胞白血病患者由于骨膜受累,可在眼眶、肋骨及其他扁平骨的骨面形成粒细胞肉瘤(绿色瘤),以眼眶部位最常见,可引起眼球突出、复视或失明。

②肝、脾和淋巴结:急性白血病可有轻、中度肝、脾大,主要与白血病细胞浸润及新陈代谢增高有关。淋巴结肿大多见于急淋。除非慢粒白血病急性变,巨脾罕见。

③中枢神经系统白血病(CNSL):由于化疗药物难以通过血脑屏障,隐藏在中枢神经系统的白血病细胞不能被有效杀死,因而引起CNSL。CNSL可发生在疾病的各个时期,但多数发生在疾病缓解期,出现脑膜或中枢神经系统症状,表现为头痛,呕吐,视盘水肿,视物模糊,颈项强直,重者抽搐、昏迷,但不发热,脑脊液压力增高。

④口腔和皮肤:皮肤浸润表现为弥散性丘疹、结节性红斑等;牙龈可增生、肿胀。

⑤睾丸:睾丸受浸润表现为无痛性肿大,多为一侧性。睾丸白血病多见于急淋化疗缓解后的幼儿和青年。

3.实验室检查

(1)血常规:外周血白细胞计数高低不一,大多数患者白细胞数增多在(10～50)$\times 10^9$/L,少数<5$\times 10^9$/L或>100$\times 10^9$/L,白细胞数过高或过低者预后较差。血涂片可见原始和(或)幼稚细胞,一般达30%～90%。非白血病性白血病则很难找到原始细胞。患者常有不同程度的正常细胞性贫血,可找到幼红细胞;半数以上患者血小板<60$\times 10^9$/L。

(2)骨髓象:是急性白血病的必查项目和确诊的主要依据。多数病例骨髓象显示有核细胞增生明显活跃或极度活跃,以有关系列的原始细胞和(或)幼稚细胞为主。当较成熟中间阶段粒细胞缺如,并残留少量成熟粒细胞时,即形成所谓"裂孔"现象。若原始细胞占全部骨髓有核细胞的30%以上,可做出急性白血病的诊断。此外,正常的巨核细胞和幼红细胞减少。Auer小体仅见于急非淋,有助于鉴别急淋与急非淋白血病。

(3)细胞化学:通过过氧化酶,糖原PAS反应,非特异性酯酶,中性粒细胞碱性磷酸酶的测定可鉴别急淋白血病,急粒白血病和急性单核细胞白血病。

(4)免疫学检查：采用特意的单克隆抗体，可将急淋与非急淋，T细胞和B细胞急淋白血病加以区别。

(5)染色体和基因检查：白血病常伴有特异的染色体和基因改变。如M_3白血病，其15号染色体上有早幼粒白血病基因，17号染色体上有维A酸受体基因。这是M_3发病及用维A酸治疗有效的分子基础。

(6)血液生化检查：化疗期间，血清尿酸浓度增高。CNSL时，脑脊液压力升高，脑脊液中可见白细胞计数升高，涂片可见白血病细胞。

4.治疗要点

随着化疗水平提高，新的抗白血病药物的出现，支持治疗的改善，化疗使成人急淋与非急淋的完全缓解(CR)率分别达到72％～77％和60％～85％。骨髓移植的开展15年存活率可达45％～70％。

(1)一般治疗

①防治感染：应加强基础护理，强调口咽、肛门周围和饮食的清洁卫生。继发感染可选用氨基糖苷类及β-内酰胺类药物或氧氟沙星等联合应用。无效可改用第三代头孢菌素，或其他强有力的广谱抗生素。并发真菌感染，可用氟康唑或两性霉素B等。如病毒感染可用阿昔洛韦或干扰素α。

②控制出血：补充血小板是较有效的措施，使周围血小板数维持在$30×10^9/L$左右，同时可选用安络血、酚磺乙胺等止血药。如出血系DIC引起，应给予适当的抗凝治疗。

③纠正贫血：严重贫血可输入红细胞悬液或全血，改善患者明显缺氧症状。争取白血病缓解是纠正贫血最有效的方法。

④高尿酸血症处理：血尿酸$>420mg/L$时，给予别嘌醇100mg，每日3次，以抑制尿酸生成。口服碳酸氢钠碱化尿液；补充液体以保持足够的尿量。

(2)化学治疗：是目前治疗白血病最重要的方法。

①化学治疗的策略：化疗的目的是杀灭白血病细胞，达到完全缓解(CR)并延长生存期。所谓CR，即白血病的症状和体征消失；血常规：Hb$≥100g/L$(男)或$90g/L$(妇女及儿童)，中性粒细胞绝对值$≥1.5×10^9/L$，血小板$≥100×10^9/L$，外周血白细胞分类无白血病细胞；骨髓象；原粒细胞＋早幼粒细胞$≤5％$，红细胞及巨核细胞系列正常。所以急性白血病化疗总体采用诱导缓解治疗和缓解后强化维持治疗两个阶段。

诱导缓解：通过联合化疗，迅速、大量地杀灭白血病细胞，恢复机体正常造血，使患者尽可能在较短的时间内获得完全缓解(CR)。

缓解后强化维持：急性白血病未治疗时体内白血病细胞估计为$10^{10}～10^{13}$个，经诱导缓解治疗达到CR后体内仍有相当于$10^8～10^9$个白血病细胞，所以必须实施强化巩固治疗，以进一步杀灭残存、隐蔽的白血病细胞，防止复发，延长缓解期和无病生存期。

②化疗药物：药物的组成遵循的原则是作用于细胞周期不同阶段的药物；各药物间有相互协同作用；各药物不良反应不重叠，减少对重要脏器的损伤。

③联合化疗方案：方案的选择，剂量的确定，用药天数等，应结合患者的整体情况，如白血病类型、骨髓增生情况、患者年龄、身体状况等综合考虑。

（3）中枢神经系统白血病防治：常选用甲氨蝶呤 10mg，鞘内注射，同时加用地塞米松 5～10mg，每周 2 次，共 3 周。也可选用阿糖胞苷 30～50mg/m² 鞘内注射。

（4）造血干细胞移植：目前主张移植时机的年龄在 45 岁以下的急性白血病在第一次完全缓解时进行。

（5）细胞因子治疗：粒细胞集落刺激因子（G-CSF）和粒-单集落刺激因子（GM-CSF）与化疗同时应用或化疗后应用，可减轻化疗所致的粒细胞缺乏，缩短粒细胞恢复时间，提高患者对化疗的耐受性。

5.护理措施

（1）休息与饮食

①贫血，感染，出血或化疗期间应注意休息，缓解期和化疗间歇期坚持每天适当活动。散步、打太极拳，饮食起居规律，保证充足休息、睡眠和营养。活动后应注意观察心率、心律、呼吸变化，如有异常，应卧床休息。脾脏大明显者，可争取左侧卧位以减轻不适，避免弯腰和碰撞腹部，防止脾破裂。骨、关节疼痛者保持卧位舒适，白天可通过与患者交谈、读书、听音乐等分散其注意力，晚间可适当应用止痛药，保证患者休息，减少体力消耗。

②饮食指导：给予高热量，富含维生素，适量纤维素，清淡，易消化饮食。避开化疗前后 1～2 小时进餐，鼓励患者多饮水，每天饮水量在 2000mL 以上，以预防尿酸性肾病。

（2）病情观察：注意生命体征的变化，观察并记录体温变化及热型，有无感染，皮肤黏膜淤血或出血点，有无头痛、恶心、呕吐、颈强直、意识障碍等颅内出血表现，注意浅表淋巴结，肝脾的大小，有无骨、关节疼痛。注意了解血常规和骨髓象的检查结果。

（3）预防感染：注意保暖，避免受凉，讲究个人卫生，少去人群拥挤的地方；在化疗诱导缓解期间患者很容易发生感染，当成熟粒细胞绝对值≤0.5×10⁹/L 时，发生感染的可能性更大，应做好保护性隔离。若无层流室应置患者于单人病房，定时对病房进行空气和地面消毒，谢绝探视避免交叉感染，同时加强口腔、皮肤及肛周护理。一旦有感染征象，协助医师做好各项检查和遵医嘱给予抗感染治疗。

（4）口腔护理：指导患者在进餐前后，睡前应漱口。一般情况可选生理盐水、朵贝尔液；疑为口腔厌氧菌感染可选 1％～3％过氧化氢溶液；真菌感染可选 1％～4％碳酸氢钠溶液、2.5％真菌素溶液、1：2000 氯己定溶液或口泰溶液。每次含漱时间 15～20 分钟，每天 3 次。

（5）用药护理

①静脉炎及组织坏死预防与护理：某些化疗药物如阿霉素、柔红霉素、长春新碱等都具有较强局部刺激，多次注射可引起疼痛和静脉炎，严重者可出现血管闭锁，若药液外渗可引起周围组织坏死。

合理选用静脉：反复多次化疗者，最好采用中心静脉或深静脉留置导管供注射用。使用浅表静脉则选择有弹性且直的大血管。

避免药液外渗：化疗前，先用生理盐水冲管，静脉注射时要边抽回血边注药，以保证药液无外渗；若有数种药物时，先用刺激性强的药物；药物输完后给予生理盐水 10～20mL 冲洗后拔针。

化疗药物外渗的处理：输注时疑有化疗药物外渗应立即停止输注，边回抽边退针；局部用生理盐水加地塞米松多处皮下注射;亦可遵医嘱选用相应的拮抗药,如硫代硫酸钠拮抗氮芥、丝裂霉素、放线菌素 D 等,8.4％碳酸氢钠可用于拮抗阿霉素、长春新碱等。

静脉炎处理:局部血管禁止静脉注射,患处勿受压。使用喜辽妥等药物外敷,鼓励患者多做肢体活动,以促进血液循环。

②胃肠道反应的护理:大多数化疗药物均可引起恶心、呕吐、食欲缺乏等不良反应,反应程度和持续时间与药物种类及剂量有关,同时也与患者的个体差异有关。若用致吐作用较强的药时,使用前 30 分钟可给予止吐药物,必要时 6～8 小时重复给药。化疗期间要保证患者休息,避免噪声与异味等不良刺激。若反应严重,呕吐频繁,应注意观察有无水、电解质紊乱。

③骨髓抑制的护理:多数化疗药具有抑制骨髓作用,一般化疗后 7～14 天血象可降至最低点,恢复时间为之后 5～10 天,并逐渐恢复。故从化疗开始至结束后 2 周应加强预防出血和感染的护理,定期复查血常规,化疗结束后再行骨髓穿刺,以便了解骨髓抑制情况及评价的疗效,并根据病情给予对症支持治疗。

④肝、肾功能损害的护理:甲氨蝶呤、巯嘌呤、左旋门冬酰胺酶对肝功能有损害作用,故用药期间应观察患者有无黄疸,定期监测肝功能。环磷酰胺可引起血尿,输注期间应保证输液量,并鼓励患者多饮水,每天补水在 4000mL,以稀释尿中药物浓度,防止出血性膀胱炎。遵医嘱口服别嘌醇,以抑制尿酸的合成。观察小便的颜色和量,一旦发生血尿,应停止使用,同时检查肾功能。

⑤心脏毒性护理:如阿霉素、柔红霉素、三尖杉酯碱等药可引起心肌及心脏传导损害,使用前应检查心电图及心功能。对于老年或有心脏疾患的患者,注意调整药物剂量和种类,并要缓慢注入药物,必要时给予心电监护。

⑥其他:甲氨蝶呤可引起口腔黏膜溃疡;长春新碱可引起末梢神经炎而出现手足麻木,停药后可消失,个别可引起自主神经功能紊乱,出现腹胀、便秘及肠麻痹甚至肠梗阻,应注意观察及时处理。某些药物可引起脱发,要加强心理护理,一般脱发后 1～2 个月可再生。

(6)健康指导

①疾病预防:避免接触能对骨髓造血系统有损害的理化因素。

②生活指导:饮食、休息和活动的安排。

③用药指导:说明急性白血病用药的方案和可能的不良反应。

④预防感染和出血。

⑤心理调适指导。

(二)慢性白血病

慢性白血病(CL)的细胞分化停滞在较晚的阶段,多为较成熟幼稚细胞和成熟细胞,病情发展缓慢,自然病程为数年。

CL 临床上可分为两大类,即慢性髓细胞白血病(简称慢粒白血病或慢粒 CML)和慢性淋巴细胞白血病(简称慢淋白血病或慢淋 CLL)。少见类型的白血病,如毛细胞白血病(HCL)、幼淋巴细胞白血病(PLL)等也归于慢性淋巴细胞白血病。我国以慢性粒细胞白血病为多见。

1.慢性粒细胞白血病

本病是一种发生在多能造血干细胞上的恶性骨髓增生性疾病(获得性造血干细胞恶性克

隆性疾病)。特点为病程发展缓慢,外周血粒细胞显著增多并有不成熟性,脾脏肿大。在受累的细胞系中,可找到 Ph 染色体和 BCR-ABL 融合基因。其自然病程分三期:慢性期(CP)、加速期(AP)、急变期(BP/BC),多因急性变而死亡。

CML 在各年龄均可发病,以中年最多见,45~50 岁年龄组发病率最高,男性略多于女性。

(1)临床表现:起病缓慢,早期常无自觉症状。患者可因健康检查或因其他疾病就医时发现血象异常或脾大而被确诊。

①慢性期(CP):CP 一般持续 1~4 年。患者有乏力、低热、多汗或盗汗、体重减轻等代谢亢进的症状。脾大为最显著体征,程度不一,与外周血白细胞升高水平有关,质地坚实,平滑,无压痛,患者常自觉左上腹坠胀感。50%以上患者就医时脾已达脐或脐以下,如果发生脾梗死,则脾区压痛明显,并有摩擦音,自发性脾破裂罕见。肝脏明显肿大较少见。部分患者胸骨中下段压痛。当白细胞显著增高时,可有眼底充血及出血。白细胞极度增高时,可发生"白细胞淤滞症"。

此期就诊的患者辅助检查可出现如下改变。

a.血常规:外周血白细胞升高是主要的特征。早期即明显增高,常超过 20×10^9/L,可达 100×10^9/L 以上,粒细胞显著增多,分类可见各期粒细胞,以中性中幼、晚幼和杆状核粒细胞居多,原始细胞<10%;血小板多在正常水平,部分患者增多;晚期血小板渐减少,并出现贫血。

b.中性粒细胞碱性磷酸酶(NAP):活性减低或呈阴性反应。治疗有效时 NAP 活性可以恢复,疾病复发时又下降,合并细菌性感染时可略升高。

c.骨髓象:骨髓增生明显至极度活跃,以粒细胞为主,粒红比例明显增高,其中中性中幼、晚幼及杆状核粒细胞明显增多,原始细胞<10%。嗜酸、嗜碱性粒细胞增多。红细胞相对减少。巨核细胞正常或增多,晚期减少。

d.细胞遗传学及分子生物学改变:95%以上的 CML 细胞中出现 Ph 染色体(小的 22 号染色体),显带分析为 t(9;22)(q34;q11)。9 号染色体长臂上 C-ABL 原癌基因易位至 22 号染色体长臂的断裂点簇集区(BCR)形成 BCR-ABL 融合基因。

e.血液生化:血清及尿中尿酸浓度增高。血清乳酸脱氢酶增高。

②加速期(AP):起病后 1~4 年间 70%的慢粒患者进入加速期,常有发热、虚弱、进行性体重下降、骨骼疼痛,逐渐出现贫血和出血。脾持续和进行性肿大,对原来治疗有效的药物无效。AP 可维持几个月到数年。外周血或骨髓原始细胞≥10%,外周血嗜碱性粒细胞>20%,不明原因的血小板进行性减少或增加。除 Ph 染色体以外又出现其他染色体异常,粒-单系祖细胞(CFU-GM)培养,集簇增加而集落减少,骨髓活检显示胶原纤维显著增生。也有 20%~25%的患者无明显加速期阶段,而直接进入急变期。

③急变期(BP/BC):加速期历时几个月到 1~2 年,即进入急变期,为 CML 的终末期,临床与 AL 类似。多数急粒变,少数为急淋变或急单变,偶有巨核细胞及红细胞等类型的急性变。急性变预后极差,往往在数月内死亡。外周血中原粒+早幼粒细胞>30%,骨髓中原始细胞或原淋+幼淋或原单+幼单>20%,原粒+早幼粒细胞>50%,出现髓外原始细胞浸润。

(2)诊断要点:凡有不明原因的持续性白细胞数增高,根据典型的血象、骨髓象改变,脾大,Ph 染色体阳性,BCR-ABL 融合基因阳性即可做出诊断。

(3)治疗要点:CML 治疗应着重于慢性期早期,避免疾病转化,力争细胞遗传学和分子生物学水平的缓解,一旦进入加速期或急变期则预后很差。

①对症治疗:脾放射用于脾大明显、有胀痛而化疗效果不佳时。使用血细胞分离机,单采清除过高的白细胞,可预防和治疗白细胞淤滞征。预防尿酸性肾病可口服别嘌醇,并补充水分、碱化尿液,保证足够的尿量。

②化学治疗:化疗可使大多数 CML 患者血象及异常体征得到控制,CML 化疗后中位生存期 39~47 个月,5 年生存率 25%~35%,8 年生存率 8%~17%,个别可生存 10~20 年。

a.羟基脲(Hu):为细胞周期特异性抑制 DNA 合成的药物。起效快,但持续时间短,用药后两三天白细胞即下降,停药后又很快回升。本药不良反应少,耐受性好,与烷化剂无交叉耐药性,对患者以后接受 HSCT 也无不良影响,为当前 CML 首选化疗药物。常用剂量为 3g/d,分 2 次口服,待白细胞减至 $20\times10^9/L$ 左右时,剂量减半。降至 $10\times10^9/L$ 时,改为小剂量(0.5~1g/d)维持治疗。需经常检查血象,以便调节药物剂量。

b.白消安(马利兰):是一种烷化剂,作用于早期祖细胞,起效慢且后作用长,剂量不易掌握。白消安长期用药可出现皮肤色素沉着,精液缺乏及停经,肺纤维化等,有诱导急变作用,现已较少使用。

c.其他药物:Ara-C、高三尖杉酯碱(HHT)、靛玉红、异靛甲、二溴卫茅醇、6-巯基嘌呤(6-MP)、美法仑、环磷酰胺、砷剂及其他联合化疗亦有效,但多在上述药物无效时才考虑使用。

③干扰素-α(IFN-α):IFN-α 具有抗增殖、免疫调节等作用。IFN-α 持续用数月至数年不等,50%~70%的患者能获完全缓解。对白细胞显著增多者,lFN-α 与 Ara-C 联合使用可提高有效率。常见毒副反应为流感样症状:畏寒、发热、疲劳、头痛、厌食、恶心、肌肉及骨骼疼痛。并用扑热息痛、苯海拉明等可减轻副反应。

④甲磺酸伊马替尼(格列卫):IM 为 2-苯胺嘧啶衍生物,能抑制 BCR-ABL 阳性细胞的增殖。若经济条件许可,推荐为慢粒的首选治疗药物,有显效。常见的非血液学不良反应包括:水肿、肌痉挛、腹泻、恶心、肌肉骨骼痛、皮疹、腹痛、疲劳、关节痛和头痛等,但一般症状较轻微。联用造血生长因子可预防血象下降不良反应。

⑤异基因造血干细胞移植(Allo-SCT):Allo-SCT 是目前认为可以根治 CML 的标准治疗。骨髓移植应在 CML 慢性期待血象及体征控制后尽早进行。常规移植患者年龄以 45 岁以下为宜。

慢粒白血病一旦进入加速期或急变期,应按急性白血病治疗,但疗效差,缓解率低且缓解期很短,多数患者于几周或几个月内死亡。

(4)护理要点

①疼痛:脾胀痛与脾大、脾梗死有关。

a.病情观察:每天测量患者脾的大小、触诊其质地并做好记录。注意脾区有无压痛,观察有无脾栓塞或脾破裂的表现。脾栓塞或脾破裂时,患者突感脾区疼痛,发热、多汗以至休克。脾区拒按,有明显触痛。脾可进行性肿大,脾区可闻及摩擦音,甚至出现血性腹水。

b.缓解疼痛:置患者于安静、舒适的环境中,减少活动,尽量卧床休息,并取左侧卧,以减轻不适感。指导患者进食宜少量多餐,以减轻腹胀,尽量避免弯腰和碰撞腹部,防止外伤致脾破裂。协助医生作脾放射治疗,减轻患者疼痛。

②潜在并发症:尿酸性肾病

a.病情观察:化疗期间观察患者尿量的变化或记录 24 小时出入量;定期进行白细胞计数、血尿酸水平、尿常规和肾功能等检查。一旦出现少尿或无尿时及时报告医生,协助做好急性肾衰竭的救治。

b.保证足够的尿量:鼓励患者多饮水,化疗期间每天饮水量 3000mL 以上,遵医嘱 24 小时持续静脉补液,保证每小时尿量 >150 mL/m^2,以利于尿酸和化疗药物降解产物的稀释和排泄,减少对下尿路的化学刺激。

c.用药护理:遵医嘱预防性服用别嘌醇和碳酸氢钠,以抑制尿酸的生成和碱化尿液,减少尿酸结晶的析出。在化疗给药前后遵医嘱给予利尿剂,以促进尿酸的稀释与排泄,注射化疗药后,最好每半小时排尿 1 次,持续 5 小时,就寝前排尿 1 次。

③健康教育

a.饮食:给予患者高蛋白,高维生素,高热量饮食,以补充体内营养所需。宜多食水果、蔬菜,化疗期间要保证充足的营养,禁食辛辣刺激的食物,宜食清淡易消化的软食,并注意饮食卫生,食物要煮熟,牛奶要消毒,尽量不买熟食,若食用时,需重新蒸 20 分钟,以免发生腹泻。每日用 4%苏打水和 0.05%碘伏溶液交替漱口,保持口腔的清洁。

b.休息与活动:根据患者情况制订合理的活动量。由于患者白细胞过度增殖,基础代谢率升高,贫血、缺氧等,因此患者要多加休息,每日保证睡眠时间在 7 小时或以上。

c.用药:慢性期的患者必须主动配合治疗,以延长慢性期,减少急性变的发生。注意观察药物的不良反应。定期检查血常规,不良反应严重者需减量或暂时停药。

d.自我监测与随访:出现贫血加重、发热、腹部剧烈疼痛,尤其是腹部受撞击致脾破裂时,应立即到医院检查。感染与出血的预防见急性白血病。

2.慢性淋巴细胞白血病

慢性淋巴细胞白血病(CLL)是一种单克隆性小淋巴细胞疾病,细胞以正常或高于正常的速率复制增殖,大量积聚在血液、骨髓、脾、淋巴结和其他器官,最终导致正常造血功能衰竭的低度恶性疾病。这类细胞形态上类似成熟淋巴细胞,但是一种免疫学不成熟的、功能不全的细胞。CLL 绝大多数起源于 B 细胞,T 细胞者较少。本病在欧美各国是最常见的白血病,而在我国、日本及东南亚国家较少见。患者多系老年人,90%的患者在 50 岁以上发病,中位年龄 65 岁,男女比例 2:1。

(1)临床表现:患者起病缓慢,多无自觉症状。许多患者因其他疾病就诊时才被发现。早期症状可能有乏力疲倦,而后出现食欲缺乏、消瘦、发热、盗汗等症状。60%~80%的患者有淋巴结肿大,多见于颈部、锁骨上、腋窝、腹股沟。肿大的淋巴结较硬,无压痛,可移动。CT 扫描可发现肺门、腹膜后、肠系膜淋巴结肿大。偶因肿大的淋巴结压迫胆道或输尿管而出现阻塞症状。50%~70%的患者有轻至中度脾大,轻度肝大,但胸骨压痛少见。晚期患者骨髓造血功能受损,可出现贫血、血小板减少和粒细胞减少。由于免疫功能减退,常易并发感染。也常出现自身免疫现象,如 Evans 综合征、自身免疫性溶血性贫血(AIHA)、免疫性血小板减少性紫癜

(ITP)等。终末期可出现幼淋巴细胞白血病(PLL)、Richter 综合征(转化为弥漫大 B 细胞淋巴瘤等)和第二肿瘤。

(2)诊断要点:主要依据患者有全身淋巴结肿大而无压痛,伴肝、脾肿大,结合外周血中持续性单克隆性淋巴细胞大于 $5×10^9/L$,骨髓中小淋巴细胞≥40%,以及根据免疫学表面标志,可以作出诊断和分类。

①血象:持续淋巴细胞增多为其主要特点。白细胞>$10×10^9/L$,淋巴细胞占 50%以上,绝对值≥$5×10^9/L$(持续 4 周以上)。大多数患者白血病细胞形态与成熟小淋巴细胞相同,胞质少,胞核染色质呈凝块状;随病情发展,血小板减少,贫血逐渐明显。

②骨髓象:有核细胞增生明显活跃或极度活跃,淋巴细胞≥40%,以成熟淋巴细胞为主。红系、粒系及巨核系细胞均减少,伴有溶血时,幼红细胞可代偿性增生。

③免疫学检查:约半数患者血清蛋白含量减少。淋巴细胞具有单克隆性。绝大多数病例的淋巴细胞为 B 淋巴细胞,20%患者抗人球蛋白试验阳性,晚期 T 细胞功能障碍。

④细胞遗传学:50%~80%的患者出现染色体异常。部分患者出现基因突变或缺失。

(3)治疗要点:根据临床分期、症状和疾病活动情况而定。CLL 为一慢性惰性病程,随访结果表明早期治疗并不能延长患者生存期,早期(RaiO-Ⅰ、Ⅱ期或 Binet A 期)患者无须治疗,定期复查即可。对 B 期患者如有足够数量的正常外周细胞且无症状,也多不治疗,定期随访。出现下列情况说明疾病高度活动,应开始化疗:a.体重减少≥10%、极度疲劳、发热(38℃)>2周、盗汗;b.进行性脾大或脾区疼痛;c.淋巴结进行性肿大或直径>10cm;d.进行性淋巴细胞增生,2 个月内增加>50%,或倍增时间<6 个月;e.激素治疗后,自身免疫性贫血或血小板减少反应较差;f.骨髓进行性衰竭,贫血或血小板减少出现或加重。在疾病进展期(Ⅲ、Ⅳ期或 C期),而却无疾病进展表现者,有时也可"观察和等待"。

近来研究发现,完全缓解(CR)患者生存期较部分缓解和无效者长,因此应致力于提高 CR率和尽可能清除微小残留白血病。

①化学治疗:常用的药物有苯丁酸氮芥和氟达拉滨。苯丁酸氮芥(CLB):为烷化剂,临床首选,有连续和间断两种用法。其间需每周检查血象,调整药物剂量,以防骨髓过度受抑制。氟达拉滨(Flu):为嘌呤类似物,烷化剂耐药者换用 Flu 仍有效。其他嘌呤类药物还有喷妥司汀(dCF)和克拉曲宾(2-CdA),烷化剂还有环磷酰胺。

②免疫治疗:常用单克隆抗体,如阿来组单抗、利妥昔单抗。α-干扰素也可选用。

③HSCT:在缓解期行自体干细胞移植治疗 CLL 效果优于传统化疗,患者体内的微小残留白血病可转阴,但随访至 4 年时,50%复发。Allo-HSCT(异基因造血干细胞移植)治疗CLL,可使部分患者长期存活至治愈,但患者多为老年,常规方案的移植相关并发症多。

④并发症治疗:因低 γ 球蛋白血症、中性粒细胞缺乏及老龄,CLL 患者极易感染,严重感染常为致死原因,应积极治疗。反复感染者可静脉输注免疫球蛋白。并发 AIHA(自身免疫性溶血性贫血)或 ITP(特发性血小板减少性紫癜)者可用糖皮质激素治疗,无效且脾大明显者,可考虑切脾。

(4)护理要点:CLL 是一种异质性疾病,病程长短不一,有的长达 10 余年,有的仅 2~3年,多死于骨髓衰竭导致严重贫血、出血或感染。本病患者可能出现的护理问题主要有以下几点。

①有感染的危险与低免疫球蛋白血症、正常粒细胞缺乏、老龄有关。

②活动无耐力与贫血、持续化疗等有关。

③有损伤的危险:出血与本病晚期血小板减少有关。

④营养失调:低于机体需要量与食欲缺乏、持续发热及代谢亢进有关。

⑤知识缺乏:缺乏预防感染的知识。

因低 γ 球蛋白血症、中性粒细胞缺乏及老龄,CLL 患者极易感染,严重感染常为致死原因,应特别加以预防和护理。

第十节　糖尿病

一、定义

糖尿病(DM)是一组以慢性血糖水平增高为特征的代谢性疾病群。高血糖是由于胰岛素分泌缺陷和(或)胰岛素作用缺陷而引起的,导致碳水化合物、蛋白质、脂肪代谢异常。长期血糖控制不佳的糖尿病患者,可引起多系统损害,导致眼、肾、神经、心脏、血管等组织的慢性进行性病变,引起功能缺陷和衰竭。糖尿病使患者生活质量降低,寿命缩短,病死率增高,因此应积极防治。

二、危险因素

糖尿病是一种世界性的流行性疾病,其患病率日益增高,导致糖尿病发病的危险因素主要有以下几种。

1.遗传易感性

糖尿病尤其是占 90％以上的 2 型糖尿病,是一遗传倾向性疾病,常表现为家族聚集性。美国卫生和营养普查发现,约 35％2 型糖尿病患者报道其双亲中一方或双方都患糖尿病;无糖尿病症状,但葡萄糖耐量试验符合糖尿病和糖耐量减低(IGT)诊断标准的患者分别有 28％和 27％报道其双亲中一方或双方患糖尿病。

2.肥胖

它是发生 2 型糖尿病的一个重要危险因素。糖尿病的发生与肥胖的持续时间和最高肥胖程度密切相关。中心性肥胖或称腹型肥胖(主要表现为大网膜和肠系膜脂肪增多)患者发生糖尿病的危险性最高。若肥胖与糖尿病家族史结合起来则进一步协同增加 2 型糖尿病发病的危险性。

3.能量摄入增加和体力活动减少

二者同时存在常导致肥胖,促使 2 型糖尿病发生。此外,体力活动减少本身可导致组织(主要是肌肉)对胰岛素的敏感性下降。

4.人口老龄化

糖尿病的发病率随年龄的增加而增高。由于经济的发展和医疗条件的改善,人均寿命明显延长,不少国家逐步进入老龄化社会,这亦是糖尿病患病率显著增高的重要因素。

除上述危险因素之外,临床研究和流行病学调查显示,原发性高血压、高血脂、妊娠期糖尿病患者、胎儿及新生儿期营养不良的人群是发生 2 型糖尿病的高危人群。1 型糖尿病特别是特殊类型糖尿病中的单基因突变与环境污染的关系正受到越来越多的重视。此外,自身免疫、病毒感染、牛乳喂养等也是 1 型糖尿病的危险因素。

三、发病机制

在不同类型糖尿病之间,其病因和发病机制较为复杂,发展阶段亦不相同,总的来说遗传因素及环境因素共同参与其发病过程。

1.1 型糖尿病

目前普遍认为 1 型糖尿病的发生、发展可分为 6 个阶段。

(1)第 1 期:遗传学易感性。人类 HLA 位于第 6 对染色体短臂上,是一组密切联系的基因群。研究发现 1 型糖尿病与某些特殊 HLA 类型有关。20 世纪 70 年代发现 1 型糖尿病中,I 类等位基因 B_{15}、B_8 及 B_{18} 出现频率高,而 B_7 出现频率低;以后又发现 II 类基因位点中的 RD_3 和 RD_4 与 1 型糖尿病呈高度的阳性相关性,与 DR_2 呈阴性相关。随着分子生物学和分子遗传学的发展,通过全基因组筛查研究,确认了两个重要的易感基因,即 $IDDM_1$ 和 $IDDM_2$,分别构成遗传因素的 40% 和 10%。易感基因的研究发现只能提示个体对该病的易感性,不能完全解释 1 型糖尿病家族的聚集性,但可以肯定的是 1 型糖尿病的发病与多个易感基因的共同作用及环境因素的影响有关。

(2)第 2 期:启动自身免疫反应。众所周知,1 型糖尿病的发病是受环境因素的影响。目前认为有些环境因素可启动胰岛 B 细胞的自身免疫反应,至今未完全明了,但病毒感染是最重要的环境因素之一。已知与 1 型糖尿病有关的病毒有柯萨奇 B_4 病毒、腮腺炎病毒、风疹病毒、巨细胞病毒和脑炎心肌炎病毒等。许多有关报道表明人类对病毒诱发糖尿病的易感性受遗传控制,病毒感染可直接损伤胰岛组织引起糖尿病,也可能损伤胰岛组织后,诱发自身免疫反应,进一步损伤胰岛组织引起糖尿病。

(3)第 3 期:免疫学异常。经过 WHO 认定,1 型糖尿病在发病之前常经过一段糖尿病前期,此时患者处于糖耐量正常阶段,但由于自身免疫反应,其体内会出现一组自身抗体,主要有三种:①胰岛细胞自身抗体(ICA);②胰岛素自身抗体(IAA);③谷氨酸脱羧酶自身抗体(GADA),其中以 GADA 更具敏感性,特异性强,持续时间长,有助于区分 1 型和 2 型患者,并提示应及早应用胰岛素治疗。

(4)第 4 期:进行性胰岛 B 细胞功能丧失。不同病例在此期长短不一,通常先有胰岛素分泌第 1 相降低,以后随着 B 细胞数量减少,胰岛分泌功能下降,血糖逐渐升高,最终发展为临床糖尿病。

(5)第 5 期:临床糖尿病。患者在此期可出现明显高血糖,有部分或典型糖尿病症状。

(6)第 6 期:一般在 1 型糖尿病发病后数年,患者多数胰岛 B 细胞完全破坏,胰岛素分泌第一相及第二相水平均极低,糖尿病的临床表现明显。

2.2 型糖尿病

(1)第1期:遗传易感性。多年来通过一系列研究,现一致认为2型糖尿病有更明显的遗传基础,虽细节尚未完全明了,但普遍认为它具有广泛的遗传特异性,是多基因疾病,临床表现差别较大。此外,其发病也与环境因素有关,其危险因素包括老龄化、体力活动减少、中心性肥胖(又称腹内型或内脏型肥胖)、不健康的饮食习惯等。

(2)第2期:胰岛素免疫和高胰岛素血症。胰岛素免疫(IR)是指机体对一定量胰岛素的生物学反应低于预计正常水平的一种现象。目前一般认为,胰岛素免疫和胰岛素分泌缺陷是2型糖尿病发病的基础。当胰岛B细胞能够代偿胰岛素免疫,血糖浓度仍可维持正常。但当机体不能代偿由胰岛素免疫造成的血糖升高时,血糖水平持续高出正常范围,最终导致2型糖尿病的发生。因此,胰岛素免疫是贯穿于2型糖尿病整个发生、发展过程中的重要因素。另一变化是胰岛素分泌异常。糖耐量正常(NGT)静脉注射25g葡萄糖所诱导的胰岛素分泌呈双峰。早期分泌高峰(第一相,即刻相)出现在头10分钟,是一个很高的峰值,但持续时间仅有数分钟。随后迅速下降,接着是第二时相(延迟相),由于血糖水平随即下降,故正常人胰岛素分泌的第二时相曲线较为低平。在从NGT到IGT的演变过程中,其第一时相和第二时相分泌向相反方向发展,最先发生改变的是第一时相胰岛素分泌的减少或消失,接着是第二时相分泌量的增加及分泌峰值的后移,因而有些患者在此阶段可出现餐后低血糖。2型糖尿病患者会出现第二时相无峰值出现,最后第二时相基础分泌也渐消失,此时血糖可逐渐升高。此期间对糖尿病的初级预防很重要,改变危险因素有助于延缓糖尿病的发生,降低患病率。

(3)第3期:糖耐量减低(IGT)是葡萄糖不耐受的一种类型,现普遍将其视为糖尿病前期。IGT代表了正常葡萄糖稳态和临床糖尿病高血糖之间的中间代谢状态,表明其稳态受损。目前认为IGT为发生糖尿病的危险因素,也是发生心血管病的危险标志。

(4)第4期:临床糖尿病。此期血糖肯定升高,并达到糖尿病的诊断标准。可无明显症状,或逐渐出现代谢紊乱综合征,或出现糖尿病并发症的表现。

上述是2型糖尿病发生、发展的4个阶段,但Groop将2型糖尿病的进程划分为3个阶段。①第一阶段:称为"正常葡萄糖耐量阶段",以胰岛素免疫、不同程度的空腹高胰岛素血症、肥胖、收缩压升高为主要表现。②第二阶段:是IGT阶段,这一阶段的主要表现是胰岛素免疫、空腹高胰岛素血症、餐后高血糖大血管病变、微量白蛋白尿。③第三阶段:则是糖尿病阶段。

Groop推荐的这种划分方法更有利于2型糖尿病的流行病普查和临床诊断,以达到早期预防和早期治疗的目的,同时可以帮助我们加深对2型糖尿病的代谢障碍、遗传缺陷和临床表现的理解。

总之,2型糖尿病患者在诊断时往往已经出现微血管和大血管并发症。胰岛素免疫和高胰岛素血症的出现可以提示我们早期诊断2型糖尿病。有研究指出,从血糖升高到出现临床症状的期间平均可长达7年,在被诊断为2型糖尿病的患者中,有40%存在大血管并发症,40%存在微量白蛋白尿,15%存在视网膜病变,50%有高血压,50%有高三酰甘油血症,故早期适时减轻胰岛素免疫是预防和延缓2型糖尿病和胰岛素免疫(IR)发生和发展的关键。

四、临床表现

早期非胰岛素依赖型糖尿病患者无症状,多于健康检查、普查或诊治其他疾病时发现。根据世界卫生组织资助在中国东北大庆地区普查及 3 年后复查资料,约 80％糖尿病患者在普查前未被发现和处理,据日本统计约有 25％新诊断的糖尿病患者已有肾脏功能改变,提示已非早期病例。

1.胰岛素依赖型糖尿病

发病急,常突然出现多尿、多饮、多食,消瘦明显。有明显的低胰岛素血症和高胰高糖素血症,临床易发生酮症酸中毒,合并各种急慢性感染。部分患者血糖波动大,经常发生高血糖和低血糖,治疗较困难,即过去所谓的脆性糖尿病。不少患者可突然出现症状缓解,部分患者也恢复内源性胰岛素的分泌,不需要和仅需要很小剂量胰岛素治疗。缓解期可维持数月至 2 年。强化治疗可以促进缓解,复发后仍需胰岛素治疗。

2.非胰岛素依赖型糖尿病

多尿和多饮较轻,无显著的多食,但疲倦、乏力、体重下降。患者多以慢性合并症而就诊,如视力下降、失明、肢端麻木、疼痛、心前区疼痛、心力衰竭、肾衰竭等,更多的患者是在健康检查或因其他疾病就诊中被发现。

3.继发性糖尿病

多以原发病临床表现为主。

4.慢性合并症的临床表现

(1)心血管病变:糖尿病性心脏病的特点为典型的心绞痛(持续时间长、疼痛较轻、扩冠药无效),心肌梗死多为无痛性和难治性心力衰竭。肢端坏疽。脑血管疾病的发生率也较高,均为糖尿病死亡的重要因素。

(2)肾脏病变:由于肾小球系和基底增厚,早期肾小球滤过率和血流量增加,以后即逐渐明显下降。出现间断性蛋白尿,发现为持续性蛋白尿、低蛋白血症、水肿、氮质血症和肾衰竭。正常的肾糖阈为保证血糖不致严重升高,如果血糖经常能超过 28mmol/L(504mg/dL)则提示必然有永久性或暂时性肾脏损害,在现在的条件下,进行性的肾脏病变是难于逆转的。

(3)神经病变:多见于中年以上患者,占糖尿病患者数的 4％～6％,用电生理学检查,则可发现 60％以上的糖尿病患者均有不同程度的神经系统病变。临床可见周围神经病变(包括感觉神经、运动神经和自主神经),脊髓病变(包括脊髓性肌萎缩、假性脊髓痨、肌萎缩侧索硬化综合征;后侧索硬化综合征、脊髓软化等)、脑部病变(如脑血管病、脑软化等)。及时而有效的治疗糖尿病往往对神经病变有良好的影响,但有时,即使在糖尿病控制比较满意的情况下,糖尿病性神经病变仍然可能发生和发展。

(4)眼部并发症:较多见,尤其病程在 10 年以上者,发病率超过 50％,而且多较严重,如视网膜病变有微血管瘤、出血、渗出、新生血管、机化物增生、视网膜剥脱和玻璃体出血等。其他包括结膜的血管改变、虹膜炎、虹膜玫瑰疹、调节肌麻痹、低眼压、出血性青光眼、白内障、一过性屈光异常、视神经病变、眼外肌麻痹等,多呈缓慢进展,少数患者进展迅速,在短期内失明。

良好的控制糖尿病有延缓眼部合并症发生和发展的可能性。

（5）其他：因组织缺氧引起皮下血管扩张，致面色潮红。由于小动脉和微血管病变，经常有皮下出血和瘀斑。供血不良的部位可以出现紫癜和缺血性溃疡，有剧痛，多见于足部。神经性营养不良也可以影响关节，即 Charcot 关节，好发于下肢各关节。受累关节可有广泛骨质破坏和畸形。

五、实验室检查

糖尿病的各种检查是评价糖尿病的依据，主要是对胰岛 B 细胞功能的检查及由于胰岛素降低引起的生化异常，包括尿和血的检查。那么检查项目除了可确立诊断外，还可帮助对糖尿病类型进行鉴别，判断它是 1 型还是 2 型。现将糖尿病的实验室检查分述如下。

1.尿糖的检查

正常人尿中仅有微量葡萄糖，24 小时尿糖定量为 $32\sim93$mg 时，尿糖定性为阴性。当血糖超过 10mmol/L 时，尿糖阳性是诊断糖尿病的重要线索，一般可用作糖尿病控制情况的监测和提示可能为糖尿病而需进一步查血糖等以明确诊断。尿糖还受一些因素的影响，除考虑肾糖阈值及某些还原物质的干扰外，还常受尿量多少及膀胱的排空情况等影响。

尿糖检查是诊断糖尿病最简单也是最常用的方法。常用的方法有斑氏法和尿糖试纸法，此外还有葡萄糖氧化酶法及氰化高铁法，其中又以斑氏法和尿糖试纸法最常用。

2.尿酮的检查

酮体是 β-羟丁酸、乙酰乙酸和丙酮的总称。尿中出现大量酮体称酮体尿，简称酮尿。

糖尿病患者由于胰岛素缺乏，引起糖代谢障碍，脂肪和蛋白分解活跃可产生大量酮体，从尿中排出形成酮尿。酮体的检测实际上是测定丙酮和乙酰乙酸。在碱性环境中，丙酮和乙酰乙酸可与亚硝基铁氰化钾反应生成紫色物质，根据是否成色、成色的快慢及成色的程度，可作定性试验及半定量检测。

3.血糖的检查

血糖测定是诊断糖尿病的唯一标准。临床工作中除了用于糖尿病的诊断外，亦用于疗效的判定，通过血糖的测定，医师可以了解代谢紊乱严重的程度，了解用药后治疗效果指导用药，所以糖尿病患者应定期做血糖的检查。

4.口服葡萄糖耐量试验

葡萄糖耐量试验包括：①口服葡萄糖耐量试验（OGTT）；②静脉葡萄糖耐量试验（VGTT）；③可的松葡萄糖耐量试验。临床常采用 OGTT。

5.糖基化血红蛋白（GHb）检查

GHb 是葡萄糖分子和血红蛋白 A 组分的某些特殊分子经过缓慢而不可逆反应结合而形成的产物。GHb 生成后可与红细胞一道在血中循环，而红细胞的半衰期约为 120 日，因此GHb 可反映患者抽血前 8～12 周的平均血糖水平。GHb 的多少与血中葡萄糖含量的高低成正比的关系，所以，测定 GHb 含量的多少，可以间接反映血糖浓度的改变，从中反映机体最近一段时间内糖代谢的状态。

由于血糖承受进食和糖代谢的改变有所改变，只能反映抽血当时的血糖水平，而 GHb 是经过缓慢而不可逆的酶促反应而形成，并不随进食和血糖的变化而变化，可以反映患者在抽血化验前 4～8 周的血糖平均水平，所以，目前临床把血中 GHb 的多少作为观察糖尿现患者血糖是否得到长期或稳定控制的指标。此外，糖尿病性视网膜病变和糖尿病性白内障以及糖尿病肾病等糖尿病慢性并发症患者，GHb 含量均比无糖尿病慢性并发症的患者明显增高。GHb 的增高，可促进糖尿病慢性并发症的形成，所以测定患者 GHb 还有助于对糖尿病慢性并发症的认识。

正常人 GHb 一般为 3％～7％，平均 6％。糖尿病患者 GHb 可比正常人增高几倍以上。若高于 7％，说明 4 周以前血糖高于正常；若高于 11.5％时，说明患者近期内存在着持续性高血糖。GHb 的增高还可出现在有糖尿病肾病、动脉硬化等合并症的患者中。临床常用此作为指标，了解糖尿病患者近 4～8 周内血糖控制情况以及糖尿病慢性并发症的进展状态。

6.尿微量白蛋白试验

一般无并发症者为阴性或偶有微量。当有尿路感染、高血压、心力衰竭时也可有少量蛋白尿；如果并发糖尿病性肾小球硬化可出现大量蛋白尿，这表示肾脏病变已经较严重。因此临床上留 24 小时尿（也有留 12 小时或 8 小时尿的）检查白蛋白的排出量（UAE）如每分钟超过 20μg，提示肾小球功能不全，有早期肾脏病变。尿中持续出现白蛋白时，最好使用胰岛素治疗。即使不使用，也应该用对肾脏功能影响小的口服降糖药物。

7.胰岛素释放试验

胰岛素测定是诊断糖尿病和区分糖尿病类型的最可靠方法，也是反映胰岛素细胞储备和分泌功能的重要指标。对临床已初步诊断的患者，只有通过胰岛素测定才能进一步明确诊断，并区分其属于 IDDM（胰岛素依赖型）还是 NIDDM（非胰岛素依赖型），以指导临床治疗和用药。血浆胰岛素测定有空腹胰岛素水平测定和胰岛素释放试验两种。在做 OGTT 时，可同时抽 5 次静脉血测定血浆胰岛素水平。

8.C-肽释放试验

C-肽又称连接肽，C-肽与胰岛素均是由胰岛 B 细胞分泌出来的，由胰岛素原分裂而成的等分子肽类物。测定血清 C-肽的浓度，同样也可反映胰岛 B 细胞储备功能。也是判断糖尿病类型的重要方法，但较之胰岛素测定更为准确。由于 C-肽无胰岛素的生理作用，与胰岛素抗体无交叉反应，不受胰岛素抗体的干扰，所以对那些已经使用胰岛素治疗的糖尿病患者，更是一种不可缺少的方法。因为，用外源性胰岛素治疗的糖尿病患者，体内可产生胰岛素抗体而能干扰胰岛素的测定，用放免法测的胰岛素浓度并不能反映体内胰岛素的实际水平。C-肽测定就可弥补胰岛素测定的不足，在已经用胰岛素治疗时也能较准确地反映胰岛 B 细胞的功能。另外，从胰岛 B 细胞分泌的胰岛素进入肝肾等组织后，受胰岛素酶等灭能，周围血循环中胰岛素每次循环将有 80％被破坏，其半衰期也只有 4～8 分钟，故测得的血中胰岛素浓度仅能代表其分泌量极少部分。C-肽为与胰岛素等分子的肽类物，它不受肝脏酶的灭能，仅受肾脏的作用而排泄，半衰期为 10～11 分钟。这从另一个方面说明，血中 C-肽的浓度可更好地反映胰岛 B 细胞的储备功能。

六、治疗

糖尿病的治疗应坚持早期、长期、综合治疗及治疗方法个体化的原则。治疗目标是使血糖达到或接近正常水平,纠正代谢紊乱,消除糖尿病及相关症状,防止和延缓并发症,维持良好的健康和劳动能力,延长寿命并提高患者的生活质量。糖尿病的治疗应通过糖尿病饮食、运动、药物、血糖监测以及糖尿病自我管理教育5个环节相互配合。

七、护理措施

(一)基础护理

1.饮食护理

护理人员应向患者介绍饮食治疗的目的、意义,并与患者和家属共同制订护理计划,并指导患者饮食。

(1)计算理想体重:按患者年龄、性别、身高查表或用简易公式推算理想体重[理想体重(kg)=身高(cm)-105]。

(2)计算每日所需总热量:根据理想体重和工作性质,计算出每日总热量。成年人休息状态下,每日每千克理想体重给予热量105~125.5kJ(25~30kcal),轻体力劳动125.5~146kJ(30~35kcal),中体力劳动146~167kJ(35~40kcal),重体力劳动167kJ(40kcal)以上。儿童、孕妇、乳母、营养不良及消耗性疾病者应酌情增加,肥胖者酌减,使体重逐渐下降至理想体重的5%左右。

(3)糖类、蛋白质、脂肪的分配:①糖类占食物总热量的50%~60%。②蛋白质占总热量的12%~15%,成人每日每千克理想体重给予0.8~1.2g,儿童、孕妇、乳母、慢性消耗性疾病者等可增至1.5~2.0g,伴肾功能不全者应限制在0.8g。③脂肪占总热量的30%左右。

(4)热量分布:在确定总热量以及糖类、脂肪、蛋白质组成后,把热量换算成食物重量,每克糖类、蛋白质均产热16.7kJ(4kcal),每克脂肪产热37.7kJ(9kcal),然后制订食谱。三餐热量分布大概为1/5、2/5、2/5或1/3、1/3、1/3,或分成四餐为1/7、2/7、2/7、2/7,可按患者生活习惯、病情及配合治疗的需要来调整。

(5)糖尿病患者饮食注意事项

①定时进食。口服降血糖药物及注射胰岛素者应在用药后按时进食。

②定量进食。饮食中的主副食数量应基本固定,要严格按照医护人员制定的食谱,避免随意增减。每餐应将计划饮食吃完,如果不能吃完全餐,须当天补足未吃完食物的热量与营养素。

③限制甜食。提倡食用粗制米面和杂粮,忌食葡萄糖、蔗糖、蜜糖及其制品,忌食含糖分高的水果。

④增加纤维素。含纤维素的食物包括豆类、蔬菜、粗谷物、含糖分低的水果。每日饮食中食用纤维含量以不少于40g为宜。

2.适量运动

根据年龄、性别、体力、病情及有无并发症、胰岛素治疗及饮食治疗等情况决定运动的方式和强度。运动的方式和强度,应因人而异、循序渐进、量力而行、持之以恒,切忌随意中断,提倡"有氧运动",并随身携带糖尿病卡片和食品以防低血糖的发生。

(1)运动锻炼的方式:最好做有氧运动,以达到重复大肌肉运动,加强心肺的功能,改善循环、降低血糖的目的。如步行、慢跑、骑自行车、做广播操、太极拳、游泳、跳交谊舞、打乒乓球等,其中以步行为首选的锻炼方式。

(2)运动的注意事项

①选择合适的时间:运动应尽量避免恶劣天气,不在酷暑及炎热的阳光下或严冬凛冽的寒风中运动。运动时间最好在饭后1小时后,以免空腹运动发生低血糖。

②达到适当的运动强度:合适的运动强度,可根据患者的具体情况而定,运动强度须逐渐增加,以不感到疲劳为度。一般为每日1次。肥胖患者可适当增加活动次数。

③病情变化时应及时停止运动并就诊:运动中出现饥饿感、心慌、出冷汗、头晕及四肢无力或颤抖等,表明已出现低血糖,应休息并进食;运动中出现胸闷、胸痛、视物模糊时,应就地休息,联系就诊。

④携带卡片,结伴而行。运动时随身携带糖尿病卡片和糖果,以备急用。结伴运动,既可以调节情绪,又可相互照应。

(二)疾病护理

1.使用口服降糖药患者的护理

(1)遵医嘱按时按量服药:磺脲类药应在餐前半小时服。非磺脲类:瑞格列奈:从小剂量开始于餐前或进餐时口服,按病情逐渐调整剂量,不进餐不服药。那格列奈:一般餐前口服。双胍类药应在餐前或餐中服;α-糖苷酶抑制药应与每餐第一口饭同时嚼服。

(2)密切观察药物的不良反应:磺脲类药物不良反应主要是低血糖反应,以及胃肠道反应、皮肤瘙痒、肝功能损害、血细胞减少等。双胍类不良反应有胃肠道反应,如口苦、金属味、恶心、呕吐、腹泻等。α-糖苷酶抑制药不良反应为胃肠道反应,如腹胀、腹泻或排气增多。胰岛素增敏剂噻唑烷二酮类不良反应轻微、少见,主要是水肿、肝功能损害。

2.胰岛素治疗的护理

(1)注射部位和方法:在上臂三角肌、腹壁、大腿前侧、臀部轮换注射,以腹壁注射吸收最快。长、短效胰岛素混合使用时,应先抽吸短效胰岛素,再抽吸长效胰岛素,然后混匀,而不可相反,以免将长效胰岛素混入短效胰岛素而影响其速效性。目前市场上有各种比例的预混制剂,可按患者要求选用,最常用的是含30%短效和70%长效的制剂。

可选用胰岛素专用注射器或笔型胰岛素注射器。有条件时可采用持续皮下胰岛素输注(俗称胰岛素泵),是指放置速效胰岛素的容器通过导管分别与针头和泵连接,针头置于腹部皮下组织,用可调程序的微型电子计算机控制胰岛素输注,模拟胰岛素的持续基础分泌(通常为每小时0.5~2U)和进餐时的脉冲式释放,胰岛素剂量和脉冲式注射时间均可通过计算机的程序调整来控制。要求定期更换导管和注射部位以避免感染和针头堵塞。

(2)胰岛素制剂保存:保存在低于25℃室温内1个月,效价不会受到影响,保存在2~8℃

时,活力可维持 2～3 年。不能冰冻保存,应避免温度过高、过低(不宜<2℃或>30℃)及剧烈晃动。

(3)胰岛素疗效的观察及护理:对采用强化胰岛素治疗或 2 型糖尿病应用胰岛素者应加强观察有无低血糖反应和早晨空腹血糖较高的情况,如"黎明现象",即夜间血糖控制良好,仅于黎明一段时间出现高血糖;"Somogyi 现象",即在夜间曾有低血糖,在睡眠中未被察觉,继而发生低血糖后的反跳性高血糖。发现以上情况应及时报告医师,配合医师进行夜间多次血糖测定并遵医嘱调整晚间胰岛素的用量。部分 1 型糖尿病患者在胰岛素治疗一段时间内病情可部分或全部缓解,胰岛素用量可减少或完全停用,称"糖尿病蜜月期",但缓解是暂时的,其持续时间自数周至数月不等,一般不超过 1 年。对这种患者应加强对其病情的动态观察。

(4)胰岛素的不良反应及护理:①低血糖反应,临床常见,是糖尿病致死原因之一,多发生于夜间,可表现为头晕、心悸、多汗、面色苍白、强烈的饥饿感甚至昏迷。对低血糖反应者,及时检测血糖,根据病情可进食糖果、含糖饮料或静脉推注 50% 葡萄糖 20～30mL。②胰岛素过敏,主要表现为注射部位瘙痒、荨麻疹,对胰岛素过敏者,立即更换胰岛素种类并抗过敏治疗。③注射部位皮下脂肪萎缩或增生,停止使用该部位后可缓慢自然恢复。

(三)专科护理

1.预防感染

(1)皮肤护理:①注意个人卫生,便后洗手。鼓励患者勤洗澡,勤换衣服,勤剪指甲,保持皮肤清洁、完整,以防皮肤化脓感染。②指导患者选择质地柔软、宽松的衣裤,避免使用松紧带和各种束带。③护理操作时应严格无菌技术。④如有外伤或皮肤感染时,不可任意用药,应由医师处理。

(2)呼吸道、口鼻腔护理:①保持呼吸道通畅,避免与呼吸道感染者接触,如肺炎、感冒、肺结核等;②指导患者保持口腔清洁,做到睡前、晨起后刷牙,饭后漱口;③重症患者,护士应每日给予特殊口腔护理,防治口腔疾病。

(3)泌尿道护理:应注意会阴部的干燥、清洁,勤换内衣,女患者经期应增加清洗的次数。如有尿潴留尽量避免插入导尿管以免感染,可采用人工诱导排尿、膀胱区热敷或按摩等方法,以上方法无效时,应在严格无菌操作下行导尿术。

(4)足部护理:①首先保持皮肤清洁,每天睡前用温水(最好是 38℃左右)浸泡双脚 15～20分钟,仔细擦干。应每天检查足部,观察足部皮肤颜色、温度改变、神经感觉。②注意保暖,尤其是在冬天,穿棉袜、棉鞋且要宽松、舒适。每天穿鞋时先用手检查鞋内有无硬物,以防损伤足部皮肤。③教会患者从趾尖向上按摩足部及下肢,以达到恢复和提高足部感觉功能的目的。④对于易于干燥的脚,可使用薄薄的一层润滑油脂,例如婴幼儿润肤露。⑤指导患者学会正确修剪趾甲,不要把趾甲剪得过短,不要随意修剪脚上的鸡眼或结痂。⑥如果已发生足部溃疡,应及时与医师联系,及早治疗。

2.酮症酸中毒、高渗性昏迷的护理

①立即建立 2 条静脉通路,遵医嘱补液,给予有关治疗用药。②患者绝对卧床休息,专人护理。③严密观察和记录患者生命体征、神志、瞳孔的变化以及液体出入量。④监测并记录尿糖、血糖、尿酮水平以及动脉血气分析和电解质的变化。⑤昏迷者按昏迷常规护理。

（四）健康指导

（1）介绍糖尿病防治的基本知识，指导高危人群积极预防和控制危险因素，如改变不健康的生活方式、不吸烟饮酒、少吃盐、合理膳食、积极参加适当的运动锻炼、减少肥胖等，均可降低2型糖尿病的发生。

（2）介绍糖尿病饮食配制的具体要求和措施，指导患者自己烹调。介绍运动锻炼的方式和注意事项。指导患者平时注意个人卫生，生活规律，学会足部护理的方法。

（3）通过教育，使患者及家属认识到糖尿病是终身疾病，治疗需持之以恒。指导家属应关心和帮助患者，协助患者遵守饮食计划，并给予精神支持和生活照顾。指导患者学会尿糖测定，以及便携式血糖计的使用，并能正确地判断检查结果，告知血糖控制的标准。使用胰岛素的患者应学会消毒方法、注射方法、胰岛素剂量计算方法和保存方法。

（4）介绍口服降糖药的不良反应和低血糖反应的症状，指导患者及家属尽早识别病情变化及其并发症的发生，如发生低血糖反应立即进食糖类食物或饮料，并休息10～15分钟，如低血糖反应持续发作，应及时就诊。并定期门诊复查。

（5）随身携带患者识别卡，以便患者发生病情变化时及时得到救治。

第十一节　脑血管疾病

一、短暂性脑缺血发作

短暂性脑缺血发作（TIA）也称一过性脑缺血发作或小卒中，是由颅内血管病变引起的一过性或短暂性、局灶性脑或视网膜功能障碍。以反复发作的短暂性失语、瘫痪或感觉障碍为特点。每次发作持续数分钟至1小时，最长不超过24小时即完全恢复，不遗留神经功能缺损症状和体征。TIA被公认为缺血性卒中最重要的危险因素，近期频繁发作的TIA是脑梗死的特级警报。4%～8%完全性卒中患者发生于TIA之后。

（一）病因与发病机制

TIA的病因尚不完全清楚。其发病与动脉粥样硬化、动脉狭窄、心脏病、血液成分改变及血流动力学变化等多种病因及多种途径有关。

1.微栓塞

多数学者支持这一学说。微栓子主要来源于颈内动脉系统动脉硬化性狭窄处的附壁血栓和动脉粥样硬化斑块的脱落、胆固醇结晶等，微栓子阻塞小动脉后出现缺血症状，当栓子破碎或溶解移向远端时，血流恢复，症状消失。

2.脑血管痉挛

脑动脉硬化后的狭窄可形成血流旋涡，刺激血管壁发生血管痉挛；用钙拮抗剂治疗TIA有效也支持血管痉挛学说。

3.血液成分、血流动力学改变

某些血液系统疾病如真性红细胞增多症、血小板增多症、白血病、异常蛋白血症和贫血等，各种原因所致的高凝状态及低血压和心律失常等所致的血流动力学改变等都可引起 TIA。

4.其他

如脑实质内的血管炎或小灶出血、脑外盗血综合征和颈椎病所致的椎动脉受压等。

(二)临床表现

(1)TIA 发作好发于中老年人,男性多于女性。

(2)临床特征:①发作突然;②历时短暂,一般为 10～15 分钟,多在 1 小时内恢复,最长不超过 24 小时;③局灶性脑或视网膜障碍的症状;④完全恢复,不留神经功能缺损体征;⑤常有反复发作的病史。

(3)TIA 的症状:取决于受累血管的分布。

①颈动脉系统 TIA:常表现为单眼或大脑半球症状。视觉症状表现为一过性黑矇、雾视,视野中有黑点。一过性单眼盲是同侧颈内动脉分支眼动脉缺血的特征性症状。大脑半球症状多为一侧面部或肢体的无力或麻木,优势半球缺血时可有失语。

②椎-基底动脉系统 TIA:以眩晕最为常见,可同时伴有平衡障碍(跌倒发作,共济失调)、构音障碍、复视、眼球震颤。可有典型或不典型的脑干缺血综合征,如单侧或双侧面部、口周麻木,单独出现或伴有对侧肢体偏瘫、感觉障碍。也可以出现以下几种特殊表现的临床综合征。

跌倒发作:表现为患者转头或仰头时,下肢突然失去张力而跌倒、无意识丧失,常可很快自行站立,系下部脑干网状结构缺血所致。

短暂性全面遗忘症:发作时出现短暂时间记忆丧失,患者对此有自知力,持续数分钟甚至十几个小时不等,发作时对时间、地点定向障碍,但谈话、书写和计算能力正常,是大脑后动脉颞支缺血累及边缘系统的颞叶海马、海马旁回和穹窿所致。

双眼视力障碍发作:双侧大脑后动脉距状支缺血导致枕叶视皮层受累,引起暂时性皮质盲。

(三)辅助检查

1.常规检查

血常规、血糖、血脂、血黏度测定、心电图检查。

2.神经影像学检查

CT 或 MRI 检查多无阳性发现。彩色经颅多普勒(TCD)可见血管狭窄、动脉粥样硬化斑。TCD 微栓子监测适合发作频繁的 TIA 患者。数字减影血管造影(DSA)可见颈内动脉粥样硬化斑块、狭窄等,但属于创伤性检查。

(四)诊断要点

由于 TIA 发作持续时间短,多数患者就诊时既无症状又无体征,诊断主要靠病史详细的病史询问是 TIA 诊断的主要依据。为了预防 TIA 再发作或发生脑梗死,应仔细寻找病因,以协助治疗。

(五)治疗要点

1.病因治疗

确诊 TIA 后应针对病因进行积极治疗。如控制血压、治疗心律失常、纠正血液成分异常等;防止颈部活动过度等诱发因素。

2.药物治疗

对于偶发(或仅发)1 次者,不论由何种病因所致,都应看作是永久性卒中的重要危险因素,进行适当的药物治疗,对于频繁发作者,即在短时间内反复多次发作,应视为神经科急诊处理,迅速控制其发作。

(1)抗血小板聚集药:预防血栓,减少复发。首选阿司匹林,推荐小剂量,75mg/d,以晚间10 点左右服用为宜。其他药物如氯吡格雷、噻氯匹定、双嘧达莫也可选用。

(2)抗凝治疗:不作为 TIA 的常规治疗。可选用肝素,但应掌握适应证,治疗过程中要监测凝血酶原时间,以防出血;低分子肝素不必监测凝血酶原时间,使用安全;华法林可预防非瓣膜疾患的房颤。

(3)钙通道阻滞剂:钙通道阻滞剂可扩张血管,阻止脑血管痉挛,如尼莫地平20～40mg,3次/天。

(4)中医治疗:常用川芎,丹参,红花等药物。

3.外科手术和血管内介入治疗

如药物治疗无效,且颈动脉狭窄＞70%,有与狭窄相关的神经系统症状,可考虑颈动脉内膜切除术或血管内介入治疗。

(六)护理要点

1.常规护理

(1)一般护理:发作时卧床休息,注意枕头不宜太高,以枕高 15～25cm 为宜,以免影响头部的血液供应;转动头部时动作宜轻柔、缓慢,防止颈部活动过度诱发 TIA;平时应适当运动或体育锻炼,注意劳逸结合,保证充足睡眠。

(2)饮食护理:指导患者进食低盐低脂、清淡、易消化、富含蛋白质和维生素的饮食,多吃蔬菜、水果,戒烟酒,忌辛辣油炸食物和暴饮暴食,避免过分饥饿。合并糖尿病的患者还应限制糖的摄入,严格执行糖尿病饮食。

(3)心理护理:帮助患者了解本病治疗与预后的关系,消除患者的紧张、恐惧心理,保持乐观心态,积极配合治疗,并自觉改变不良生活方式,建立良好的生活习惯。

2.专科护理

(1)症状护理

①对肢体乏力或轻偏瘫等步态不稳的患者,应注意保持周围环境的安全,移开障碍物,以防跌倒;教会患者使用扶手等辅助设施;对有一过性失明或跌倒发作的患者,如厕、沐浴或外出活动时应有防护措施。

②对有吞咽障碍的患者,进食时宜取坐位或半坐位,喂食速度宜缓慢,药物宜压碎,以利吞咽,并积极做好吞咽功能的康复训练。

③对有构音不清或失语症的患者,护士在实施治疗和护理活动过程中,注意言行不要有损患者自尊,鼓励患者用有效的表达方式进行沟通,表达自己的需要,并指导患者积极进行语言康复训练。

(2)用药护理:详细告知药物的作用机制、不良反应及用药注意事项,并注意观察药物疗效情况。血液病有出血倾向,严重的高血压和肝、肾疾病,消化性溃疡等均为抗凝治疗禁忌证。

肝素50mg加入生理盐水500mL静脉滴注时,速度宜缓慢,10～20滴/分,维持24～48小时。

（3）安全护理

①使用警示牌提示患者,贴于床头呼吸带处,如小心跌倒、防止坠床。

②楼道内行走、如厕、沐浴有人陪伴,穿防滑鞋,卫生员清洁地面后及时提示患者。

③呼叫器置于床头,告知患者出现头晕、肢体无力等表现及时通知医护人员。

3.健康指导

（1）保持心情愉快、情绪稳定,避免精神紧张和过度疲劳。

（2）指导患者了解肥胖、吸烟酗酒及饮食因素与脑血管病的关系,改变不合理饮食习惯,选择低盐、低脂、充足蛋白质和丰富维生素饮食。少食甜食、限制钠盐、戒烟酒。

（3）生活起居有规律,养成良好的生活习惯,坚持适度运动和锻炼,注意劳逸结合,对经常发作的患者应避免重体力劳动,尽量不要单独外出。

（4）按医嘱正确服药,积极治疗高血压、动脉硬化、心脏病、糖尿病、高脂血症和肥胖症,定期监测凝血功能。

（5）定期门诊复查,尤其出现肢体麻木乏力、眩晕、复视或突然跌倒时应随时就医。

二、脑梗死

脑梗死（CI）又称缺血性脑卒中,包括脑血栓形成、腔隙性脑梗死和脑栓塞等,是指因各种原因导致脑部血液供应障碍,缺血、缺氧所致的局限性脑组织的缺血性坏死或软化。临床上最常见的有脑血栓形成、脑栓塞和腔隙性梗死。

脑血栓形成（CT）是脑梗死最常见的类型,约占全部脑梗死的60%。是在各种原因引起的血管壁病变基础上,脑动脉主干或分支动脉管腔狭窄、闭塞或血栓形成,引起脑局部血流减少或供应中断,使脑组织缺血、缺氧性坏死,出现局灶性神经系统症状和体征。

脑栓塞是由各种栓子（血流中异常的固体、液体、气体）沿血液循环进入脑动脉,引起急性血流中断而出现相应供血区脑组织缺血、坏死及脑功能障碍。只要产生栓子的病原不消除,脑栓塞就有复发的可能。2/3的复发发生在第1次发病后的1年之内。脑栓塞急性期病死率与脑血栓形成大致接近,死因多为严重脑水肿引起的脑疝、肺炎和心力衰竭等。有10%～20%在10天内发生第2次栓塞,再发时病死率更高。约2/3患者留有偏瘫、失语、癫痫发作等不同程度的神经功能缺损。

腔隙性梗死是指大脑半球或脑干深部的小穿通动脉,在长期高血压基础上,血管壁发生病变,最终管腔闭塞,导致缺血性微梗死,缺血、坏死和液化的脑组织由吞噬细胞移走形成空腔,主要累及脑的深部白质、基底节、丘脑和脑桥等部位,形成腔隙性梗死灶。

（一）病因与发病机制

1.脑血栓形成

（1）脑动脉粥样硬化:是脑血栓形成最常见的病因,它多与主动脉弓、冠状动脉、肾动脉及其他外周动脉粥样硬化同时发生。但脑动脉硬化的严重程度并不与其他部位血管硬化完全一致。高血压常与脑动脉硬化并存、两者相互影响,使病变加重。高脂血症、糖尿病等则往往加速脑动脉硬化的进展。

（2）脑动脉炎：如钩端螺旋体感染引起的脑动脉炎。

（3）胶原系统疾病、先天性血管畸形、巨细胞动脉炎、肿瘤、真性红细胞增多症、血液高凝状态等。

（4）颈动脉粥样硬化的斑块脱落引起的栓塞称为血栓-栓塞。

在颅内血管壁病变的基础上，如动脉内膜损害破裂或形成溃疡，在睡眠、失水、心力衰竭、心律失常等情况时，出现血压下降、血流缓慢，胆固醇易于沉积在内膜下层，引起血管壁脂肪透明变性、纤维增生、动脉变硬、纤曲、管壁厚薄不匀、血小板及纤维素等血液中有形成分黏附、聚集、沉着、形成血栓。血栓逐渐扩大，使动脉管腔变狭窄，最终引起动脉完全闭塞。缺血区脑组织因血管闭塞的快慢、部位及侧支循环能提供代偿的程度，而出现不同范围、不同程度的梗死。

脑部任何血管都可发生血栓形成，但以颈内动脉、大脑中动脉多见。血栓形成后，血流受阻或完全中断，若侧支循环不能代偿供血，受累血管供应区的脑组织则缺血、水肿、坏死。经数周后坏死的脑组织被吸收，胶质纤维增生或瘢痕形成，大病灶可形成中风囊。

2.脑栓塞

脑栓塞的栓子来源可分为心源性、非心源性、来源不明性三大类。

（1）心源性：为脑栓塞最常见的原因。在发生脑栓塞的患者中约一半以上为风湿性心脏病二尖瓣狭窄并发心房颤动。在风湿性心脏病患者中有 $14\% \sim 48\%$ 的患者发生脑栓塞。细菌性心内膜炎心瓣膜上的炎性赘生物易脱落，心肌梗死或心肌病时心内膜病变形成的附壁血栓脱落，均可成为栓子。心脏黏液瘤、二尖瓣脱垂及心脏手术、心导管检查等也可形成栓子。

（2）非心源性：主动脉弓及其发出的大血管动脉粥样硬化斑块与附着物及肺静脉血栓脱落，也是脑栓塞的重要原因。其他如肺部感染、败血症引起的感染性脓栓；长骨骨折的脂肪栓子；寄生虫虫卵栓子；癌性栓子；胸腔手术、人工气胸、气腹以及潜水员或高空飞行员所发生的减压病时的气体栓子；异物栓子等均可引起脑栓塞。

（3）来源不明性：有些脑栓塞虽经现代先进设备、方法进行仔细检查仍未能找到栓子的来源。

3.腔隙性梗死

主要病因为高血压导致小动脉及微小动脉壁脂质透明变性，管腔闭塞产生腔隙性病变。有资料认为舒张压增高对于多发性腔隙性梗死的形成更为重要。病变血管多为 $100 \sim 200 \mu m$ 的深穿支，如豆纹动脉、丘脑穿通动脉及基底动脉中央支，多为终末动脉，侧支循环差。

（二）临床表现

1.脑血栓形成

（1）本病好发于中老年人，多见于 $50 \sim 60$ 岁以上的动脉硬化者，且多伴有高血压、冠心病或糖尿病；年轻发病者以各种原因的脑动脉炎为多见；男性稍多于女性。

（2）通常患者可有某些未引起注意的前驱症状，如头晕、头痛等；部分患者发病前曾有TIA史。

（3）多数患者在安静休息时发病，不少患者在睡眠中发生，次晨被发现不能说话，一侧肢体瘫痪。病情多在几小时或几天内发展达到高峰，也可为症状进行性加重或波动。多数患者意识清楚，少数患者可有不同程度的意识障碍，持续时间较短。神经系统体征主要决定于脑血管闭塞的部位及梗死的范围,常见为局灶性神经功能缺损的表现如失语、偏瘫、偏身感觉障碍等。

(4)临床分型。根据起病形式可分为以下几种。

①可逆性缺血性神经功能缺损:此型患者的症状和体征持续时间超过 24 小时,但在 1～3 周完全。恢复,不留任何后遗症。可能是缺血未导致不可逆的神经细胞损害,侧支循环迅速而充分地代偿,发生的血栓不牢固,伴发的血管痉挛及时解除等。

②完全型:起病 6 小时内病情达高峰,为完全性偏瘫,病情重,甚至出现昏迷,多见于血栓-栓塞。

③进展型:局灶性脑缺血症状逐渐进展,阶梯式加重,可持续 6 小时至数日。临床症状因血栓形成的部位不同而出现相应动脉支配区的神经功能障碍。可出现对侧偏瘫、偏身感觉障碍、失语等,严重者可引起颅内压增高、昏迷、死亡。

④缓慢进展型:患者症状在起病 2 周以后仍逐渐发展。多见于颈内动脉颅外段血栓形成,但颅内动脉逆行性血栓形成亦可见。多与全身或局部因素所致的脑灌流减少有关。此型病例应与颅内肿瘤、硬膜下血肿相鉴别。

2.脑栓塞

(1)任何年龄均可发病,风湿性心脏病引起者以中青年为多,冠心病及大动脉病变引起者以中老年居多。

(2)通常发病无明显诱因,安静与活动时均可发病,以活动中发病多见。起病急骤是本病的主要特征。在数秒钟或很短的时间内症状发展至高峰。多属完全性脑卒中,个别患者可在数天内呈阶梯式进行性恶化,为反复栓塞所致。

(3)常见的临床症状为局限性抽搐、偏盲、偏瘫、偏身感觉障碍、失语等,意识障碍常较轻且很快恢复。严重者可突起昏迷、全身抽搐,可因脑水肿或颅内压增高,继发脑疝而死亡。

3.腔隙性梗死

多见于中老年,男性多于女性,半数以上的患者有高血压病史,突然或逐渐起病,出现偏瘫或偏身感觉障碍等局灶症状。通常症状较轻、体征单一、预后较好,一般无头痛、颅高压和意识障碍,许多患者并不出现临床症状而由头颅影像学检查发现。

腔隙状态是本病反复发作引起多发性腔隙性梗死,累及双侧皮质脊髓束和皮质脑干束,出现严重精神障碍、认知功能下降、假性球麻痹、双侧锥体束征、类帕金森综合征和尿便失禁等。

(三)实验室检查

1.血液检查

血常规、血生化(包括血脂、血糖、肾功能、电解质)血流动力学、凝血功能。

2.影像学检查

(1)CT 检查:是最常用的检查,发病当天多无改变,但可除外脑出血,24 小时以后脑梗死区出现低密度灶。脑干和小脑梗死 CT 多显示不佳。

(2)MRI 检查:可以早期显示缺血组织的大小、部位,甚至可以显示皮质下、脑干和小脑的小梗死灶。

(3)血管造影 CTA、MRA、DSA:可以发现血管狭窄、闭塞及其他血管病变,如动脉炎、脑底异常血管网、动脉瘤和动静脉畸形等,可以为脑卒中的血管内治疗提供依据。其中 DSA 是脑血管病变检查的金标准,缺点为有创,费用高,技术要求条件高。

3.TCD

对判断颅内外血管狭窄或闭塞、血管痉挛、侧支循环建立程度有帮助,还可用于溶栓监测。

4.放射性核素检查

可显示有无脑局部的血流灌注异常。

5.心电图检查

作为确定心肌梗死和心律失常的依据。超声心电图检查可证实是否存在心源性栓子,颈动脉超声检查可评价颈动脉管腔狭窄程度及动脉硬化斑块情况,对证实颈动脉源性栓塞有一定意义。

(四)治疗要点

脑梗死患者一般应在卒中单元中接受治疗,由多科医师、护士和治疗师参与,实施治疗、护理康复一体化的原则,以最大限度地提高治疗效果和改善预后。

1.一般治疗

主要为对症治疗,包括维持生命体征和处理并发症。主要针对以下情况进行处理。

(1)血压:缺血性脑卒中急性期血压升高通常不需特殊处理,除非收缩压＞220mmHg或舒张压＞120mmHg及平均动脉压＞130mmHg。如果出现持续性的低血压,需首先补充血容量和增加心排血量,如上述措施无效,必要时可应用升压药。

(2)吸氧和通气支持:轻症、无低氧血症的患者无需常规吸氧,对脑干卒中和大面积梗死等病情危重或有气道受累者,需要气道支持和辅助通气。

(3)血糖:脑卒中急性期高血糖较常见,可以是原有糖尿病的表现或应激反应,当超过11.1mmol/L时应予以胰岛素治疗,将血糖控制在8.3mmol/L以下。

(4)脑水肿:多见于大面积梗死,脑水肿通常于发病后3～5天达高峰。治疗目标是降低颅内压、维持足够脑灌注和预防脑疝发生。可应用20％甘露醇125～250mL 1次静点,6～8小时1次;对心、肾功能不全者可改用呋塞米20～40mg静脉注射,6～8小时1次;可酌情同时应用甘油果糖250～500mL/次静点,1～2次/d;还可用七叶皂苷钠和白蛋白辅助治疗。

(5)感染:脑梗死患者(尤其存在意识障碍者)急性期容易发生呼吸道、泌尿系感染等,是导致病情加重的重要原因。患者采用适当体位,经常翻身叩背及防止误吸是预防肺炎的重要措施,肺炎的治疗主要包括呼吸支持(如氧疗)和抗生素治疗;尿路感染主要继发于尿失禁和留置导尿,尽可能避免插管和留置导尿,间歇导尿和酸化尿液可减少尿路感染,一旦发生应及时根据细菌培养和药敏试验应用敏感抗生素。

(6)上消化道出血:高龄和重症脑卒中患者急性期容易发生应激性溃疡,建议常规应用静脉抗溃疡药(H_2受体拮抗药);对已发生消化道出血者,应进行冰盐水洗胃、局部应用止血药(如口服或鼻饲云南白药、凝血酶等);出血量多引起休克者,必要时需要输注新鲜全血或红细胞成分输血。

(7)发热:由于下丘脑体温调节中枢受损、并发感染或吸收热、脱水引起,可增加患者死亡率及致残率。对中枢性发热患者应以物理降温为主,必要时予以人工亚冬眠。

(8)深静脉血栓形成:高龄、严重瘫痪和心房纤颤均增加深静脉血栓形成的危险性,也增加了发生肺栓塞的风险。应鼓励患者尽早活动,下肢抬高,避免下肢静脉输液(尤其是瘫痪侧)。

对有发生血栓形成风险的患者可预防性药物治疗,首选低分子肝素4000U皮下注射,1~2次/d。对发生近端深静脉血栓形成、抗凝治疗症状无缓解者应给予溶栓治疗。

(9)水电解质平衡紊乱:脑卒中时由于神经内分泌功能紊乱、进食减少、呕吐及脱水治疗常并发水电解质紊乱,主要包括低钾血症、低钠血症和高钠血症。应对患者常规进行水电解质监测并及时加以纠正,纠正低钠血症和高钠血症均不宜过快,防止脑桥中央髓鞘溶解和加重脑水肿。

(10)心脏损伤:脑卒中合并的心脏损伤是脑心综合征的表现之一,主要包括急性心肌缺血、心肌梗死、心律失常及心力衰竭。脑卒中急性期应密切观察心脏情况并及时治疗。慎用增加心脏负担的药物,注意输液速度及输液量,对高龄患者或原有心脏病者甘露醇用量减半或改用其他脱水药,积极处理心肌缺血、心肌梗死、心律失常或心力衰竭等心脏损伤。

(11)癫痫:如有癫痫发作或癫痫持续状态时可给予相应处理。脑卒中2周后如发生癫痫,应长期抗癫痫治疗。

2.特殊治疗

包括早期溶栓治疗、抗血小板治疗、抗凝治疗、血管内治疗、细胞保护治疗和外科治疗等。

(1)早期溶栓:脑血栓形成发生后,尽快恢复脑缺血区的血液供应是急性期的主要治疗原则。早期溶栓是指发病后6小时内采用溶栓治疗使血管再通,可减轻脑水肿,缩小梗死灶,恢复梗死区血液灌流,减轻神经元损伤,挽救缺血半暗带。

①重组组织型纤溶酶原激活剂(rt-PA):可与血栓中纤维蛋白结合成复合体,后者与纤溶酶原有高度亲和力,使之转变为纤溶酶,以溶解新鲜的纤维蛋白,故rt-PA只引起局部溶栓,而不产生全身溶栓状态。其半衰期为3~5分钟,剂量为0.9mg/kg(最大剂量90mg),先静脉滴注10%(1分钟),其余剂量连续静脉滴注,60分钟滴完。

②尿激酶:是目前国内应用最多的溶栓药,可渗入血栓内,同时激活血栓内和循环中的纤溶酶原,故可起到局部溶栓作用,并使全身处于溶栓状态。其半衰期为10~16分钟。用100万~150万U,溶于生理盐水100~200mL中,持续静脉滴注30分钟。

③链激酶:它先与纤溶酶原结合成复合体,再将纤溶酶原转变为纤溶酶,半衰期为10~18分钟,常用量10万~50万U。

(2)抗血小板治疗:常用抗血小板聚集剂包括阿司匹林和氯吡格雷。未行溶栓治疗的急性脑梗死患者应在48小时内服用阿司匹林,但一般不在溶栓后24小时内应用阿司匹林,以免增加出血风险。一般认为氯吡格雷的疗效优于阿司匹林,可口服75mg/d。

(3)抗凝治疗:主要包括肝素、低分子肝素和华法林。一般不推荐急性缺血性脑卒中后急性期应用抗凝药来预防脑卒中复发、阻止病情恶化或改善预后。但对于长期卧床,特别是合并高凝状态有形成深静脉血栓和肺栓塞的趋势者,可以用低分子肝素预防治疗。对于心房纤颤者可以应用华法林治疗。

(4)脑保护治疗:包括自由基清除药、阿片受体阻滞药、电压门控性钙通道阻断药、兴奋性氨基酸受体阻断药和镁离子等,可通过降低脑代谢、干预缺血引发细胞毒性机制减轻缺血性脑损伤。

(5)血管内治疗:包括经皮腔内血管成形术和血管内支架置入术等。对于颈动脉狭窄>

70%,而神经功能缺损与之相关者,可根据患者情况考虑行相应的血管内介入治疗。

(6)外科治疗:对于有或无症状、单侧重度颈动脉狭窄>70%,或经药物治疗无效者可以考虑进行颈动脉内膜切除术,但不推荐在发病24小时进行。幕上大面积脑梗死伴严重脑水肿、占位效应和脑疝形成征象者,可行去骨瓣减压术;小脑梗死使脑干受压导致病情恶化时,可行抽吸梗死小脑组织和颅后窝减压术。

(7)其他药物治疗:降纤治疗可选用巴曲酶,使用中注意出血并发症。

(8)中医药治疗:丹参、川芎嗪、葛根素、银杏叶制剂等可降低血小板聚集、抗凝、改善脑血流、降低血液黏度。

(9)康复治疗:应早期进行,并遵循个体化原则,制订短期和长期治疗计划,分阶段、因地制宜地选择治疗方法,对患者进行针对性体能和技能训练,降低致残率,增进神经功能恢复,提高生活质量。

(五)护理要点

1.常规护理

(1)一般护理:急性期不宜抬高患者床头,宜取头低位或放平床头,以改善头部的血液供应;恢复期枕头也不宜太高,患者可自由采取舒适的主动体位;应注意患者肢体位置的正确摆放,指导和协助家属被动运动和按摩患侧肢体,鼓励和指导患者主动进行有计划的肢体功能锻炼,如指导和督促患者进行Bobath握手和桥式运动,做到运动适度,方法得当,防止运动过度而造成肌腱牵拉伤。

(2)生活护理:卧床患者应保持床单位整洁和皮肤清洁,预防压疮的发生。尿便失禁的患者,应用温水擦洗臀部、肛周和会阴部皮肤,更换干净衣服和被褥,必要时洒肤疾散类粉剂或涂油膏以保护局部皮肤黏膜,防止出现湿疹和破损;对尿失禁的男患者可考虑使用体外导尿,如用接尿套连接引流袋等;留置导尿管的患者,应每日更换引流袋,接头处要避免反复打开,以免造成逆行感染,每4小时松开开关定时排尿,促进膀胱功能恢复。

(3)饮食护理:饮食以低脂、低胆固醇、低盐(高血压者)、适量糖类、丰富维生素为原则。少食肥肉、猪油、奶油、蛋黄、带鱼、动物内脏及糖果甜食等;多吃瘦肉、鱼虾、豆制品、新鲜蔬菜、水果和含碘食物,提倡食用植物油,戒烟酒。有吞咽困难的患者,药物和食物宜压碎,以利吞咽;教会患者用吸水管饮水,以减轻或避免饮水呛咳;进食时宜取坐位或半坐位,予以糊状食物从健侧缓慢喂入;必要时鼻饲流质,并按鼻饲要求做好相关护理。

(4)安全护理:对有意识障碍和躁动不安的患者,床铺应加护栏,以防坠床,必要时使用约束带加以约束。对步行困难、步态不稳等运动障碍的患者,应注意其活动时的安全保护,地面保持干燥平整,防湿防滑,并注意清除周围环境中的障碍物,以防跌倒;通道和卫生间等患者活动的场所均应设置扶手;患者如厕、沐浴、外出时需有人陪护。

2.常规护理

用药护理:告知药物的作用与用法,注意观察药物的疗效与不良反应,发现异常情况,及时报告医师处理。

(1)使用溶栓药物进行早期溶栓治疗需经CT扫描证实无出血灶,患者无出血。溶栓治疗的时间窗为症状发生后3小时或3~6小时以内。使用低分子量肝素、巴曲酶、降纤酶、尿激酶等药物治疗时可发生变态反应及出血倾向,用药前应按药物要求做好皮肤过敏试验,检查患者凝血机制,使用过程中应定期查血常规和注意观察有无出血倾向,发现皮疹、皮下瘀斑、牙龈出血或女患者经期延长等立即报告医师处理。

(2)应用血管药物时需缓慢静脉滴注,6～8滴/分,100mL液体通常需4～6小时滴完。如输液速度过快,极易引起面部潮红、头晕、头痛及血压下降等不良反应。前列腺素E滴速为10～20滴/分,必要时加利多卡因0.1g同时静脉滴注,可以减轻前列腺素E对血管的刺激,如滴注速度过快,则可导致患者头痛、穿刺局部疼痛、皮肤发红,甚至发生条索状静脉炎。葛根素连续使用时间不宜过长,以7～10天为宜。

(3)使用甘露醇脱水降颅内压时,需快速静脉滴注,常在15～20分钟内滴完,必要时还需加压快速滴注。滴注前需确定针头在血管内,因为该药漏在皮下,可引起局部组织坏死。甘露醇的连续使用时间不宜过长,因为长期使用可致肾功能损害和低血钾,故应定期检查肾功能和电解质。

(4)右旋糖酐40可出现超敏反应,使用过程中应注意观察患者有无恶心、苍白、血压下降和意识障碍等不良反应,发现异常及时通知医师并积极配合抢救。必要时,于使用前取本药0.1mL做过敏试验。

3.健康指导

(1)保持正常心态和有规律的生活,克服不良嗜好,合理饮食。

(2)康复训练要循序渐进,持之以恒,要尽可能做些力所能及的家务劳动,日常生活活动不要依赖他人。

(3)积极防治原发性高血压、糖尿病、高脂血症、心脏病。原发性高血压患者服用降压药时,要定时服药,不可擅自服用多种降压药或自行停药、换药,防止血压骤降骤升;使用降糖、降脂药物时,也需按医嘱定时服药。

(4)定期门诊复查,检查血压、血糖、血脂、心脏功能以及智力、瘫痪肢体、语言的恢复情况,并在医师的指导下继续用药和进行康复训练。

(5)如果出现头晕、头痛、视物模糊、言语不利、肢体麻木、乏力、步态不稳等症状时,请随时就医。

三、脑出血

脑出血(ICH)系指原发性非外伤性脑实质内出血,占急性脑血管病的20%～30%。急性期病死率为30%～40%,是病死率最高的疾病之一。多数脑出血发生在大脑半球,脑干和小脑出血占少数。

(一)病因与发病机制

最常见的病因是高血压并发细小动脉硬化。颅内动脉瘤、脑动静脉畸形、脑动脉炎、脑底异常血管网症、血液病、抗凝及溶栓治疗、淀粉样血管病、脑肿瘤细胞侵袭血管或肿瘤组织内的新生血管破裂出血等均可引起脑出血。目前认为持续的高血压可使脑内小动脉硬化,玻璃样变,形成微动脉瘤和夹层动脉瘤,当血压骤然升高时动脉瘤破裂出血。出血不仅引起病侧脑组织的破坏及周围脑组织严重水肿,脑体积增大,同时血液流入蛛网膜下隙,导致颅内压增高,严重者脑组织移位,形成脑疝。发病部位以基底节区最多见,主要因为供应此区的豆纹动脉从大脑中动脉呈直角发出,在原有病变的基础上,受到压力较高的血流冲击后容易导致血管破裂。

(二)临床表现

本病常发生于50~70岁,男性略多。冬春季易发。发病前常无预感,少数有头晕、头痛、肢体麻木和口齿不清等前驱症状。多在白天情绪激动、过度兴奋、劳累、用力排便或脑力紧张活动时发病。起病突然,往往在数分钟至数小时内病情发展至高峰。

1.全脑症状

因颅内压骤增所致,患者剧烈头痛、呕吐、意识障碍。意识障碍多表现为昏迷且持续时间长,血压明显升高,呼吸深沉带有鼾声,重则呈潮式呼吸或不规则呼吸,二便失禁。

2.局灶性神经受损表现

由于出血部位和出血量不同,临床表现各异,分述如下。

(1)壳核出血:最常见,占脑出血的50%~60%。最常累及内囊而出现典型的"三偏征",即出血灶对侧中枢性偏瘫、偏身感觉障碍及同向偏盲。内囊出血患者常有头和眼转向出血病灶侧,呈凝视"病灶状"。优势半球出血可有失语。此区出血病情轻重不一,出血量小(<30mL)时,临床症状轻,预后较好;出血量大(>30mL)时,临床症状重,可出现意识障碍和占位效应,也可引起脑疝,破坏丘脑下部及脑干,出现相应症状,甚至死亡。

(2)丘脑出血:占脑出血的20%。患者常出现丘脑性感觉障碍(对侧偏身深浅感觉减退、感觉过敏或自发性疼痛),丘脑性失语(言语缓慢而不清、重复语言、发音困难等),丘脑性痴呆(记忆力和计算力减退、情感障碍等)和眼球运动障碍(眼球向上注视麻痹等),出血侵及内囊可出现对侧肢体瘫痪,多为下肢重于上肢。

(3)脑干出血:约占10%,绝大多数为脑桥出血,极为凶险。常表现为突然发病,剧烈头痛、眩晕、复视、呕吐,一侧面部麻木等。出血常先从一侧开始,表现为交叉性瘫痪,头和眼转向非出血灶侧,呈"凝视瘫肢"状。大于5mL的出血多迅速波及两侧,出现双侧面部和肢体瘫痪、昏迷、瞳孔缩小呈针尖样但对光反射存在,持续高热,呼吸不规则,急性应激性溃疡。病情常迅速恶化,多数在24~48小时内死亡。

(4)小脑出血:约占脑出血的10%。通常神志清楚,首发症状为后枕部剧烈疼痛伴眩晕、共济失调,可出现频繁呕吐,一般不会出现肢体偏瘫症状。随着病情进展,当血肿增大压迫脑干或破入第四脑室时,可引起对侧偏瘫和枕骨大孔疝,患者很快昏迷、呼吸不规则或停止。小脑位于后颅窝,出血大于10mL即有手术指征。因此,凡疑为小脑出血应尽快头部CT证实,并积极进行手术治疗。

(5)脑叶出血:脑叶出血又称皮质下白质出血,发生率低,占脑出血的5%~10%。脑叶出血的部位以顶叶多见,以后依次为颞、枕、额叶,40%为跨叶出血。因为出血位置较为表浅、血肿一般较大,根据不同的部位以及出血量,临床表现较为复杂,可有肢体偏瘫、癫痫发作、失语、头痛、尿失禁、视野缺损等。

(6)脑室出血:占脑出血的3%~5%。原发性脑室出血较为少见,多见周围部位出血破入脑室。原发性脑室出血症状较为明显,如突发头痛、呕吐、颈强直等,似蛛网膜下隙出血;大量出血可很快进入昏迷，迅速死亡。

3.并发症

脑疝、呼吸道感染、上消化道出血、压疮。

（三）辅助检查

首选头颅 CT 扫描，脑出血发病后立即 CT 可显示高密度病灶。CT 还可动态观察脑出血的病理演变过程，指导临床治疗。MRI 可发现 CT 不能确定的脑干或小脑小量出血，能分辨病程 4～5 周后 CT 不能辨认的脑出血。怀疑有脑血管畸形或动脉瘤破裂的患者可做 DSA 检查明确诊断。在无条件做脑 CT 或 MRI 时，患者若无颅内压增高可慎重进行腰穿，脑脊液压力增高，呈均匀血性。有颅内压增高或有脑疝的可能时，应禁忌做腰穿。血尿常规、血糖、血尿素氮应列为常规检查。

（四）诊断要点

50 岁以上有高血压病史者，在情绪激动或体力活动是突然发病，迅速出现不同程度的意识障碍及颅内压增高症状，伴偏瘫、失语等体征，应考虑本病。CT 等检查可明确诊断。

（五）治疗要点

脑出血急性期治疗的主要原则是：防止再出血、控制脑水肿、维持生命功能和防治并发症。有条件的医院应建立卒中单元（SU），卒中患者均应收入 SU 治疗。

1.一般治疗

卧床休息，尽量减少不必要的搬动。保持呼吸通畅，吸氧，昏迷患者常需气管插管或气管切开。安置鼻饲管，以抽吸胃内容物，防止呕吐引起窒息。维持营养和水电解质平衡，预防感染等。予以心电监测，进行体温、血压、呼吸等生命体征的监测。

2.控制脑水肿，降低颅内压

这是脑出血急性期处理的一个重要环节。可选用：①20％甘露醇 125～250mL，快速静脉滴注，3～4 次/天；②病情比较平稳是可用甘油果糖 250mL 静脉滴注，1～2 次/天。③呋塞米 20～40mg 肌内注射或缓慢静脉注射，1～2 次/天。

3.调控血压

脑出血患者急性期血压会反射性升高，是由于脑出血后颅内压增高，为保证脑组织供血的代偿性反应。当颅内压下降时血压也随之下降。因此，脑出血急性期一般不应用降压药物降血压。当收缩压超过 200mmHg 或舒张压超过 110mmHg 时，可适当给予温和的降压药物如硫酸镁等。急性期后，血压仍持续过高时可系统地应用降压药。

4.止血药和凝血药

仅用于并发消化道出血或有凝血障碍时，常用药物有 6-氨基己酸、对羟基苄胺、胺甲环酸、酚磺乙胺、仙鹤草素等，应激性溃疡导致消化道出血时，西咪替丁、奥美拉唑等静脉滴注，对预防和控制消化道出血有较好效果。

5.手术治疗

对大脑半球出血量在 30mL 以上和小脑出血量在 10mL 以上，均可考虑手术治疗，开颅清除血肿。但发病后深昏迷患者、双瞳扩大、生命体征趋于衰竭者，或有心、肺、肾功能严重损害或消化道出血者不宜手术。

蛛网膜下隙出血(SAH)是各种原因引起出血、血液直接流入蛛网膜下隙的总称,分原发性或自发性 SAH、继发性 SAH。原发性 SAH 是指脑底部或脑及脊髓表面血管破裂流入蛛网膜下隙;继发性 SAH 是脑实质、脑室出血和硬膜下血管破裂,血液穿破脑组织和蛛网膜流入蛛网膜下隙;还有外伤性 SAH。SAH 约占急性脑卒中 10%,占出血性脑卒中 20%,年发病率 5~20/10 万。

(六)护理要点

1.常规护理

(1)一般护理:患者绝对卧床休息 4 周,抬高床头 15°~30°,以促进脑部静脉回流,减轻脑水肿;取侧卧位或平卧头侧位,防止呕吐物反流引起误吸。脑出血急性期患者应尽量就地治疗,避免不必要的搬动,并注意保持病房安静,严格限制探视。翻身时,注意保护头部,动作宜轻柔缓慢,以免加重出血,避免咳嗽和用力排便。神经系统症状稳定 48~72 小时后,患者即可开始早期康复锻炼,但应注意不可过度用力或憋气。恢复期的康复训练不可急于求成,应循序渐进、持之以恒。

(2)饮食护理:急性期患者给予高蛋白、高维生素、高热量饮食,并限制钠盐摄入(<3g/d)。有意识障碍、消化道出血的患者宜禁食 24~48 小时,然后酌情给予鼻饲流质,如牛奶、豆浆、藕粉、蒸蛋或混合匀浆等,4~5 次/日,每次约 200mL。恢复期患者应给予清淡、低盐、低脂、适量蛋白质、高维生素食物,戒烟酒,忌暴饮暴食。

(3)心理护理:主动关心患者与家属,耐心介绍病情及预后,消除其紧张焦虑、悲观抑郁等不良情绪,保持患者及家属情绪稳定,积极配合抢救与治疗。

2.专科护理

(1)症状护理

①对神志不清、躁动或有精神症状的患者,床应加护栏,并适当约束,防止跌伤。

②注意保持呼吸道通畅。及时清除口鼻分泌物,协助患者轻拍背部,以促进痰痂的脱落排出,但急性期应避免刺激咳嗽,必要时可给予负压吸痰、吸氧及定时雾化吸入。

③协助患者完成生活护理。按时翻身,保持床单干燥整洁,保持皮肤清洁卫生,预防压疮的发生;如有闭眼障碍的患者,应涂四环素眼膏,并用湿纱布盖眼,保护角膜;昏迷和鼻饲患者应做好口腔护理,2 次/日。有尿便失禁的患者,注意及时用温水擦洗外阴及臀部,保持皮肤清洁、干燥。

④有吞咽障碍的患者,喂饭喂水时不宜过急,遇呕吐或反呛时应暂停喂食喂水,防止食物呛入气管引起窒息或吸入性肺炎,对昏迷等不能进食的患者可酌情予以鼻饲流质。

⑤注意保持瘫痪肢体功能位置,防止足下垂,被动运动关节和按摩患肢,防止手足挛缩、变形及神经麻痹,病情稳定后应尽早开始肢体功能锻炼和语言康复训练,以促进神经功能的早日康复。

⑥中枢性高热的患者先行物理降温,如温水擦浴、酒精浴、冰敷等,效果不佳时可给予退热药,并注意监测和记录体温的情况。

(2)用药护理

①颅内高压使用 20%甘露醇静脉滴注脱水时,要保证绝对快速输入,20%的甘露醇 100~

500mL 要在 15～30 分钟内滴完，注意防止药液外漏，并注意尿量与血电解质的变化，尤其应注意有无低血钾发生。患者每日补液量可按尿量加 500mL 计算，在 1500～2000mL 以内，如有高热、多汗、呕吐或腹泻者，可适当增加入液量。每日补钠 50～70mmol/L，补钾 40～50mmol/L。防止低钠血症，以免加重脑水肿。

②严格遵医嘱服用降压药，不可骤停和自行更换，亦不宜同时服用多种降压药，避免血压骤降或过低致脑供血不足。应根据患者的年龄、基础血压、病后血压等情况判定最适血压水平，缓慢降压，不宜使用强降压药（如利舍平）。

③用地塞米松消除脑水肿时，因其易诱发上消化道应激性溃疡，应观察有无呃逆、上腹部饱胀不适、胃痛、呕血、便血等，注意胃内容物或呕吐物的性状，以及有无黑便；鼻饲流质的患者，注意观察胃液的颜色是否为咖啡色或血性，必要时可做隐血试验检查，如发现异常及时通知医师处理。

④躁动不安的患者可根据病情给予小量镇静、镇痛药；患者有抽搐发作时，可用地西泮静脉缓慢注射，或苯妥英钠口服。

3.健康指导

(1)避免情绪激动，去除不安、恐惧、愤怒、抑郁等不良情绪，保持正常心态。

(2)给予低盐低脂、适量蛋白质、富含维生素与纤维素的清淡饮食，多吃蔬菜、水果，少食辛辣刺激性强的食物，戒烟酒。

(3)生活有规律，保持排便通畅，避免排便时用力过度和憋气。

(4)坚持适度锻炼，避免重体力劳动。如坚持做保健体操、慢散步、打太极拳等。

(5)尽量做到日常生活自理，康复训练时注意克服急于求成的心理，做到循序渐进、持之以恒。

(6)定期复查血压、血糖、血脂、血常规等项目，积极治疗原发性高血压、糖尿病、心脏病等原发疾病。如出现头痛、呕吐、肢体麻木无力、进食困难、饮水呛咳等症状时需及时就医。

四、蛛网膜下腔出血

(一)病因及发病机制

蛛网膜下腔出血最常见的病因为颅内动脉瘤(占 50%～80%)破裂，其中先天性粟粒样动脉瘤约占 75%，还见高血压、动脉粥样硬化所致梭形动脉瘤及感染所致真菌性动脉瘤。其次是血管畸形(约占 10%)，其中动静脉畸形占血管畸形 80%。其他如颅内肿瘤、垂体卒中、血液病、各种感染所致的脑动脉炎、脑基底异常血管网病、颅内静脉系统血栓和抗凝治疗的并发症等。另约 10%患者病因不明。

粟粒样动脉瘤可能与遗传和先天发育缺陷有关。炎症动脉瘤是由动脉炎或颅内炎症引起的血管壁病变。脑动静脉畸形是发育异常形成的畸形血管团。其他：如肿瘤或转移癌侵蚀血管，引起血管壁病变。当重体力劳动、情绪变化、血压突然升高、饮酒或酗酒时，瘤壁或管壁破裂，血液进入蛛网膜下腔，可引起颅内压增高，甚至因脑推移压迫脑干而骤死；血液的刺激也可发生无菌性脑膜炎，因蛛网膜粘连，阻碍脑脊液循环和吸收，出现不同程度的脑积水；流入蛛网膜下隙的血液直接刺激血管或血细胞,破坏产生多种血管收缩物质刺激血管,使部分患者发生血管痉挛,患者出现剧烈的头痛。

(二)临床表现

SAH临床表现差异大,轻者可无明显临床症状和体征,重者可突发昏迷甚至死亡。先天性动脉瘤破裂多见于中青年患者,老年病者以动脉硬化多见。常由于突然用力或情绪兴奋等诱因,数分钟内患者出现剧烈头痛,呕吐、面色苍白、全身冷汗,半数患者可伴不同程度的意识障碍,部分患者可出现精神症状,如欣快、谵妄和幻觉等,或有痫性发作、失语、轻偏瘫、视野缺损等,部分患者可见眼底出血。

最具特征性的体征为颈项强直、Kerning(+)等脑膜刺激征。后交通动脉的动脉瘤破裂可出现一侧动眼神经麻痹,个别重症患者可很快进入深昏迷,出现去大脑强直。因脑疝形成而迅速死亡。

再出血是SAH主要急性并发症,在病情稳定后再次出现临床症状加重,使病情恶化,死亡率增加一倍。脑血管痉挛是另一并发症,其严重程度与出血量相关,常表现为波动性轻偏瘫或失语,是死亡和致残的重要原因。SAH患者有不同程度脑积水并发症,急性脑积水轻者表现嗜睡、短时记忆受损、下肢腱反射亢进等体征,严重者引起颅内高压,甚至脑疝。亚急性脑积水表现隐匿出现痴呆、步态异常和尿失禁。

(三)实验室及其他检查

(1)头颅CT、MRI是诊断SAH首选方法,CT、MRI显示蛛网膜下隙内高密度影可确诊。

(2)腰椎穿刺脑脊液(CSF)检查:若CT扫描不能确诊,可行CSF检查(12小时后),注意与穿刺误伤鉴别。若脑脊液压力增高,肉眼观察为均匀一致血性,镜检可见大量红细胞,可提供SAH诊断重要依据。若无再出血,1周后脑脊液内的红细胞大部分溶解,2~3周后可找到较多的含铁血黄素吞噬细胞。

(3)病因检查:有血常规、凝血功能、肝功能等血液检查;TCD;确定蛛网膜下隙出血病因诊断的最有意义的辅助检查是脑血管造影。目前常用的磁共振血管显像(MRA)和数字减影全脑血管造影。

(四)治疗要点

蛛网膜下隙出血的治疗原则:制止再出血,降低颅内压、防止血管痉挛,减少并发症,查找出血原因、治疗原发病和预防复发。

1.内科治疗

(1)一般治疗:监护生命体征、降低颅内压,维持水、电解质酸碱平衡,维持呼吸循环功能,加强营养支持、预防感染、防止并发症。

(2)SAH引起的颅内压增高:临床常用20%甘露醇、呋塞米、白蛋白等脱水降颅压,颅内高压征象明显有脑疝趋势者,可行脑室引流。

(3)预防再出血:6-氨基己酸(EACA);立止血;酚磺乙胺等。

(4)预防血管痉挛:临床常用钙通道拮抗药,如急性期尼莫同静脉泵入,恢复期尼莫地平口服。

(5)放脑脊液疗法:腰椎穿刺放出少量脑脊液(10~20mL),以缓解头痛,减少出血引起的脑膜刺激症状。为防止脑疝,此法需慎重。

2.手术治疗

(1)动脉瘤:常采用瘤颈夹闭术、瘤切除术、瘤体栓塞术。

(2)动静脉畸形:可采用整块切除术、供血动脉结扎术、血管内介入栓塞或 γ 刀治疗。

(五)护理要点

1.常规护理

(1)一般护理:头部稍抬高(15°～30°),以减轻脑水肿;尽量少搬动患者,避免振动其头部;即使患者神志清楚,无肢体活动障碍,也必须绝对卧床休息 4～6 周,在此期间,禁止患者洗头、如厕、淋浴等一切下床活动;避免用力排便、咳嗽、喷嚏,情绪激动,过度劳累等诱发再出血的因素。

(2)饮食护理:给予清淡易消化、含丰富维生素和蛋白质的饮食,多食蔬菜水果。避免辛辣等刺激性强的食物,戒烟酒。

(3)心理护理:关心患者,耐心告知病情、特别是绝对卧床与预后的关系,详细介绍 DSA 检查的目的、程序与注意事项,鼓励患者消除不安、焦虑、恐惧等不良情绪,保持情绪稳定,安静休养。

2.专科护理

(1)安全护理:对有精神症状的患者,应注意保持周围环境的安全,对烦躁不安等不合作的患者,床应加护栏,防止跌床,必要时遵医嘱予以镇静。有记忆力、定向力障碍的老年患者,外出时应有人陪护,注意防止患者走失或其他意外发生。

(2)头痛护理:注意保持病室安静舒适,避免声、光刺激,减少探视,指导患者采用放松术减轻疼痛,如缓慢深呼吸、听轻音乐、全身肌肉放松等。必要时可遵医嘱给予镇痛药。

(3)运动和感觉障碍的护理:应注意保持良好的肢体功能位,防止足下垂、爪形手、髋外翻等后遗症,恢复期指导患者积极进行肢体功能锻炼,用温水擦洗患肢,改善血液循环,促进肢体知觉的恢复。

(4)用药护理:告知药物的作用与用法,注意观察药物的疗效与不良反应,发现异常情况,及时报告医师处理。

①使用 20%甘露醇脱水治疗时,应快速静脉滴注,并确保针头在血管内。

②尼莫地平静脉滴注时常刺激血管引起皮肤发红和剧烈疼痛,应通过三通阀与 5%葡萄糖注射液或生理盐水溶液同时缓慢滴注,5～10mL/h,并密切观察血压变化,如果出现不良反应或收缩压<90mmHg,应报告医师适当减量、减速或停药处理;如果无三通阀联合输液,一般将 50mL 尼莫地平针剂加入 5%葡萄糖注射液 500mL 中静脉滴注、速度为 15～20 滴/分,6～8 小时输完。

③使用 6-氨基己酸止血时应特别注意有无双下肢肿胀疼痛等临床表现,谨防深静脉血栓形成,有肾功能障碍者应慎用。

3.健康指导

(1)预防再出血:告知患者情绪稳定对疾病恢复和减少复发的意义,使患者了解,并能遵医嘱绝对卧床并积极配合治疗和护理。指导家属关心、体贴患者,在精神和物质上对患者给予支持,减轻患者的焦虑、恐惧等不良心理反应。告知患者和家属再出血的表现,发现异常,及时就诊。女性患者 1～2 年内避免妊娠和分娩。

(2)疾病知识指导:向患者和家属介绍疾病的病因、诱因、临床表现、应进行的相关检查、病程和预后、防治原则和自我护理的方法。SAH 患者一般在首次出血后 3 天内或 3～4 周后进行 DSA 检查,以避开脑血管痉挛和再出血的高峰期。应告知数字减影血管造影的相关知识,使患者和家属了解进行 DSA 检查以明确和去除病因的重要性,积极配合。

第十二节　癫痫

癫痫是多种原因导致脑部神经元高度同步化异常放电的临床综合征,临床表现具有发作性、短暂性、重复性、刻板性的特点。是神经系统中仅次于脑血管病的第二大疾病,一般人群年发病率(50～70)/10 万,患病率约 0.5％。

一、病因及发病机制

(一)病因

1.原发性癫痫

又称特发性癫痫,至今尚无脑部器质性损害的病理变化或代谢异常的证据,多数患者在儿童或青年期首次发病,可能与遗传因素密切相关。

2.继发性癫痫

又称症状性癫痫,占癫痫的大多数,是由脑部器质性病变和代谢疾病所引起的,可发生于各个年龄组。引起继发性癫痫的常见疾病有:①脑部疾病:先天性或发育异常性脑病、颅脑损伤、中枢神经系统感染、脑寄生虫病、脑血管疾病、颅内肿瘤等;②全身性疾病:各种原因引起的脑缺氧后遗症、儿童期的发热惊厥、中毒性脑病,内科疾病的神经系统并发症等。

(二)影响癫痫发作的因素

1.遗传因素

在原发性癫痫的近亲中,癫痫的患病率为 1％～6％,在症状性癫痫的近亲中,癫痫的患病率为 1.5％,都高于一般人群。遗传学研究发现这与患者的常染色体基因突变有关。

2.环境因素

癫痫的发生与年龄、内分泌、睡眠等环境因素有关;饥饿、暴食、疲劳、感情冲动、代谢紊乱等可诱发癫痫;部分患者在闪光、音乐、下棋、阅读、沐浴、刷牙等特定的条件下发作。

(三)发病机制

迄今为止尚未完全阐明。可能与脑内的兴奋性递质——谷氨酸和天门冬氨酸显著增加时,使钙离子和钠离子进入神经元,破坏了正常的神经细胞膜电位的稳定,出现异常的过度同步的放电现象有关。

二、临床表现

癫痫的表现极为多样,并都具有短暂性、刻板性、间歇性、反复发作的特征。可分为痫性发作和癫痫症两方面。

（一）痫性发作

痫性发作可表现为不同程度的运动、感觉、意识、行为、自主神经障碍，或兼而有之。每次发作或每种发作称之为痫性发作。

1.部分性发作

为痫性发作最常见的类型，发作起始症状和脑电图特点均提示起于一侧脑结构，也可以扩散至两侧。可分为：①单纯部分发作，又可分为部分性运动性发作、体觉性发作或特殊感觉性发作、自主神经性发作和精神性发作等。部分性运动性发作时局部肢体的抽搐大多见于一侧口角、眼睑、手指或足趾，也可涉及整个一侧面部和一个肢体的远端。如局部抽搐持续数小时或数日，则称为持续性部分性癫痫。②复杂部分性发作，伴有意识障碍，表现为遗忘症、自动症、精神运动性发作等。③部分性发作继发为全面性强直-阵挛发作。

2.全面性发作

可有失神发作、肌阵挛发作、阵挛性发作、强直性发作、强直-阵挛发作多种发作类型。

全面强直-阵挛发作（GTCS），开始即累及两侧脑结构，伴有两侧对称的运动症状和意识改变。全面强直-阵挛发作以全身对称性抽搐和意识丧失为特征。其发作经过可分为3期：强直期、阵挛期和惊厥后期。

（1）强直期：突发意识丧失，全身骨骼肌持续收缩、眼球上窜、喉肌痉挛，发出叫声。口部先强张后突闭，可咬破舌头。颈部和躯干先屈曲后反张，上肢先上举、后旋变为内收、前旋，下肢自屈曲转为伸直。常持续10~20秒后转入阵挛期。

（2）阵挛期：不同肌群强直和松弛交替出现，由肢端延及全身。阵挛频率逐渐减慢，松弛期逐渐延长，持续0.5~1分钟。最后1次强直痉挛后抽搐停止，进入痉挛后期。

以上两期都出现心率增快，血压升高，汗、唾液和支气管分泌物增多，瞳孔散大等自主神经征象。瞳孔对光反射及深浅反射消失，病理征出现以及呼吸暂停、缺氧导致皮肤发绀。

（3）惊厥后期：阵挛期后，尚有短暂的强直痉挛，造成牙关紧闭和大小便失禁。首先恢复呼吸，口鼻喷出泡沫和血沫，心率、血压、瞳孔等相继恢复正常，意识逐渐恢复。自发作开始至意识恢复5~10分钟。醒后觉头痛、疲乏，对抽搐过程全无记忆。一些患者意识障碍减轻后进入昏睡状态。若在短期内强直-痉挛频繁发作，发作间歇期意识或神经功能未恢复至正常水平；或癫痫发作持续30分钟以上未自行停止，称为癫痫持续状态。

（二）癫痫症

有一种或数种发作类型而且反复发作者即为癫痫症。发作的类型可分为部分性癫痫症和全面性癫痫症；任何一种发作类型就其发病的原因，又分为特发性和症状性癫痫。部分性癫痫多为儿童期癫痫。有部分性发作和局灶性脑电图异常，无神经系统体征和智能缺陷，常有家族史，与痫性发作不尽相同，但每个病儿的症状相当固定；继发性部分性癫痫因不同的病灶部位可出现不同类型的发作，并均可继发为全面性阵挛-强直性发作。

三、辅助检查

1.脑电图

脑电图检查对癫痫的诊断及分型具有十分重要意义。脑电图记录可以发现棘波、尖波、棘漫综合波以及爆发活动等癫痫样波。脑电图的线性活动可由过度换气、闪光刺激和药物诱发，也可被大剂量抗癫痫药物所压抑。

2.长程脑电

即 24 小时脑电图。临床适用 1 天内发作较多并有特征性脑电图变化患者。

3.视频脑电

临床对癫痫诊断及致痫灶定位帮助很大。

4.脑磁图

是国内近年新开展检查项目，目前对癫痫临床诊断及致痫灶定位帮助最大。

5.神经影像学检查

CT、MRI 检查可发现脑部器质性病变。

四、治疗原则

1.发作时治疗

当患者处于全身抽搐和意识丧失时，以保安全、预防外伤和其他并发症为主，而不是立即用药，因为任何药物已无法控制本次发作，而且可能药物尚未准备好，此次发作已经停止。

2.发作间歇期治疗

癫痫患者发作间歇期应定时服用抗癫痫药物以预防再发作。药物治疗的原则为：①药物剂量由小到大，逐步增加，用血液浓度监测有效剂量；②一个首选药物增加到有效血液浓度仍不能控制发作，或因不良反应而不能继续应用时应撤换，改用次选药物。撤换时一增一减，也需缓慢，至少 1 周时间；③应避免常规地同时使用多种药物，因为抗癫痫药物间常有相互影响；④治疗的终止：全面强直-痉挛发作和单纯部分性发作在完全控制 2～5 年后，脑电图随访痫性活动消失者可以开始停药；停药必须缓慢减量，停药过程中可参考脑电图的变化，病程越长，剂量越大，用药越多，停药越缓慢，整个过程一般不少于 1～2 年；⑤偶尔发病、脑电图异常而临床无癫痫症状和 5 岁以下、每次发作均有发热的儿童，一般不服用抗癫痫药物。

3.癫痫持续状态的治疗

应在给氧、防护的同时从速制止发作，并及时纠正酸碱失衡、电解质紊乱和脑水肿。可选用下列抗癫痫药物制止发作。

(1)地西泮 10～20mg，静脉注射，速度不超过每分钟 2mg，无效改用其他药物；有效而复发者可在 30 分钟后重复注射，或将地西泮 100～200mg 溶于 5％葡萄糖溶液 500mL 中，于 12 小时内缓慢静脉滴注。

(2)苯妥英钠 10～20mg/kg 稀释于生理盐水 20～40mL 做静脉注射，速度不超过 50mg/min。

(3)异戊巴比妥钠 0.5g 溶解于注射用水 10mL 做静脉注射，速度不超过 0.1g/min。应注意有无呼吸抑制和血压降低。

(4)10％水合氯醛 20～30mL 保留灌肠。

五、护理要点

1.环境护理

(1)室外环境保持安静,门窗隔音;病房应远离嘈杂的街道、闹市、噪声轰鸣的工厂和车间。探视时应限制家属人数。

(2)室内光线柔和、无刺激;地方宽敞、无障碍,墙角设计为弧形,墙壁有软壁布包装,地面铺软胶地毯;床间距应在 6m 以上,床两侧有套包裹的护栏,有轮床应四轮内固定。危险物品远离患者,如床旁桌上不能放置暖瓶、热水杯等。

2.癫痫发作时及发作后的安全护理

(1)癫痫发作时的安全护理:当患者癫痫突然大发作时切记不要离开患者,应边采取保护措施边大声呼叫他人赶来共同急救。步骤为:①正确判断:若患者出现异样或突然意识丧失,首先要迅速判断是否是癫痫发作,这段时间应在一瞬间,与此同时给予急救。②保持呼吸道通畅:解开患者的衣扣、领带、裤带,使其头偏向一侧且下颌稍向前,有分泌物者清理呼吸道分泌物;有活动性义齿取下。③安全保护:立即给患者垫牙垫,或将筷子、纱布、手绢等随时拿到的用品置于患者口腔一侧上、下臼齿之间;如患者是在动态时发作,陪伴者应抱住患者缓慢就地放倒;适度扶住患者手、脚以防自伤及碰伤;切忌紧握患者肢体及按压胸部,防止给其造成人为外伤和骨折。④遵医嘱给药对症护理。

(2)癫痫大发作后缓解期的安全护理:密切观察患者的意识状态、瞳孔恢复情况,有无头痛、疲乏或自动症;保持呼吸道通畅;给予吸氧,纠正缺氧状态;协助患者取舒适体位于床上,并加用护栏,防止坠床;室内、外保持安静,减少护理治疗操作对患者的打扰,保证患者充足的睡眠、休息;保证患者床单位清洁、干燥。

3.预防性安全护理

(1)定时正确评估:预见性观察与判断是防止患者发生意外的关键。

入院时一定按评估内容仔细询问知情人(患儿父母、成人配偶等)患者癫痫发作史,根据患者癫痫病史掌握患者的临床表现,分析发作规律,预测容易发作的时间。

入院后注意观察患者的异常行为,有些精神障碍发生在痉挛发作前数小时至数天,主要表现为情感和认知改变,如焦虑、紧张、易激惹、极度抑郁、激越、淡漠、思维紊乱、语言不连贯或一段时间的愚笨等;有些精神障碍既可是癫痫发作的先兆也可单独发生,如幻觉、看见闪光、听见嗡嗡声;记忆障碍、似曾相识;思维障碍表现为思维中断、强制性思维;神经性内脏障碍、自主神经障碍等。护理人员通过和患者沟通交流,耐心倾听患者的表达,仔细观察其行为,预见性判断患者有无危险,并采取安全保护措施。

(2)使用防止意外发生的警示牌:通过评估,对有癫痫发作史、外伤史的患者,在室内床头显著位置示"谨防摔倒、小心舌咬伤、小心跌伤"等警示牌警示,随时提醒患者本人、家属、医务人员患者有癫痫发作的可能,时刻做好防止发生意外的准备。

(3)使用防护用具:患者到病室外活动或到相关科室做检查时要佩戴安全帽、随身携带安全卡(注明患者姓名、年龄、所住病区、诊断);患者床旁应配有振动感应碰铃,供患者独自就寝癫痫突然发作时呼救别人之用;床旁桌抽屉中备有特制牙垫,为防止癫痫发作时舌咬伤之用。

4.对攻击性行为的护理

易激惹、易冲动及性格改变是癫痫伴发精神障碍患者最突出的特点,而且此类患者的攻击行为往往出现突然,且无目的、攻击工具常随手而得,因而造成防范的困难。护理手段:①对新入院的患者询问病史、病情、既往有无攻击行为,对在病区内出现的攻击行为应认真记录,尤其对有严重攻击行为的患者应作为护理的重点并设专人看管。②严重的攻击行为可能仅仅起因于小小的争吵,及时处理是预防攻击行为的重要环节;发现患者间有矛盾时,为了避免冲突升级,在劝架时应表面上"偏向"容易出现攻击行为的一方,待双方情绪稳定下来之后再从心理上解决患者之间的问题;切忌当着两个患者的面讲谁是谁非。③对爱管事的病友,应教育他们讲话和气,不用暴力或不文明的方式管制病友。④发现有不满情绪时,鼓励患者讲出自己的不满而使其情绪得到宣泄,以免引发冲动行为。⑤在与患者接触交谈时,要讲究语言艺术,要设法满足其合理要求,与共建立良好的护患关系。⑥对有妄想幻觉的患者,可采取转移其注意力暂时中断妄想思维的方法,帮助患者回到现实中来,并根据妄想幻觉的内容,预防各种意外。

5.用药护理

向患者和家属强调遵医嘱长期甚至终身用药的重要性,告知患者和家属少服或漏服药物可能导致癫痫发作、成为难治性癫痫或发生癫痫持续状态的危险性。向患者和家属介绍用药的原则、所用药物的常见不良反应和应注意问题,在医护人员指导下增减剂量和停药。于餐后服用,以减少胃肠道反应。用药前进行血、尿常规和肝、肾功能检查,用药期间监测血药浓度并定期复查相关项目,以及时发现肝损伤、神经系统损害、智力和行为改变等严重不良反应。向患者和家属说明能否停药及何时停药取决于所患疾病的类型、发作已控制时间及减量后反应等。勿自行减量、停药和更换药物。

6.手术前治疗的护理

(1)手术前定位:精确地寻找出致痫区,明确其部位和范围;手术时尽可能做到全部切除致痫区,又不至于产生严重的神经功能障碍,才能达到癫痫手术的预期效果。

(2)术前教育:简单讲解术式和术中术后的配合。

(3)术前准备:术前一天头颅特殊备皮,依照患者血型配血,对术中、术后应用的抗生素遵医嘱做好皮试;嘱患者术前晚9点开始禁食、水、药;嘱患者注意搞好个人卫生,并在术前晨起为患者换好干净衣服。

(4)患者离开病房后为其备好麻醉床、无菌小巾、一次性吸氧管、心电监护仪、多导生理仪。

7.手术后治疗的护理

(1)交接患者:术中是否顺利、有无特殊情况发生、术后意识状态、伤口情况、头部硬膜外及硬膜下引流情况等。

(2)安置患者于麻醉床上,使其头偏向一侧,保持呼吸道通畅,必要时吸痰,且禁食、禁水、禁药。

(3)多导生理仪、颅脑生命体征监测24小时,每2小时记录1次;并给患者持续低流量吸氧,保证脑氧供应。

(4)给予留置导尿,并记录出入量。

(5)术后观察并发症,患者可能合并严重脑水肿、颅内血肿、感染等,引起的一系列神经系统症状。因此,术后要密切观察头颅埋电极点有无渗出液;有无头痛、高热、恶心呕吐、高颅压症状;有无痫性发作及发作次数;有无语言障碍、偏瘫;有无精神障碍等病情变化。

(6)术后观察头部硬膜外及硬膜下引流液的量、颜色、性质并定时做详细记录。

(7)术后遵医嘱给予补液、抗炎、止血、脱水、健脑、处理并发症等治疗。

8.心理护理

癫痫需要坚持数年不间断的正确服药,部分患者需终身服药,一次少服或漏服可能导致癫痫发作,甚至成为难治性癫痫和发生癫痫持续状态。抗癫痫药物均有不同程度的不良反应,长期用药加之疾病的反复发作,为患者带来沉重的精神负担,易产生紧张、焦虑、抑郁、淡漠、易激惹等不良心理问题。护士应仔细观察患者的心理反应,关心、理解、尊重患者,鼓励患者表达自己的心理感受,指导患者面对现实,采取积极的应对方式,配合长期药物治疗。

9.健康指导

(1)疾病知识指导:向患者和家属介绍疾病及其治疗的相关知识和自我护理的方法。患者应充分休息,环境安静适宜,养成良好的生活习惯,注意劳逸结合。给予清淡饮食,少量多餐,避免辛辣刺激性食物,戒烟酒。告知患者避免劳累、睡眠不足、饥饿、饮酒、便秘、情绪激动、妊娠与分娩、强烈的声光刺激、惊吓、心算、阅读、书写、下棋、外耳道刺激、长时间看电视、洗浴等诱发因素。

(2)用药指导与病情监测:告知患者遵医嘱坚持长期、规律用药,切忌突然停药、减药、漏服药及自行换药,尤其应防止在服药控制发作后不久自行停药。如药物减量后病情有反复或加重的迹象,应尽快就诊。告知患者坚持定期复查,首次服药后5~7天查抗癫痫药物的血药浓度,每3个月至半年复查1次;每月检查血常规和每季检查肝、肾功能,以动态观察抗癫痫药物的血药浓度和药物不良反应。当患者癫痫发作频繁或症状控制不理想,或出现发热、皮疹时应及时就诊。

(3)安全与婚育:告知患者外出时随身携带写有姓名、年龄、所患疾病、住址、家人联系方式的信息卡。在病情未得到良好控制时,室外活动或外出就诊时应有家属陪伴,佩戴安全帽。患者不应从事攀高、游泳、驾驶等在发作时有可能危及自身和他人生命的工作。特发性癫痫且有家族史的女性患者,婚后不宜生育,双方均有癫痫,或一方有癫痫,另一方有家族史者不宜结婚。

第十三节　帕金森

一、定义

特发性帕金森病(PD)或震颤麻痹是中老年常见的神经系统变性疾病,以静止性震颤、肌强直及运动障碍为主要临床表现。多缓慢起病,逐渐加重。病变主要在黑质和纹状体。其他疾病累及锥体外系统也可引起同样的临床表现者,则称之为震颤麻痹综合征或帕金森综合征。由 James Parkinson 首先描述。65 岁以上人群患病率为 1000/10 万,随年龄增高,男性稍多于女性。

二、病因及发病机制

特发性帕金森病的病因和发病机制十分复杂,仍未彻底明了,可能与下列因素有关:

1.遗传

绝大多数 PD 患者为散发性,约 10% 的患者有家族史,呈不完全外显的常染色体显性遗传或隐性遗传。在某些年轻患者(<40 岁)中遗传因素可能起重要作用。目前分子遗传学研究证明导致帕金森病重要致病基因有:①a-突触核蛋白为 PARK1 基因,位于 4 号染色体长臂 4q21-23;②Parkin 基因,又称 PARK2 基因,定位于 6 号染色体长臂 6q25.2-27;③泛素蛋白 C 末端水化酶-L1 为 PARK5 基因突变,位于 4 号染色体短臂 4p14-15;④Dj-1 基因,为 PARK7 基因,定位于 1 号染色体 1p36。PINK1 基因,亦被认为是家族性帕金森病的可能致病基因。

2.环境因素

环境中的工业或农业毒素可能是 PD 发病的危险因素。嗜神经毒 1-甲基-4-苯基-1,2,3,6.四氢吡啶(MPTP)可选择性引起黑质线粒体呼吸链 NADH-CoQ 还原酶(复合物 1)活性,使 ATP 生成减少,自由基生成增加,导致 DA 能神经元变性死亡。

3.年龄老化

PD 常见于 50 岁以上中老年人,40 岁以前很少发病,提示年龄增长与发病有关。研究发现自 30 岁以后,黑质 DA 能神经元、酪氨酸羟化酶(TH)和多巴脱羧酶(DDC)活力、纹状体 DA 递质水平随年龄增长逐渐减少。实际上,只有当黑质多巴胺能神经元数目减少 50% 以上,纹状体多巴胺递质含量减少 80% 以上,才会出现帕金森病的运动障碍。正常神经系统老化并不会达到这一水平,故年龄老化只是 PD 发病的促发因素。

三、临床表现

PD 多于 50 岁以后发病,偶有 20 岁以上发病。起病隐匿,缓慢进展。临床主要表现为震颤、肌强直、运动迟缓及姿势障碍等,发展的顺序各患者之间不尽相同,大多数患者已有震颤或运动障碍数月甚至几年后才引起重视。

1.震颤

震颤是帕金森病常见的首发症状,约 75% 患者首先出现该症状。震颤是由于肢体的协调肌与拮抗肌连续发生节律性的收缩与松弛所致。帕金森病典型的震颤为静止性震颤,即患者在安静状态或全身肌肉放松时出现,甚至表现更明显。震颤频率为 4～6Hz,常最先出现于一侧上肢远端,拇指与屈曲的食指间呈"搓丸样"震颤,随着病情的发展,震颤渐波及整个肢体,甚至影响到躯干,并从一侧上肢扩展至同侧下肢及对侧上下肢,下颌、口唇、舌及头部一般最后受累。上、下肢均受累时;上肢震颤幅度大于下肢。只有极少数患者震颤仅出现于下肢。

静止性震颤是一种复合震颤,常伴随着交替的旋前-旋后和屈曲-伸展运动,而且不会单纯以一种形式出现,通常是可变的。发病早期,静止性震颤具有波动性;至后期震颤在随意运动时仍持续存在,情绪激动、焦虑或疲劳时震颤加重,但在睡眠或麻醉时消失。目前,肌电图、三维加速测量计等技术可用于观察震颤的节律与频率,但尚无一项技术可作为客观评估震颤的标准。少数患者,尤其是70岁以上发病可不出现震颤。部分患者可合并姿势性震颤。

2.强直

强直是指锥体外系病变而导致的协同肌和拮抗肌的肌张力同时增高。患者感觉关节僵硬以及肌肉发紧。检查时因震颤的存在与否可出现不同的结果。当关节做被动运动时,各方向增高的肌张力始终保持一致,使检查者感到有均匀的阻力,类似弯曲软铅管时的感觉,故称"铅管样强直";如患者合并有震颤,在被动运动肢体时感到有均匀的顿挫感,如齿轮在转动一样,称为"齿轮样强直"。僵直不同于锥体束损害时出现的肌张力增高(强直),不伴腱反射亢进,病理反射阴性,关节被动活动时亦无折刀样感觉。

强直可累及四肢、躯干、颈部和头面部肌肉,而呈现特殊的姿势。僵直常首先出现在颈后肌和肩部,当患者仰卧在床上时,头部能保持向前屈曲数分钟,在头与垫之间留有一空间,即"心理枕"。躯干僵直时,如果从后推动患者肩部,患者僵直的上肢不会被动地摆动,即 Wilson征。多数患者上肢比下肢的僵直程度重得多,让患者双肘搁于桌上,使前臂与桌面成垂直位置,两臂及腕部肌肉尽量放松,正常人腕关节下垂与前臂约成90°角,而帕金森病患者则由于腕关节伸肌僵直,腕关节仍保持伸直位置,好像铁路上竖立的路标,故称为"路标现象",这一现象对早期病例有诊断价值。面肌僵直可出现与运动减少一样的"面具脸"。四肢、躯干、颈肌同时受累时,患者出现"猿猴姿势":头部前倾,躯干俯屈,肘关节屈曲,腕关节伸直,前臂内收,双上肢紧靠躯干,双手置于前方,下肢髋关节及膝关节略为弯曲,指间关节伸直,掌指关节屈曲,手指内收,拇指对掌,手在腕部向尺侧偏斜。任何稳定期的患者僵直的程度不是固定不变的,一侧肢体的运动、应激、焦虑均可使对侧肢体僵直增强,增强效应还受到患者的姿势(站立比坐位明显)的影响。

3.运动迟缓

由于肌肉的僵直和姿势反射障碍,引起一系列的运动障碍,主要包括动作缓慢和动作不能,前者指不正常的运动缓慢;后者指运动的缺乏及随意运动的启动障碍。这是帕金森病最具致残性的症状之一。在病变早期,由于前臂和手指的僵直可造成上肢的精细动作变慢,运动范围变窄,突出表现在写字歪歪扭扭,越写越小,尤其在行末时写的特别小,称为"写字过小征"。随着病情逐渐发展,出现动作笨拙、不协调,日常生活不能自理,各项动作完成缓慢,如患者在进行一些连续性动作时存在困难,中途要停顿片刻后才能重新开始;不能同时做两种动作,如患者不能一边回答问题一边扣衣服;不能完成连贯有序的动作,精细动作受影响,如洗脸、刷牙、剃须、穿脱衣服和鞋袜、系鞋带和纽扣,以及站立、行走、床上翻身等均有困难;面肌运动减少,表现为面部缺乏表情,瞬目少,双目凝视,形成"面具脸",面部表情反应非常迟钝,且过分延长,有的患者是一侧肢体受累,则其面部表情障碍也只局限于同侧或该侧特别严重:口、舌、腭咽部等肌肉运动障碍致患者不能正常地咽下唾液,大量流涎,严重时可出现吞咽困难;下颌、口唇、舌头、软腭及喉部肌群受累,出现构音障碍,表现为语音变低、咬字不准、声嘶等。不少患者的眼球运动也存在障碍,临床多见的是垂直上视和会聚功能的轻度受损。视觉引导的随机和非随机快速眼动反应时间延长。

4.姿势步态异常

由于四肢、躯干和颈部肌强直使患者站立时呈特殊屈曲体姿,头前倾,躯干俯屈,肘关节屈曲,腕关节伸直,前臂内收,髋和膝关节略弯曲。患者的联合运动功能受损,行走时双上肢的前后摆动减少或完全消失,这往往是本病早期的特征性体征;步态障碍较为突出,发病早期,行走时下肢拖曳,往往从一侧下肢开始,渐累及对侧下肢,随着病情发展,步伐逐渐变小、变慢,起步困难,不能迈步,双足像黏在地面上,一旦迈步,即以极小的步伐向前冲去,越走越快,不能及时停步或转弯困难,称为"慌张步态";因平衡障碍,被绊后容易跌倒,遇到极小的障碍物,也往往停步不前;因躯干僵硬,运动平衡障碍明显,转弯时特别是向后转时,必须采取连续小步,使躯干和头部一起转动。

5.其他表现

由于迷走神经背核受损,患者常有自主神经功能障碍症状,也可能因应用各种改善运动功能药物而引起自主神经功能紊乱。临床症状可表现在多方面。

64%的PD患者有排汗障碍,主要以头颈部出汗增多为主。研究发现PD患者皮下组织中交感神经介导的血管收缩反应减低,造成皮肤血管被动扩张,排汗增多;PD患者由于胃肠道蠕动及胃排空减慢,胃窦横截面积增大,结肠通过时间延长,造成食物排空减慢;咽喉、会厌部肌肉张力增高、不自主收缩导致患者吞咽困难;肛门直肠盆底骨骼肌受累致使盆底肌、内外括约肌张力增高,在直肠括约肌反射中,肛门外括约肌呈高收缩性及胃肠蠕动减慢,都是造成顽固性便秘的原因,由于在PD患者支配心脏的交感神经和副交感神经丛中发现了Lewy小体、神经细胞的脱失、胶质细胞增生等PD特征性的病理变化,因此许多PD患者常有心血管方面的功能障碍。如血压脉搏间的关联性消失,心电图可见心率矫正的QT间期延长,静息状态下心率变异数显著减少,深呼吸或体位变化及Valsalva动作(闭合声门,用力呼气)时心率变异数无相应变化,夜间心率调节能力减低等。PD患者体位变动时血压的反射性调节差,晚期PD患者较早期患者体位性血压下降更加明显,除与服用左旋多巴有关外,还与直立位时血浆去甲肾上腺素浓度增幅小有关。

面部皮脂分泌增多甚至出现脂溢性皮炎在本病也多见,特别是脑炎后患者尤为显著。

尿急、尿频和排尿不畅是常见的症状,其中尿失禁出现于5%～10%男性患者中,尿动力学试验提示患者有残余尿量增多,膀胱逼尿肌反应增高,极少数患者可有膀胱逼尿肌与括约肌功能失调。超过一半的患者存在性功能障碍。

大多数PD患者的夜间安静睡眠时间缩短,觉醒次数增加,这些都容易造成患者夜间入睡困难以及醒后难以再次入睡。其他引起PD患者睡眠障碍的原因还包括易做噩梦、情绪抑郁、夜尿增多、尿频以及由于5-羟色胺、去甲肾上腺素等中枢神经递质平衡紊乱所致的睡眠节律失调等。

另外,帕金森病患者还可以出现精神方面的症状,表现为抑郁和(或)痴呆的症状。部分患者表情淡漠,情绪低落,反应迟钝,自制力差,无自信心,悲观厌世;有的则表现为情绪焦虑、多疑猜忌、固执、恐惧、恼怒等。14%～18%患者逐渐发生痴呆,表现为注意力不集中、记忆减退、思维迟钝、视觉空间觉障碍、智力下降等方面,可能与基底节与前额叶皮质功能联系障碍有关。

反复叩击眉弓上缘产生持续眨眼反应(Myerson 征),正常人反应不持续;可有眼睑阵挛(闭合的眼睑轻度颤动)或眼睑痉挛(眼睑不自主闭合)。

四、辅助检查

本病的辅助检查无特异性。

1.生化检测

采用高效液相色谱(HPLC)可检出脑脊液高香草酸(HVA)含量减少。

2.基因检测

采用 DNA 印迹技术、PCR、DNA 序列分析等可能发现基因突变。

3.功能影像学检测

采用 PET 或 SPECT 用特定的放射性核素检测,疾病早期可显示脑内 DAT 功能显著降低,D2 型 DA 受体(D2R)活性在早期超敏,后期低敏,DA 递质合成减少;对 PD 早期诊断、鉴别诊断及监测病情进展有一定价值。

4.脑电图

部分患者脑电图有异常,多呈弥散性波活动的广泛性轻至中度异常。

5.脑 CT

颅脑 CT 除脑沟增宽、脑室扩大外,无其他特征性改变。

6.脑脊液检查

在少数患者中可有轻微蛋白升高。

五、治疗

疾病早期无需特殊治疗,应鼓励患者进行适度的活动和体育锻炼,尽量采取理疗、体疗等方法治疗为宜。现多主张当患者的症状已显著影响日常生活工作表示脑内多巴胺活力已处于失代偿期时,才开始药物治疗。对 PD 治疗的方法有降低脑内多巴胺水平;控制其他可能与多巴胺系统有关的神经传导系统;预防 PD 患者脑内的多巴胺神经及其他神经群的退化;保护与 PD 相关的神经系统。现在研究的重点在于从根本上防止帕金森病的发生,阻止病情的发展,预防或逆转运动并发症的发生。

1.药物治疗的一般原则

(1)长期服药、控制症状:虽然目前尚无根治帕金森病的有效药物,但复方左旋多巴仍是治疗帕金森病的"金标准"。几乎所有病例均须终身服药以控制症状。

(2)对症用药、酌情加减:药物治疗方案应个体化,即根据患者的年龄、症状类型和严重程度、功能受损的状态、所给药物的预期效果和不良反应等选择药物;同时也要考虑相关疾病进展的情况及药物的价格和供应保证等来制订治疗方案,以便对症用药、辨证加减。

(3)最小剂量、控制为主:几乎所有的抗帕金森病药物均须从小量开始,缓慢增量,达到用最小有效剂量维持最佳效果。

（4）权衡利弊、联合用药：帕金森病的药物治疗是个复杂问题，左旋多巴制剂是最主要的抗帕金森病的药物。近年来不断推出的很多辅助治疗药物，如多巴胺受体激动剂、单胺氧化酶抑制剂等。各有利弊，与左旋多巴并用有增加疗效、减轻运动波动、降低左旋多巴剂量等作用。因此治疗时，需权衡利弊，选用适当药物，联合用药。

2.外科治疗

神经外科立体定向手术治疗帕金森病包括苍白球毁损术、丘脑毁损术、深部脑刺激术和细胞移植术。其原理是纠正基底节过高的抑制输出以改善症状。长期疗效如何，还有待于进一步的临床论证。手术前需要严格选择手术适应证和全面考虑手术的禁忌证。

3.细胞移植及基因治疗

近年来，通过移植神经干细胞治疗帕金森病已经成为当前研究的热点。

4.康复治疗

康复治疗可减少继发性损伤、延缓病情发展、维持或改善肢体功能、增强独立生活能力。

六、护理措施

（一）基础护理

1.皮肤护理

①预防压疮：注意保持床铺清洁、平整、干燥，协助翻身，避免长时间坐位；②促进舒适：出汗多患者，穿柔软、宽松的棉布衣裤，协助勤换衣服、被褥，勤洗澡。

2.提供生活方便

①注意床的高度适中，方便患者上下床，两边有床栏保护；②呼叫器、茶杯、纸巾、便器、手杖等放于患者伸手可触及处，方便取用；③室内或走道配备扶手等辅助设施。

3.饮食护理

给予高热量、高维生素、高纤维素、低盐、低脂、适量优质蛋白质的易消化饮食。

4.心理护理

PD患者常常有自卑、焦虑、忧郁、恐惧甚至绝望心理。①应细心观察患者的心理反应，鼓励患者表达并注意倾听其心理感受；②与患者讨论身体健康状况改变所造成的影响，及时给予正确的信息和引导；③鼓励患者尽量维持过去的兴趣和爱好，帮助培养和寻找新的简单易做的嗜好；④鼓励患者多与人交往并指导家属关心体贴患者，以创造良好的亲情和人际关系氛围。

（二）疾病护理

1.对症护理

（1）运动护理：目的在于防止和推迟关节僵直和肢体挛缩，克服运动障碍的不良影响。①尽量参与各种形式的活动，如散步、太极拳等，注意保持身体和各关节的活动强度和最大活动范围。②有目的、有计划地锻炼，鼓励患者自主活动及做力所能及的事情，尽可能减少对他人的依赖，如患者起坐有困难，应每天做完一般运动后反复练习起坐动作。③注意头颈部直立姿势，预防畸形。④有起步困难和步行时突然僵住不动者，指导其思想放松，目视前方，双臂自然摆动，脚抬高，足跟先着地，家属不要强行拖曳；感到脚沾地时，可先向后退一步，再往前走，比直接向前容易。⑤过度震颤者,可坐在有扶手的椅子上,手抓住椅臂,控制震颤。⑥有显著运动障碍而卧床不起者,应帮助患者采取舒适体位,被动活动,按摩四肢肌肉,注意动作轻柔,避免造成疼痛和骨折。

(2)安全护理:①防烫伤和烧伤,如对上肢震颤未能控制、日常生活动作笨拙的患者,应避免患者自行使用液化气和自行从开水瓶倒水,让患者使用带有大把手且不易打碎的不锈钢饭碗、水杯和汤勺等;②防自伤、自杀、走失、伤人等意外发生,如患者有幻觉、错觉、忧郁、欣快等精神症状或意识模糊、智能障碍,应专人陪护;严格交接班制度,禁止患者自行使用锐利器械和危险品;按时服药,送服到口等。

2.并发症护理

PD常需要长期或终身服药,做好用药指导及护理可有效预防并发症发生。

(1)根据患者的年龄、症状类型、严重程度、就业情况、药物价格和经济承受能力等选择药物。

(2)注意药物疗效观察。服药过程中要仔细观察震颤、肌强直和其他运动功能、语言功能的改善程度、观察患者起坐的速度、步行的姿势、讲话的音调与流利程度、写字、梳头、扣纽扣、系鞋带以及进食动作,以确定药物疗效。

(3)药物不良反应的观察及处理

①胃肠道反应:如服用复方多巴制剂、多巴胺受体激动药等常可出现食欲缺乏、恶心、呕吐、腹痛、便秘等不适。在吃药前吃一点面包、饼干等面食或者服用多潘立酮对抗,可有效缓解胃肠道反应。

②体位性低血压:抗PD药物几乎都能导致体位性低血压。注意起床或由坐位起立时动作缓慢,遵医嘱减少服药剂量或改用影响血压较小的药物。

③精神、神经系统症状:多数抗PD药物可出现兴奋、失眠、幻觉、错觉、妄想等不良反应,应注意观察,做好安全护理并遵医嘱对症处理、调整药物剂量或种类。

④开-关现象:是长期服用复方左旋多巴制剂后出现的不良反应。指患者突然出现症状加重,全身僵硬,寸步难行,但未进行任何治疗,症状数分钟后又突然消失的现象。此现象可在患者日常生活的任何时间和状态下发生,与服药时间和剂量无关。可能是由多巴胺受体的功能失调引起。在每天保持总药量不变的前提下,通过减少每次剂量、增加服药次数或适当加用多巴胺受体激动剂,减少左旋多巴用量,可以减少该现象发生。

⑤剂末现象:又称疗效减退。指每次服药后作用时间逐渐缩短,表现为症状有规律性的波动,即刚服药后不久症状最轻,几小时后症状逐渐加重,直到下一顿药服下后症状才又减轻。与有效血药浓度有关,可以预知,增加每天总剂量并增加服用次数可以预防。

⑥异动症:是长期左旋多巴治疗中常见的不良反应。表现舞蹈症或手足徐动样不自主运动,如肢体的舞动、躯干的摇摆、下颌的运动、做各种姿势和痉挛样活动等。一般在服药后1~2小时或清晨服药前出现。减少左旋多巴单次剂量或睡前服用多巴胺受体激动剂可缓解症状。

(三)健康指导

1.预防便秘

应指导患者多食含纤维素多、新鲜的蔬菜、水果,多喝水,指导腹部按摩,促进肠蠕动,每日养成定时排便的习惯以促进排便。如有顽固性便秘,可遵医嘱使用果导、番泻叶等缓泻剂或给予开塞露塞肛、灌肠、人工排便等。

2.服药指导

①左旋多巴:一般每天三餐前1小时的空腹状态下服用,可以保证药物充分的吸收,并发挥最大效果。每天服药的时间应该相对固定,要尽量避免忽早忽晚,甚至漏服、多服的不规则用药方式。美多巴和息宁两种药物不能同时服用,以避免左旋多巴过量。避免在每次吃药前,进食高蛋白食物,如牛奶、豆浆、鱼类、肉类,更不能用牛奶、豆浆替代开水服药(蛋白质在肠道内分解成氨基酸,妨碍左旋多巴的吸收,影响疗效)。可以在服药起药物疗效后,适当补充蛋白质食物。②金刚烷胺:不能与酒同时服用;对于失眠者,建议早、中各服1片,尽量避免晚上睡前服用,以免影响睡眠。③单胺氧化酶B型(MAO-B)抑制药:早、中餐后服用可避免恶心和失眠。④儿茶酚-氧位-甲基转移酶抑制药:部分患者尿液可变成深黄色或橙色,与药物的代谢产物本身颜色有关,对健康无害。⑤抗胆碱药:槟榔是拟胆碱能食物,可降低该药疗效,应避免食用。

3.照顾者指导

①应关心体贴患者,协助进食、服药和日常生活的照顾;②督促患者遵医嘱正确服药,防止错服和漏服,细心观察,积极预防并发症和及时识别病情变化,及时就诊;③患者外出有专人陪伴,如患者有精神、智能障碍,可在患者衣服口袋放置写有患者姓名、住址、联系电话的"安全卡片",或佩带手腕识别牌、以防走失。

第二章 外科护理学与护理研究

第一节 腹外疝

腹腔内的脏器或组织连同腹膜壁层,经腹壁薄弱点或孔隙,向体表突出而形成的包块,称腹外疝。腹外疝根据其发生部位分为腹股沟疝(腹股沟斜疝、腹股沟直疝)、股疝、脐疝、切口疝、白线疝等。其中以腹股沟疝最多见,占全部腹外疝的 75%～90%。腹股沟疝男性发病率明显高于女性,两者之比为 15∶1。

一、发病机制及分类

(一)病因
腹壁强度降低和腹内压力增高是腹外疝发病的两个主要原因。

1.腹壁强度降低

(1)先天性因素:在胚胎发育过程中,某些器官或组织穿过腹壁造成局部腹壁强度降低,如精索或子宫圆韧带穿过的腹股沟管,股动、静脉穿过的股环,脐血管穿过的脐环,以及腹股沟三角区均为腹壁薄弱区。

(2)后天性因素:因腹部手术切口愈合不良、腹壁外伤或感染造成的腹壁缺损以及年老体弱或过度肥胖造成的腹壁肌肉萎缩,均可导致腹壁强度降低。

2.腹内压力增高

是腹外疝形成的重要诱因。慢性咳嗽、便秘、排尿困难、腹水、妊娠、举重、婴儿经常啼哭等是引起腹内压力增高的常见原因。正常人虽时有腹内压增高情况,但若腹壁强度正常,则不至于发生疝。

(二)病理解剖
典型的腹外疝由疝环、疝囊、疝内容物和疝外被盖组成。

1.疝环

它是腹壁的薄弱或缺损处,疝囊从疝环突出。通常以疝环所在的解剖部位为疝命名,如腹股沟疝、股疝、脐疝等。

2.疝囊

它是壁腹膜从疝环向外突出所形成的囊袋状物,分为疝囊颈、疝囊体、疝囊底三部分,一般呈梨形或半球形。

3.疝内容物

它是突入疝囊内的腹腔内脏器或组织,常见的是小肠及大网膜。

4.疝外被盖

它指覆盖疝囊外表的腹壁各层组织,通常为筋膜、肌肉、皮下组织和皮肤。

(三)病理类型

1.可复性疝

当患者站立或腹内压增高时,疝内容物进入疝囊。平卧或用手推送疝块时,疝内容物很容易回纳腹腔,称可复性疝,临床上最为常见。

2.难复性疝

病程较长,疝内容物与腹壁发生粘连,致使内容物不能完全回纳腹腔,称为难复性疝,其内容物大多数是大网膜。少数病程长、疝环大的腹外疝,如果邻近腹腔间位脏器如盲肠或乙状结肠等也伴随小肠、网膜等滑入疝囊,则这些间位脏器就成为疝囊壁的一部分,这种疝称滑动性疝,也属于难复性疝。

3.嵌顿性疝和绞窄性疝

当腹内压力骤然升高时,较多的疝内容物强烈扩张疝环而进入疝囊,并随即被弹性回缩的疝环卡住,使疝内容物不能回纳腹腔,此时的疝就是嵌顿性疝。若嵌顿时间过久,疝内容物发生缺血坏死时,称为绞窄性疝。

二、护理评估

(一)健康史

注意了解有无腹部外伤或手术史,是否可能造成腹壁缺损、腹壁神经损伤或腹壁薄弱;是否存在年老体弱、过度肥胖、糖尿病等腹壁肌肉萎缩的因素;详细询问可能导致腹内压增高的病史,如慢性咳嗽、习惯性便秘、前列腺增生等,找出引起腹内压增高的原因。

(二)身体状况

1.易复性疝

患者多无自觉症状或仅有局部坠胀不适。主要表现为局部包块,无触痛;如疝内容物为肠管时,听诊可以闻及肠鸣音;回纳疝块后,可触及腹壁的缺损处;嘱患者咳嗽,检查者指尖能感知冲击感。

2.难复性疝

疝块不易或不能回纳,可有坠胀、隐痛不适。滑动性斜疝除疝块不能完全回纳外,尚有消化不良或便秘等症状。

3.嵌顿性疝和绞窄性疝

当腹内压骤然增高时,疝块突然增大,剧烈疼痛,平卧或用手推送不能使之回纳。肿块张力高且硬,有明显触痛。如嵌顿的内容物为肠袢,即伴有腹部绞痛、恶心、呕吐、腹胀、停止排便排气等机械性肠梗阻的表现。如嵌顿时间过久,疝内容物发生缺血坏死,形成绞窄性疝,此时患者有急性腹膜炎体征;发生肠管绞窄者可有血便,肠管绞窄穿孔者可因疝块压力骤降疼痛暂时缓解,易误认为病情好转;严重者可并发感染性休克。

(三)心理-社会状况

患者有无因疝块反复突出影响工作和生活而感到焦虑不安;有无对手术存在顾虑;患者对预防腹内压增高的有关知识的掌握程度。

(四)辅助检查

了解阴囊透光试验结果。若为鞘膜积液,多为透光(阳性),而疝块不能透光;周围血白细胞计数和中性粒细胞比例是否升高;粪便检查是否显示隐血试验阳性或见白细胞;X线检查是否有肠梗阻表现。

(五)治疗要点及反应

腹外疝一般应及早采用手术治疗。1岁以内的患儿,随着生长发育,腹壁肌逐渐增强,腹外疝可望自愈,可暂时采用压迫疝环的方法,如腹股沟斜疝用棉束带包扎压迫,避免疝内容物脱出,予以观察。年老体弱或伴有严重疾病不能耐受手术者,可佩戴特制的疝带,或用其他压迫方法,阻止疝内容物脱出。儿童期腹外疝手术治疗可采用单纯的疝囊高位结扎术。成人腹外疝手术治疗可采用传统疝修补术、无张力疝修补术及经腹腔镜疝修补术。嵌顿性疝的患者,如嵌顿时间在3~4小时内,在确认无绞窄的情况下,可先试行手法回纳,以后再择期手术治疗;如手法回纳失败者应立即手术治疗。绞窄性疝则必须紧急手术治疗。

三、护理诊断及合作性问题

1.知识缺乏

缺乏预防腹外疝复发的有关知识。

2.急性疼痛

与疝块嵌顿或绞窄及手术创伤有关。

3.体液不足

与嵌顿疝或绞窄性疝引起的机械性肠梗阻有关。

4.潜在并发症

术后阴囊血肿、切口感染。

四、护理措施

(一)非手术治疗的护理

1.棉束带压迫治疗的护理

婴幼儿的骨盆尚未发育,使用棉束带时,注意选择棉束带的大小,束缚棉束带时一定要压住疝环。加强大小便护理,如果棉束带被大小便污染,需要立即更换,以免浸渍过久发生皮炎。经常检查棉束带的松紧度,过松达不到治疗目的,过紧影响小儿生长发育,经常哭闹,随时调节棉束带的松紧度。

2.疝带压迫治疗的护理

长期使用疝带有不适感,向患者解释使用疝带的目的和意义,鼓励长期使用。要认真选购合适的疝带,分清左右,正确佩戴,有效压迫疝环,随时调节松紧度。

3.病情观察

对手法复位的腹外疝患者,应留观30分钟,注意腹痛症状有无缓解,有无腹膜刺激征,若有异常及时报告医生。

(二)手术前护理

1.一般护理

择期手术术前一般不限制体位和活动,巨大疝的患者卧床休息2～3日,使疝块回纳,疝环缩小,有利于手术中操作、术后愈合;术晨禁饮食。如疑有嵌顿和绞窄性疝者,禁饮、禁食。

2.病情观察

观察腹部情况,若有明显腹痛、腹膜刺激征,疝块逐渐增大,不能还纳时,要考虑嵌顿和绞窄性疝,及时报告医生。

3.治疗配合

(1)消除腹内压增高的因素:术前有咳嗽、便秘、排尿困难等表现的患者,除急诊手术外,均应做出相应处理,待症状控制后,方可施行手术,否则术后易复发。对吸烟者,术前2周开始戒烟;生活规律、防止感冒;鼓励患者多饮水,多吃蔬菜、水果等粗纤维食物,以保持大便通畅。

(2)备皮:严格备皮是防止切口感染,避免疝复发的重要措施。术前嘱患者沐浴后,按规定的范围、操作规程认真实施,既要剃尽毛发又要防止剃破皮肤。手术日晨需再检查备皮情况,如有皮肤破损应暂停手术。

(3)灌肠和排尿:术前晚灌肠通便,以免术后便秘。入手术室前嘱患者排空膀胱,以免术中误伤。

(4)急诊手术前护理:嵌顿性和绞窄性腹外疝,特别是合并急性肠梗阻的患者,应紧急手术。术前除一般护理外,应做好禁饮、禁食、输液、输血、抗感染、胃肠减压等护理。

4.心理护理

多与患者沟通,向患者介绍腹外疝的相关知识,消除紧张情绪和顾虑。

(三)手术后护理

1.一般护理

(1)体位与活动:术后取平卧位,腘窝处垫软枕,使髋关节微屈,降低腹壁张力。术后次日开始适当床上活动,手术后1周下床活动,以防止术后疝复发。

(2)饮食:术后6～12小时后可进流质饮食,逐步改为半流质饮食、普通饮食。

2.病情观察

观察生命体征;观察切口变化,有无红、热、肿、痛;观察切口有无渗血,阴囊有无肿胀,如有异常应报告医生并及时处理。

3.治疗配合

(1)预防阴囊血肿:术中彻底止血是防止血肿发生的根本,术后可用丁字带或阴囊托兜起阴囊,常规腹股沟区沙袋压迫24小时。

(2)预防感染:切口感染是疝复发的主要原因,术后应用抗生素预防感染。观察切口情况,保持切口敷料清洁干燥,敷料污染或脱落应及时更换。

（3）防止腹内压增高：术后注意保暖，以防止感冒咳嗽。保持大小便通畅，如有便秘应及时处理。

（4）其他观察处理：如术后患者出现急性腹膜炎或排尿困难、血尿、尿外渗等表现，可能是术中肠管损伤或膀胱损伤，应及时报告医生处理。

第二节　肠梗阻

一、解剖生理概要

小肠分为十二指肠、空肠、回肠三部分。小肠的血液供应来自肠系膜上、下动脉。静脉的分布与动脉相似，最后集合成肠系膜上静脉，与脾静脉汇合成门静脉干。小肠是食物消化和吸收的主要部位。

二、病因与发病机制

肠内容物运行和通过障碍统称为肠梗阻，是常见的外科急腹症之一。按发病原因分为机械性肠梗阻、动力性肠梗阻、血运性肠梗阻。机械性肠梗阻最为常见，主要由肠道异物堵塞、肠管受压、肿瘤、肠套叠等肠壁疾病引起；动力性肠梗阻又可分为麻痹性肠梗阻和痉挛性肠梗阻两类；血运性肠梗阻是由于肠管血供障碍，发生缺血、坏死。按梗阻处肠管有无血运障碍分为单纯性肠梗阻和绞窄性肠梗阻。按梗阻部位分为高位（如空肠上段）和低位（如回肠末段和结肠）两种。根据梗阻的程度，又分为完全性肠梗阻和不完全性肠梗阻。按病程分为急性肠梗阻和慢性肠梗阻。

梗阻部位以上肠段蠕动增强、肠腔扩张、肠腔内积气和积液、肠壁充血水肿、血供受阻，发生坏死、穿孔。由于频繁呕吐和肠腔积液，血管通透性增强使血浆外渗，导致水分和电解质大量丢失，造成体液失衡。肠腔内细菌大量繁殖并产生大量毒素以及肠壁血运障碍致通透性增加，细菌和毒素可以透过肠壁引起腹腔内感染，经腹膜吸收引起全身性感染和中毒，甚至发生感染性休克。

三、护理评估

（一）健康史

评估患者的一般情况，发病前有无体位及饮食不当、饱餐后剧烈运动等诱因；有无腹部手术或外伤史，有无各种急慢性肠道疾病病史及个人卫生史等。

（二）身体状况

1.症状

肠梗阻的四大典型症状是腹痛、呕吐、腹胀和肛门排气、排便停止。

（1）腹痛：单纯性机械性肠梗阻表现为阵发性腹部绞痛；绞窄性肠梗阻表现为持续性疼痛，

阵发性加剧;麻痹性肠梗阻腹痛特点为全腹持续性胀痛;肠扭转所致闭袢性肠梗阻多为突发性持续性腹部绞痛伴阵发性加剧。

（2）呕吐:呕吐与肠梗阻的部位、类型有关。肠梗阻早期,呕吐多为反射性,呕吐物以胃液及食物为主。高位肠梗阻呕吐出现早而频繁,呕吐物为胃及十二指肠内容物、胆汁等;低位肠梗阻呕吐出现晚,呕吐物为粪样物;绞窄性肠梗阻呕吐物为血性或棕褐色液体;麻痹性肠梗阻呕吐呈溢出性。

（3）腹胀:腹胀程度与梗阻部位有关,症状发生时间较腹痛和呕吐略迟。高位肠梗阻腹胀程度轻,低位肠梗阻腹胀明显。

（4）肛门排气、排便停止:完全性肠梗阻出现肛门停止排气、排便。但高位完全性肠梗阻早期,可因梗阻部位以下肠内有粪便和气体残存,仍存在排气、排便。绞窄性肠梗阻如肠套叠、肠系膜血管栓塞或血栓形成可排出血性黏液样便。

2.体征

（1）腹部体征

①视诊:腹式呼吸减弱或消失。单纯机械性肠梗阻常可见肠型及肠蠕动波,腹痛发作时更明显。肠扭转可见不对称性腹胀;麻痹性肠梗阻腹胀明显,呈全腹部均匀性膨胀。

②触诊:单纯性肠梗阻腹壁软,可有轻度压痛;绞窄性肠梗阻有腹膜刺激征、压痛性包块（绞窄的肠袢）;蛔虫性肠梗阻常在腹中部扪及条索状团块。

③叩诊:呈鼓音。绞窄性肠梗阻腹腔有渗液时,叩诊有移动性浊音;麻痹性肠梗阻全腹呈鼓音。

④听诊:机械性肠梗阻时肠鸣音亢进,有气过水声或金属音。麻痹性肠梗阻肠鸣音减弱或消失。

（2）全身表现:单纯性肠梗阻早期可无全身表现,梗阻晚期或绞窄性肠梗阻者,可有脱水、代谢性酸中毒体征,甚至体温升高、呼吸浅快、脉搏细速、血压下降等中毒和休克征象。

（三）心理-社会状况

评估患者对疾病的认知程度,有无接受手术治疗的心理准备。了解患者的家庭、社会支持情况。

（四）辅助检查

1.X线检查

机械性肠梗阻,腹部立位或侧卧透视、摄片可见多个气液平面及胀气肠袢;绞窄性肠梗阻可见孤立的胀气肠袢。

2.实验室检查

（1）血常规:肠梗阻患者出现脱水、血液浓缩时可出现血红蛋白含量、红细胞比容及尿比重升高。绞窄性肠梗阻多有白细胞计数及中性粒细胞比例的升高。

（2）血气分析及血生化检查:血气分析、血清电解质检查,有助于水、电解质及酸碱平衡失调的判断。

（五）治疗要点

肠梗阻的治疗原则是尽快解除梗阻,纠正全身生理紊乱,防止感染,预防并发症。

1.非手术疗法

禁食、胃肠减压;纠正水、电解质和酸碱平衡失调,必要时可输血浆或全血;及时使用抗生素防治感染;解痉、止痛。

2.手术治疗

适用于各种绞窄性肠梗阻、肿瘤及先天性肠道畸形引起的肠梗阻及非手术疗法不能缓解的肠梗阻。常用的手术方式有肠粘连松解术、肠套叠或肠扭转复位术、肠切除吻合术、肠短路吻合术、肠造口或肠外置术等。

(六)几种常见的机械性肠梗阻

1.粘连性肠梗阻

粘连性肠梗阻是肠粘连或肠管被粘连带压迫所致的肠梗阻,较为常见,多为单纯性不完全性肠梗阻,主要是由于腹部手术、炎症、创伤、出血、异物等所致。多数患者采用非手术疗法可缓解,如非手术治疗无效或发生绞窄性肠梗阻时,应及时手术治疗。

2.蛔虫性肠梗阻

由于蛔虫聚集成团并刺激肠管痉挛致肠腔堵塞,多见于2~10岁儿童,常见诱因为驱虫不当。主要表现为阵发性脐周疼痛,伴呕吐,腹胀不明显。腹部可扪及条索状团块。单纯性蛔虫堵塞多采取非手术治疗,如无效或并发肠扭转、腹膜炎,应行手术治疗。

3.肠扭转

肠扭转是指一段肠管沿其系膜长轴旋转而形成的闭袢性肠梗阻,常发生在小肠,其次是乙状结肠。①小肠扭转:多见于青壮年,常在饱餐后立即进行剧烈运动时发病,主要表现为突发腹部绞痛,呈持续性伴阵发性加剧,呕吐频繁,腹胀不明显。②乙状结肠扭转:多见于老年人,常有便秘史,主要表现为腹部绞痛,明显腹胀,呕吐不明显,X线钡剂灌肠可见"鸟嘴状"阴影。肠扭转可在短时间内发生绞窄、坏死,一经诊断,急诊手术治疗。

4.肠套叠

肠套叠是指一段肠管套入与其相连的肠管内,好发于2岁以下的婴幼儿,以回结肠型最多见。典型表现为阵发性腹痛、果酱样血便和腊肠样肿块(多位于右上腹)。X线空气或钡剂灌肠可见"杯口状"或"弹簧状"阴影。早期肠套叠可试行空气灌肠复位。无效者或病程超过48小时,疑有肠坏死或肠穿孔者,行手术治疗。

四、护理诊断及合作性问题

1.急性疼痛

与肠蠕动增强或肠壁缺血有关。

2.体液不足

与频繁呕吐、肠腔内大量积液及胃肠减压有关。

3.潜在并发症

肠坏死、肠穿孔、急性腹膜炎、休克、多器官衰竭等。

五、护理目标

使患者腹痛得到缓解;体液得到补充;并发症得到有效预防。

六、护理措施

(一)非手术疗法及手术前护理

1. 一般护理

(1)体位:取低半卧位,有利于减轻腹部张力,减轻腹胀,改善呼吸和循环功能;休克患者应改成平卧位,并将头偏向一侧,防止误吸而导致窒息或吸入性肺炎。

(2)饮食护理:早期多须绝对禁食禁水,梗阻解除后 12 小时可进少量流质,48 小时后试进半流质饮食。

2. 病情观察

非手术疗法期间应密切观察患者生命体征、症状、体征及辅助检查的变化,高度警惕绞窄性肠梗阻的发生。出现下列情况者应高度怀疑发生绞窄性肠梗阻的可能:①起病急,腹痛持续而固定,呕吐早而频繁;②腹膜刺激征明显,体温升高、脉搏增快、血白细胞升高;③病情发展快,感染中毒症状重,休克出现早或难纠正;④腹胀不对称,腹部触及压痛包块;⑤移动性浊音或气腹征(＋);⑥呕吐物、胃肠减压物、肛门排泄物或腹腔穿刺物为血性;⑦X 线显示孤立、胀大肠袢,不因时间推移而发生位置的改变,或出现假肿瘤样阴影。

3. 治疗配合

(1)胃肠减压:一般采用较短的单腔胃管。低位小肠梗阻,可应用较长的米-阿氏管,其下端带有可注气的薄膜囊,借肠蠕动推动气囊将导管带到梗阻部位。注意固定胃管,保持通畅,持续负压吸引。每日用滴管向插有胃管的鼻孔内滴入数滴液状石蜡,减少胃管对鼻黏膜的刺激。如从胃管注入豆油等,每次只能注入 100mL 左右,以免呕吐。

(2)解痉止痛:单纯性肠梗阻可肌内注射阿托品以减轻腹痛,禁用吗啡类止痛剂,以免掩盖病情。

(3)记录出入液体的数量和性状:包括呕吐物、胃肠减压引流物、尿及输入液体。

(4)液体疗法护理:急性肠梗阻可出现不同程度的体液失衡,应根据脱水的性质和程度、血清电解质浓度测定和血气分析结果制订补液方案。

(5)防治感染和中毒:应用抗生素防治感染和中毒,对单纯性肠梗阻时间较长,特别是绞窄性肠梗阻以及手术治疗的患者应该及早使用。

(6)有手术指征者,积极做好术前常规护理。

(二)手术后护理

原则上同急性腹膜炎的手术后护理,但应注意以下几点。

1. 胃肠减压

在肠蠕动恢复前,继续保持有效胃肠减压,注意引流液的颜色和量。

2.饮食调整

术后禁饮食,通过静脉输液补充营养。当肛门排气后,即可拔除胃管。拔管当日可每隔 1～2 小时饮水 20～30mL;第 2 日喝米汤 50～80mL,每 2 小时一次,每日 6～7 次;第 3 日改进流食,每次 100～150mL,以藕粉、蛋汤、肉汤为宜,每日 6～7 次;第 4 日可增加稀粥;1 周后改半流食,如蛋羹、面片,每日 5～6 餐;2 周后可吃软饭,忌生硬、油炸及刺激性食物(酒、辛辣食物),每日 5～6 餐,直至完全恢复。

3.早期活动

术后应鼓励患者早期活动,以利肠功能恢复,防止肠粘连。

（三）心理护理

向患者解释该病治疗的方法及意义;介绍手术前后相关知识;消除患者焦虑和恐惧心理,鼓励患者及家属配合治疗。

（四）健康指导

(1)少食刺激性强的辛辣食物,宜食营养丰富、高维生素、易消化吸收的食物;反复发生粘连性肠梗阻的患者少食粗纤维食物,避免暴饮暴食,饭后忌剧烈活动。

(2)便秘者应注意通过调整饮食、腹部按摩等方法保持大便通畅,无效者可适当予以口服缓泻剂,避免用力排便。

(3)加强自我监测,若出现腹痛、腹胀、呕吐等不适,及时就诊。

(4)保持心情愉悦,每天进行适量体育锻炼。

第三节　急性阑尾炎

急性阑尾炎是阑尾的急性化脓性感染。是腹部外科的常见病,在急腹症中最为多见。

阑尾腔梗阻是促使阑尾炎发生的重要原因。阑尾是与盲肠相通的弯曲盲管,管腔狭小,蠕动慢,易被食物残渣、粪石及寄生虫等因素造成腔内梗阻,此时腔内分泌物积聚,压力增高,黏膜受损,腔内细菌即可乘机侵入引起感染。当胃肠道功能紊乱时,阑尾管壁痉挛造成排空和管壁血运障碍,也易致细菌侵入发生感染。

急性阑尾炎据其病理严重程度,可分为单纯性、化脓性和坏疽性 3 种病理类型,临床表现也会依次加重。急性阑尾炎的演变主要取决于机体免疫力,其结局可能有 3 种情况:①炎症消退:炎症完全消退,不遗留病理改变;或瘢痕性愈合,留下阑尾腔狭窄,与周围组织粘连,易复发;或迁延成慢性阑尾炎;②炎症局限化:化脓性、坏疽性阑尾炎被大网膜包裹,粘连成炎症包块;或形成阑尾周围脓肿;③炎症扩散:阑尾坏疽穿孔形成弥散性腹膜炎,细菌扩散到肝门静脉系统,引起肝门静脉炎;病情恶化可致感染性休克。

一、护理评估

（一）健康史

了解疾病发生的诱因,有无急性肠炎、慢性炎性肠病、蛔虫病等,以便做好预防指导;了解既往有无类似发作史,如属慢性阑尾炎急性发作,更应给患者解释手术治疗的必要性;还应了解患者的年龄;成年女性患者应了解有无停经、月经过期、妊娠等。

(二)身体状况

1.腹痛

急性阑尾炎典型的表现为转移性右下腹痛。因初期炎症仅局限于黏膜和黏膜下层,由内脏神经反射引起上腹或脐周出现疼痛,范围较弥散。数小时后炎症波及阑尾浆膜层和壁腹膜,刺激了躯体神经,此时腹痛转移并固定于右下腹。若病情发展快,腹痛一开始即可局限于右下腹,而无转移性右下腹痛病史。若持续性剧痛范围扩大,波及腹大部或全腹,是阑尾坏死或穿孔并发腹膜炎的表现。

2.消化道症状

早期有反射性恶心、呕吐。部分患者因肠功能紊乱可有便秘或腹泻。如盆位阑尾炎时,炎症刺激直肠和膀胱,引起排便次数增多、里急后重及尿痛。若并发弥散性腹膜炎可出现腹胀等麻痹性肠梗阻症状。

3.全身表现

多数患者早期仅有乏力、低热。炎症加重可有全身中毒症状,如寒战、高热、脉快、烦躁不安或反应迟钝等。阑尾穿孔引起弥散性腹膜炎时,可有心、肺、肾等器官功能不全的表现。若发生化脓性门静脉炎还可引起轻度黄疸。

4.体征

(1)右下腹压痛:是急性阑尾炎的重要体征。压痛点通常位于麦氏点,亦可随阑尾位置变异而改变。但始终表现为一个固定位置的压痛。有些患者在发病早期腹痛尚未转移至右下腹时,即可出现右下腹固定压痛。压痛的程度与炎症程度相关,若阑尾炎症扩散,压痛范围亦随之扩大,但压痛点仍以阑尾所在部位最明显。

(2)腹膜刺激征:包括压痛、反跳痛、腹肌紧张。这是由于壁腹膜受炎症刺激的一种防御性反应,常提示阑尾炎症加重,有炎性渗出、化脓、坏疽或穿孔等。但在特殊年龄阶段、体质较弱及阑尾位置变化的患者,如小儿、老人、孕妇、肥胖、虚弱者及盲肠后位阑尾炎等,腹膜刺激征可不明显。

(三)心理-社会状况

了解患者及家属对急性腹痛及阑尾炎的认知程度、心理承受能力及对手术的认知程度;妊娠期患者及其家属对胎儿风险的认知程度、心理承受能力及应对方式。

(四)辅助检查

1.实验室检查

多数患者的血常规检查可见白细胞计数和中性白细胞比例增高。尿常规可有少量红细胞,系输尿管受局部炎症刺激所致。如尿中出现大量红细胞,提示可能是输尿管结石。

2.B超检查

可显示阑尾肿大或阑尾周围脓肿。

(五)治疗要点及反应

急性阑尾炎宜行阑尾切除术,延误治疗可发生急性腹膜炎,术后应注意防治内出血、切口感染、粘连性肠梗阻以及阑尾残端破裂所形成的粪瘘等并发症。但对单纯性阑尾炎及较轻的化脓性阑尾炎,也可试用抗生素、中药等非手术疗法。对有局限化倾向的阑尾周围脓肿则不宜手术,采用抗感染等非手术疗法,待肿块消失后 3 个月,再行手术切除阑尾。

二、护理诊断及合作性问题

1.急性疼痛

与阑尾炎症、手术创伤有关。

2.体温过高

与化脓性感染有关。

3.潜在并发症

急性腹膜炎、术后内出血、术后切口感染、术后粘连性肠梗阻、术后粪瘘等。

三、护理目标

患者疼痛缓解;体温恢复正常;非手术治疗后的患者能说出预防方法。

四、护理措施

(一)非手术疗法及手术前的护理

1.一般护理

(1)体位:卧床休息,取半卧位。

(2)饮食和输液:禁食或流质饮食,并做好静脉输液护理。

2.病情观察

观察患者的神志、生命体征、腹部症状和体征及血白细胞计数的变化。例如,体温明显增高,脉搏、呼吸加快,或白细胞计数持续上升,或腹痛加剧且范围扩大,或出现腹膜刺激征,说明病情加重。同时,应注意各种并发症的发生。

3.治疗配合

(1)抗感染:遵医嘱应用有效的抗生素,注意药物用量及配伍禁忌。

(2)对症护理:有明显发热者,可给予物理降温;对诊断明确的剧烈疼痛者,可遵医嘱给予解痉或止痛剂,禁用吗啡或哌替啶。

此外,按胃肠道手术常规做好手术前准备。

(二)手术后护理

1.一般护理

(1)体位:根据不同的麻醉方式安置适当的体位。血压平稳后改为半卧位。

(2)饮食:术后 1~2 天胃肠功能恢复,肛门排气后可给流质饮食,如无不适改半流质饮食。术后 4~6 天给软质普食。

(3)早期活动:轻症患者术后当天麻醉反应消失后,即可下床活动,重症患者在床上多翻身、活动四肢,待病情稳定后,及早起床活动,以促进肠蠕动恢复,防止肠粘连发生。

2.病情观察

密切观察生命体征、腹部症状和体征,及时发现并发症。

3.配合治疗

遵医嘱使用抗生素,并做好静脉输液护理。

4.术后并发症的观察和护理

(1)腹腔内出血:常发生在术后 24 小时内,表现为腹痛、面色苍白、脉速、血压下降等内出血表现。一旦发生,立即将患者置于平卧位,快速静脉输液、输血,报告医生并做好紧急手术止血的准备。

(2)切口感染:切口感染是术后最常见的并发症。表现为术后 3 天左右切口出现红肿、压痛甚至波动感,体温升高。遵医嘱给予抗生素、理疗等治疗,如已化脓应拆线引流。

(3)腹腔脓肿:多见于化脓性或坏疽性阑尾炎术后。常发生在术后 5～7 天,表现为体温升高或下降后又上升,并有腹痛、腹胀、腹部包块或排便、排尿改变等。腹腔脓肿一经确诊,积极配合医生行 B 超引导下抽脓、冲洗或置管引流。

(4)粘连性肠梗阻:粘连性肠梗阻是阑尾切除术后较常见的远期并发症,与局部炎症重、手术损伤、切口异物、术后卧床等多种因素有关。术后早期离床活动可预防此并发症。

(5)粪瘘:少见,其主要表现为发热、腹痛,并有少量粪性肠内容物从腹壁流出。经抗感染、支持疗法、局部引流等处理后,大多数能闭合,如经久不愈可考虑手术。

(三)心理护理

向患者及其家属讲解手术目的、方法、注意事项,使患者能积极配合治疗。

第四节 原发性肝癌

原发性肝癌是指发生于肝细胞和肝内胆管上皮细胞的癌,是我国常见的恶性肿瘤之一,高发于东南沿海地区,好发于 40～50 岁,男性比女性多见。

一、病因病理

原发性肝癌的病因和发病机制迄今尚未确定,可能与以下因素有关:①肝硬化:肝癌合并肝硬化的发生率比较高,提示肝癌的发生与肝硬化有一定关系。②病毒性肝炎:肝癌患者常有病毒性肝炎后肝硬化的病史,与肝癌有关的肝炎病毒有乙型、丙型和丁型 3 种。③黄曲霉毒素:肝癌相对高发地区粮食被黄曲霉菌及其毒素污染的程度高于其他地区。④其他:如亚硝胺可能与肝癌的发生有一定关系。此外,寄生虫、营养、饮酒、遗传等因素与肝癌亦有一定关系。

原发性肝癌按病理形态可分 3 型:结节型、巨块型和弥漫型。其中,结节型最为常见,且多伴有肝硬化。按组织学类型,原发性肝癌可分为 3 类:肝细胞型、胆管细胞型和二者同时出现的混合型。我国绝大多数是肝细胞型(约占 91.5%)。原发性肝癌的转移途径有:①血行转移,最多见于肺,其次为骨、脑等;②淋巴转移;③直接蔓延;④腹腔种植性转移。

二、护理评估

(一)健康史

询问患者有无肝硬化、病毒性肝炎病史;对原有肝炎和肝硬化的患者,应仔细询问疾病发生、发展情况;注意有无家族遗传病史。

(二)身体状况

原发性肝癌早期缺乏特异性症状,随着病情的发展,常见的表现如下。

1.肝区疼痛

有半数以上患者以此为首发症状,多为持续性钝痛、刺痛或胀痛,以夜间或劳累后为重。当肝癌结节发生坏死、破裂引起腹腔内出血时,可突然出现右上腹剧痛,并有压痛、反跳痛、腹肌紧张等腹膜刺激征的表现。

2.全身和消化道症状

早期不易引起重视,主要表现为乏力、消瘦、食欲缺乏、腹胀等。部分患者可伴有恶心、呕吐、发热、腹泻等症状。晚期则出现贫血、黄疸、腹水、下肢水肿、皮下出血及恶病质等。肝癌破裂出血时,突然发生急性腹膜炎及内出血表现。

3.肝大

为中、晚期患者最常见的主要体征。肝大呈进行性,质地坚硬,边缘不规则,表面凹凸不平呈大小结节或巨块。癌肿位于肝右叶顶部者可使膈肌抬高,肝浊音界上升。

(三)心理-社会状况

肝癌患者多伴有肝硬化或慢性肝炎病史,长期治疗效果不佳,患者丧失信心,经济负担较重,容易产生焦虑、恐惧、敏感、抑郁甚至绝望等心理变化。

(四)辅助检查

1.血清甲胎蛋白(AFP)测定

它是诊断原发性肝癌常用而又重要的方法。放射免疫法测定 AFP≥400ng/mL,排除活动性肝病、生殖腺胚胎性肿瘤、妊娠等,即可考虑肝癌的诊断。

2.影像学检查

(1)B超:可显示肿瘤的大小、形态、部位以及肝静脉或门静脉有无癌栓等.诊断符合率可达 90% 左右。

(2)CT、磁共振成像(MRI):能明确显示肿瘤的位置、数目、大小及与周围脏器和重要血管的关系,对判断能否手术切除很有价值。

(3)肝动脉造影:此方法诊断肝癌的准确率最高,可达 95% 左右。但患者要接受大量 X 线照射,并具有创伤和价格昂贵等缺点,仅在上述各项检查均不能确诊时才考虑采用。

(五)治疗要点及反应

原发性肝癌从症状出现到获得诊断,如不治疗,常于半年内死亡。早期诊断、早期治疗,是提高疗效的关键。

1.手术治疗

手术治疗仍是目前肝癌治疗首选和最有效的方法。如病程过晚,往往失去手术切除的机会,预后差。

2.B超引导下经皮穿刺肿瘤行射频、微波或无水乙醇注射治疗

这些方法适用于瘤体较小而又不能或不宜手术切除者,特别是肝切除后早期肿瘤复发者。

3.化学药物治疗

适宜于经手术探查,发现已不能切除者;或作为肿瘤姑息性切除的后续治疗。常用肝动脉插管化疗、放射介入治疗等方法。

三、护理诊断及合作性问题

1.恐惧

与下列因素有关:突然发病或病程较长;忍受较重的痛苦;担心久治不愈或死亡;经济拮据等。

2.急性疼痛

与癌肿进行性增大、肝包膜张力增加或手术、放疗、化疗等有关。

3.营养失调:低于机体需要量

与厌食、化疗的胃肠道不良反应及肿瘤消耗有关。

4.潜在并发症

肝癌破裂出血、上消化道大出血、肝性脑病等。

四、护理

1.术前护理

(1)全面了解身体状况:评估患者有无肝炎、肝硬化,饮食和生活习惯,局部肿瘤情况及有无黄疸、腹水,有无家族史等。协助患者进行心肺、肝肾功能及电解质等检查,评估肝功能和凝血功能状况,以全面了解患者身体状况、病情及治疗方案,发现重点护理问题及患者需求,给予相应护理措施。

(2)营养支持:术前为保护肝功能,应指导患者进食高蛋白、高碳水化合物、高维生素、低脂肪饮食。因肝癌患者多伴有肝硬化及门静脉高压,食管静脉多呈曲张状态,如遇粗糙或刺激性饮食易致消化道出血,甚至引起大出血,因此护士应告知患者避免摄入粗糙及刺激性食物。

(3)心理护理:肝癌患者好发年龄为 $40\sim50$ 岁,男性多于女性,且生存期短、复发率高,患者存在严重恐惧心理,护士应主动了解患者心理状况,关心体贴患者,及时解答患者提出的问题。对复发患者更应高度重视,向患者讲解治疗的成功案例及现代医学的先进技术和治疗手段,增强患者的信心。此外,因多数患者在社会及家庭中承担重要角色,护士应积极发挥家属等社会支持系统的力量,共同给予患者心理支持和帮助。

(4)术前常规准备:备皮、肠道准备、禁食水,留置胃管、尿管等。肝癌患者备皮范围为上至两侧乳头连线,下至耻骨联合上缘,左右两侧至腋中线。

2.术后护理

(1)生命体征的监测:术后严密观察患者的体温、脉搏、呼吸、血压、意识等。如出现异常及

时与医生沟通。术后常规给予患者氧气吸入,提高氧的供给,增加肝细胞供氧量,保护患者肝功能。

(2)术后体位和活动:肝切除术后患者麻醉未清醒前采取去枕平卧位,头偏向一侧,全麻清醒后可垫枕,术后第 1 天可取半卧位。极量肝切除患者因大量肝切除后易出现上腹残余空腔,剩余肝脏组织易向空腔内移动,使胆管、肝动脉、门静脉扭曲受压,胆管压力过高而出现胆漏,因此待患者全麻清醒后至术后第 4~5 天时宜采取斜坡卧位,抬高床头 15°~30°,左侧肝切除者取右侧卧位,右侧肝切除者取左侧卧位,以利于胆汁引流。在做好疼痛管理的前提下,鼓励患者早期下床活动,以循序渐进为原则,由双腿下垂、床边站立、床旁活动,逐渐增加活动量,恢复患者体能,促进肠蠕动、排气排便及预防下肢静脉血栓形成。

(3)腹腔引流管的护理:肝癌术后患者多留置腹腔引流管,左半肝切除者腹腔引流管多放置于第一肝门处或脾窝内;右半肝切除者多放置于膈下或创面附近2~3cm 处。护士需加强引流管的固定,防止牵拉致脱管,避免扭曲打折致引流不畅,并注意无菌技术操作更换引流袋,做好引流液颜色、性质和量的观察,并做好记录。对未留置引流管的患者护士应及时、准确观察患者生命体征、腹部情况及各实验室指标,及早发现有无出血、腹水等并发症。

(4)肝功能的维护:良好的肝功能是术后肝癌患者身体恢复的关键因素,为此护士应做好以下护理:①术后 24~72 小时内遵医嘱给予患者持续氧气吸入,血氧饱和度维持在 95% 以上,以提高血氧浓度、增加肝细胞供氧量,利于肝细胞功能的恢复,维护肝功能。②及时、准确遵医嘱使用保肝药物,并注意观察药物不良反应。避免使用损害肝功能的药物。③对伴有腹水的患者,遵医嘱应用保钾利尿剂;输入新鲜血浆、人血白蛋白等;及时拔除腹腔引流管并缝合引流管创口以减少血清蛋白的丢失,减轻肝脏负担。④积极处理各种术后并发症,如膈下脓肿、胸腔积液、肺部感染、胆瘘等,消除诱发肝功能不全的因素。⑤注重黄疸患者的护理。

(5)营养支持:肝脏是营养代谢的主要器官,术后患者的残肝量少,糖等营养物质代谢低下,可导致肝源性糖尿病的发生。术后为保护患者肝功能及改善营养状况需积极予以营养支持,加强患者的血糖监测,注意有无低血糖症状、糖代谢异常及脂肪蛋白合成异常等。低蛋白血症时患者易出现腹水,护士需注意监测患者血清蛋白等指标以了解营养状态及腹水情况,及时遵医嘱输入新鲜血浆或白蛋白。在做好肠外营养护理的同时,注意肠内营养的补充,进食高热量、高维生素、低脂饮食。快速康复外科理念主张肝癌术后鼓励患者早期进食,待患者肠蠕动恢复后第 1 天可试饮水,若无腹胀、恶心、呕吐,第 2 天即可进食流质,逐渐过渡到半流质、软食、正常饮食,以促进胃肠道蠕动、维护肠黏膜屏障功能及机体内环境稳定,降低体内分解代谢程度及术后感染发生率。临床护理工作中,护士应结合患者具体情况,给予个体化、恰当的饮食护理。

(6)舒适护理与安全护理:肝癌切除术后除腹部切口痛、术中为暴露术野使用拉钩造成肋间疼痛、术后留置腹引管牵拉皮肤及尿管的留置等影响患者舒适外,因肝功能低下而出现的腹水、黄疸、胸腔积液导致患者腹胀、瘙痒、胸闷、憋气等因素加剧了术后患者的不适。护士需注意评估患者主诉,及时采取措施缓解患者不适症状,疼痛患者可遵医嘱使用止痛药,腹水、胸闷患者可嘱其半卧位,瘙痒患者可用温水擦浴、穿棉质衣服等。此外,部分患者因肝脏解毒功能较差致使麻醉药在体内积存而出现躁动、幻听幻视等神志改变,护士应注意各种管路的固定,在患者和家属知情同意下给予适当约束,做好患者的安全护理。

(7)并发症的预防和护理

①出血的护理:腹腔内出血是肝癌切除术后主要并发症之一,出血部位可来自肝创面、裸区、三角韧带、肾上腺及胆囊窝等,出血原因多由于术中止血不彻底、结扎线脱落及凝血功能障碍等。护士应注意观察患者引流液的颜色、性质、量,识别有无出血征象:如为暗红色陈旧性出血,说明出血速度慢;若为鲜红色血液,说明出血速度快。血液的温度如同体温,单位时间内出血量多,说明出血速度快;血温低于体温,单位时间内出血量少,说明出血速度慢。当出血量每10分钟超过40mL时,连续观察30分钟,同时伴血压下降、脉搏增快超过120次/分,说明出血速度快,多为血管出血。当一次出血量少于300mL时,患者多表现为烦躁、大汗、心率增快、面色苍白;大于500mL时表现为血压下降、尿少等休克表现。注意保持引流管通畅,准确记录出血量,及时遵医嘱合理输入止血药物。结合动态血常规结果综合评价患者出血情况。此外,观察患者有无肝功能不全表现.如黄疸、腹水、消化道症状、肝性脑病等,做好血氨数值监测、患者精神状态及神志的观察。

②腹水的护理:肝癌术后患者剩余肝脏体积较小、加上多数患者肝硬化使得患者肝功能较差,血浆白蛋白的合成减少,引起血浆胶体渗透压降低,促使血浆外渗;同时肝功能损害时,肾上腺皮质的醛固酮和抗利尿激素在肝内分解减少,血内浓度增高,促进肾小管对钠、水的再吸收,引起水钠潴留,而引起腹水的发生。患者出现大量腹水时,表现为腹部胀满、呼吸困难,同时可伴免疫力低下、易感染、营养低下等。护士应做好以下护理:a.评估患者腹水程度,测量腹围及体重,为患者采取舒适卧位,呼吸困难时给予半卧位,吸入氧气;b.选择柔软衣物,轻暖被服,减少对腹部的压迫;c.下肢水肿时抬高患肢,可垫软枕;d.使用利尿剂时注意观察尿量;e.腹腔穿刺时注意穿刺点有无渗液及出血;f.放腹水时速度不可过快、过多,以免引起腹压突然降低、全身血容量减少而出现休克症状;g.饮食以高蛋白、低盐为原则。

③胸腔积液的护理:术前肝功能不良,术中肝门阻断时间过长,术后腹水量过多、韧带淋巴回流障碍及膈肌损伤是肝癌术后患者并发胸腔积液的主要影响因素。护士需做好以下护理:a.遵医嘱吸入氧气,积极改善患者的缺氧状态;b.协助患者取半卧位,减轻胸腔积液对肺的压迫;c.监测患者体温变化,并做好高热患者的护理;d.若胸腔积液较少,患者可自行吸收,但若胸腔积液较多,需进行胸腔穿刺引流,护士应做好引流管的护理,加强固定;e.液体输入速度不宜过快,以免加重患者心肺负担;f.患者因胸闷、憋气及高热等,易出现焦虑、恐惧心理,护士需安慰患者,及时予以症状控制,缓解患者焦虑不安情绪。

④膈下积液及脓肿的护理:膈下积液和脓肿是肝癌术后一种严重并发症。术后引流不畅或引流管拔除过早,可使残肝旁积液、积血,致肝断面坏死组织及渗漏胆汁积聚造成膈下积液,如继发感染则可形成脓肿。护士应做好以下护理:a.膈下积液及脓肿多发生在术后1周左右,若患者术后体温正常后再度升高,或术后体温持续不降,伴有上腹部或右季肋部胀痛、呃逆、心率增快、白细胞增多,应疑有膈下积液或脓肿。b.若已形成脓肿,必要时协助医生做好B超引导下穿刺及穿刺后腹腔引流管的护理,根据医嘱正确合理使用抗生素。c.对高热患者应监测体温变化,补充水分防止脱水,鼓励患者进食高热量、高维生素、营养丰富的半流质或软食;给予物理降温或遵医嘱药物降温,降温处理30分钟后复测体温,并记录;出汗较多时,及时更换

衣服,寒战时给予保暖,并做好口腔护理。

⑤肝性脑病的护理:肝癌术后因残肝解毒功能较差或发生肝衰竭,肝脏将氨转变为尿素的能力减低或丧失,氨通过血脑屏障进入中枢神经系统,导致患者神经系统出现异常。护士应做好以下护理:a.观察患者有无肝性脑病的早期症状,若出现性格行为变化,如欣快感、表情淡漠或扑翼样震颤等前驱症状时,及时通知医生。b.吸氧:半肝以上切除患者术后需间歇吸氧 3~4 天,以提高氧的供给,保护肝功能,减少氨的产生。c.避免诱发肝性脑病的因素,如上消化道出血、高蛋白饮食、感染、便秘等,禁止用肥皂水灌肠,可用生理盐水或弱酸性溶液灌肠。d.遵医嘱及时应用保肝药物及降血氨药物。e.评估患者自理、活动能力、周围环境,做好安全警示标识,防止患者坠床、跌倒。

3.术后健康指导

肝癌术后患者胃肠功能恢复后可进食少量流质,逐渐改为半流质、普食,多进食高营养、高维生素、低脂易消化饮食,注意营养摄入均衡,进食 30 分钟内不宜立即卧床。忌多骨刺、粗糙坚硬、黏滞不易消化的食物;忌暴饮暴食,忌油腻、辛辣刺激性食物。腹水患者忌多盐多水食物,注意肝功能的长期维护,不可使用加重肝脏负担的药物,忌烟酒,使用利尿剂者需注意监测电解质情况;血氨增高者忌高蛋白饮食。根据患者血清学 HBV、HCV 检测学指标,指导患者及家属相关注意事项,并告知患者保持心情舒畅。

4.居家护理

(1)自我观察和定期复查:嘱患者及家属注意有无水肿、体重减轻、出血倾向、黄疸和乏力等症状,必要时及时就诊。手术后半年内每月复查,半年后 3 个月复查一次。术后一般复查内容:肝功能、血常规、肿瘤标志物、B 超。3~6 个月复查一次 MRI 或强化 CT。

(2)注意营养:饮食多样化,进食高蛋白、高热量、高维生素、低脂肪食物,多食新鲜蔬菜水果,饮用果汁饮料,注意补充维生素 A、维生素 C、维生素 E 的食品。忌坚硬、辛辣食物,少食煎炸食品。腹水者应限制钠的摄入。注意饮食卫生。

(3)保持大便通畅,防止便秘,可适当使用缓泻剂,预防血氨升高。

(4)患者应注意休息,如体力许可,可做适当体力活动或参加部分工作。

(5)树立战胜疾病的信心,保持乐观的心态。

第五节 泌尿系统损伤

一、肾损伤

肾深藏于肾窝,受到肋骨、腰肌、脊椎和前面的腹壁、腹腔内脏器、膈肌的保护,且正常肾有一定的活动度,故不易受损。但肾质地脆,包膜薄,周围有骨质结构,一旦受暴力打击也可以引起肾损伤,如肋骨骨折的断端可穿入肾实质而损伤肾。

(一)病因与发病机制

1.病因

(1)开放性损伤:因刀刃、枪弹等锐器致伤,常伴有胸、腹部等其他组织器官损伤,损伤复杂且严重。

（2）闭合性损伤：因直接暴力（如挤压、撞击、肋骨骨折等）损坏，也可因间接暴力（如对冲伤、坠跌、突然暴力扭转等）所致。

2.病理

根据肾损伤的程度可分为以下病理类型。

（1）肾挫伤：损伤局限于肾实质，形成肾瘀斑和（或）包膜下血肿，肾包膜及肾盂黏膜完整。肾挫伤发病率高，可有轻度暂时性血尿，症状轻微，可以自行愈合。

（2）肾部分裂伤：肾实质部分裂伤，伴有肾包膜破裂，可致肾周血肿。经绝对卧床、止血、抗感染等积极治疗常可自行愈合。

（3）肾全层裂伤：肾实质深度裂伤，外及肾包膜，内达肾盂肾盏黏膜，此时常引起广泛的肾周血肿、血尿和尿外渗。肾横断或碎裂时，可导致部分肾组织缺血。这类肾损伤症状明显，后果严重，需手术治疗。

（4）肾蒂损伤：肾蒂血管损伤较少见。肾蒂血管断裂、破裂或肾段血管的部分或全部撕裂时可引起大出血、休克，常来不及诊治就死亡，必须迅速手术方可挽救生命。

（二）护理评估

1.健康史

详细了解受伤史，包括原因、时间、部位、姿势、经过、致伤物性质，就诊前采取的急救措施、急救效果，以及既往健康状况等。

2.身体状况

（1）血尿：肾损伤患者常有血尿。肾挫伤时血尿轻微，肾部分裂伤、肾全层裂伤时则呈大量肉眼血尿，形成的血块可阻塞尿路。血块阻塞输尿管、肾盂或输尿管断裂、肾蒂血管断裂时，血尿不明显。

（2）休克：严重肾裂伤、肾蒂裂伤或合并其他脏器损伤时，易发生休克而危及生命。

（3）疼痛：肾包膜下血肿、肾周围软组织损伤、出血或尿外渗引起患侧腰、腹部疼痛。尿液、血液渗入腹腔或伴有腹部器官损伤时，可出现全腹疼痛和腹膜刺激征。血块通过输尿管时发生绞痛。

（4）腰腹部肿块：血液、尿液渗入肾周围组织可使局部肿胀，形成肿块，有明显触痛和肌紧张。

（5）发热：血肿、尿外渗吸收可致发热，但多为低热。如继发感染，形成肾周围脓肿或化脓性腹膜炎，可出现高热、寒战等全身感染中毒症状，重者并发感染性休克。

3.心理-社会状况

由于突发的暴力致伤，或因损伤出现大量血尿、疼痛等表现，患者常有焦虑、恐惧的心理状态改变。此外，应了解患者亲属的心理状态，对患者伤情的认知程度，对治疗和护理的配合程度等。

4.辅助检查

（1）实验室检查

①尿常规检查：了解尿中有无大量红细胞、白细胞。

②血常规检查:了解有无血液稀释、感染迹象。

(2)影像学检查

①B超:能提示肾损害的程度,包膜下血肿、肾周围血肿及尿外渗情况。

②X线平片检查:肾区阴影增大,提示有肾周围血肿可能。

③CT:可清晰显示肾皮质裂伤、尿外渗和血肿范围。

④排泄性尿路造影:可评价肾损伤的程度和范围。

⑤肾血管造影:可显示肾实质和肾动脉损伤情况。

5.治疗原则

(1)急救处理:有大出血、休克的患者应迅速抢救。建立静脉通道快速输液、输血。若有呼吸、心搏骤停则迅速行心肺复苏,同时密切观察病情变化,做好术前准备。

(2)非手术治疗:适用于肾挫伤或部分肾裂伤的患者,包括绝对卧床休息,密切观察生命体征、腰部肿块、尿液变化,及时补充血容量,应用广谱抗生素以预防感染,使用止痛剂、镇静剂和止血剂等。

(3)手术治疗:开放性损伤行清创、缝合及引流并探查腹部脏器有无损伤。闭合性损伤依具体情况不同可选择肾修补术、肾部分切除术、肾切除术。

(三)护理诊断及合作性问题

1.组织灌注量改变

与肾损伤或同时合并其他器官损伤引起大出血有关。

2.疼痛

与损伤后局部肿胀、尿外渗有关。

3.血尿

与肾损伤有关。

4.焦虑

与对治疗效果及预后缺乏了解有关。

5.潜在并发症

有发生感染、压疮、尿道狭窄的危险。

(四)护理目标

(1)预防或纠正休克。

(2)减轻疼痛。

(3)血尿逐渐消退。

(4)焦虑减轻或消除。

(5)卧床期间患者生活需要得到满足,无感染、压疮等并发症发生。

(五)护理措施

(1)休息:绝对卧床休息2～4周,即使血尿消失,仍需继续卧床休息一周;过早离床活动,有可能再度发生出血。

(2)病情观察:①密切观察患者生命体征,血尿、腰腹部肿块、腹膜刺激征等变化。②动态观察血尿的变化,每2～4小时留取尿液观察血尿颜色变化,若颜色逐渐加深,说明出血加重。

③定时检测血红蛋白和血细胞比容,以了解出血情况及其变化。④定时观察体温和血白细胞计数,以判断有无继发感染。

(3)治疗配合:及时输液,遵医嘱补充血容量,预防休克,应用止血剂、止痛剂、镇静剂,并防治感染。

(4)有手术指征者,在防治休克的同时积极进行术前准备。

(5)加强基础护理,预防压疮发生,早期或病情不允许翻身者,应经常按摩骨突出受压处,但患侧腰部禁忌按摩,随着病情的好转可逐渐增加翻身次数。

(六)护理评价

(1)患者的焦虑状态是否减轻,情绪是否稳定。

(2)患者生命体征是否平稳,组织灌流量是否正常。

(3)患者肾损伤及术后伤口愈合情况,有无感染、压疮发生。

(七)健康指导

(1)非手术治疗患者,告知绝对卧床2～4周以及观察血尿、腰部肿块、腹痛的重要性。

(2)介绍肾损伤基本知识。

(3)说明卧床期间保护皮肤完整性的意义。

(4)说明出院后3个月避免重体力劳动或竞技运动的意义。

二、膀胱损伤

膀胱空虚时位于骨盆深处,受到周围筋膜、肌、骨盆及其他软组织的保护,因此除贯通伤或骨盆骨折外,一般不易发生膀胱损伤。膀胱充盈时其壁紧张而薄,高出耻骨联合伸展至下腹部,易遭受损伤。

(一)病因

1.开放性损伤

由弹片或锐器贯通所致,常合并其他脏器损伤,如直肠、阴道损伤,形成腹壁尿瘘、膀胱直肠瘘或膀胱阴道瘘。

2.闭合性损伤

当膀胱充盈时,若下腹部遭撞击、挤压,极易发生膀胱损伤。可见于酒后膀胱过度充盈,受力后膀胱破裂。有时骨盆骨折骨片会直接刺破膀胱壁。产程过长,膀胱壁被压,在胎头与耻骨联合之间也易引起缺血性坏死,可致膀胱阴道瘘。

3.医源性损伤

见于膀胱镜检查或治疗中,如膀胱颈部肿瘤、前列腺癌、膀胱癌等电切术以及盆腔手术、腹股沟疝修补术、阴道手术等有时可能伤及膀胱。压力性尿失禁行经阴道无张力尿道中段悬吊(TVT)手术时,也有发生膀胱损伤的可能。

4.自发性破裂

有病变的膀胱(如膀胱结核、长期接受放射治疗的膀胱)过度膨胀,发生破裂,称为自发性破裂。

（二）临床表现

膀胱壁轻度挫伤仅有下腹部疼痛和少量终末血尿，短期内可自行消失。膀胱全层破裂时症状明显，依腹膜外型或腹膜内型的破裂部位不同而有其各自的特殊的表现。

1.休克

常见于骨盆骨折导致的膀胱损伤，常因骨盆骨折剧痛、大出血所致。

2.腹痛

腹膜外破裂时，尿外渗及血肿可引起下腹部疼痛、压痛及肌紧张，直肠指检可触及直肠前壁饱满并有触痛。腹膜内破裂时，尿液和血液流入腹腔常引起急性腹膜炎症状；如果腹腔内尿液较多，可有移动性浊音。

3.排尿困难和血尿

膀胱破裂后，尿液流入腹腔和膀胱周围组织间隙时，患者有尿意，但不能排出尿液或仅能排出少量血尿。

4.尿瘘

开放性损伤可有体表伤口漏尿；如与直肠、阴道相通，则经肛门、阴道漏尿。闭合性损伤在尿外渗感染后破溃，可形成尿瘘。

5.局部症状

闭合性损伤时，常有体表皮肤肿胀、血肿和瘀斑。

（三）辅助检查

1.膀胱造影

自导尿管向膀胱内注入15％泛影葡胺300mL，摄前后位片，抽出造影剂后再摄片，如膀胱破裂，可发现造影剂漏至膀胱外，排液后的照片更能显示遗留于膀胱外的造影剂。腹膜内膀胱破裂时，则显示造影剂衬托的肠襻。

2.膀胱镜检查

膀胱镜检查是诊断术中发生膀胱损伤的首选方法。

3.导尿试验

导尿管插入膀胱后，如引流出300mL以上的清亮尿液，基本上可排除膀胱破裂；如无尿液导出或仅导出少量血尿，则膀胱破裂的可能性大。此时可经导尿管向膀胱内注入灭菌生理盐水200～300mL，片刻后再吸出。液体外漏时吸出量会减少，腹腔液体回流时吸出量会增多。若液体出入量差异大，提示膀胱破裂。

（四）治疗

处理原则：闭合膀胱壁缺损；保持通畅的尿液引流，或完全的尿流改道；充分引流膀胱周围及其他部位的尿外渗。应根据损伤的类型和程度进行相应的处理。

1.紧急处理

对于骨盆骨折的患者需要依据出血的严重程度进行抗休克治疗，如输液、输血、镇痛及镇静等，尽早合理使用抗生素预防感染。

2.非手术治疗

膀胱挫伤或膀胱造影显示仅有少量尿外渗且症状较轻者，可从尿道插入导尿管持续引流尿液 10 天左右,并保持通畅,同时使用抗生素预防感染,破裂多可自愈。

3.手术治疗

膀胱破裂伴有出血和尿外渗,病情严重者,须尽早施行手术。如为腹膜外破裂,做下腹部正中切口,腹膜外显露并切开膀胱,清除外渗尿液,修补膀胱裂口。如为腹膜内破裂,应行剖腹探查,了解其他脏器有无损伤,并做相应处理。吸尽腹腔内液体,分层修补腹膜与膀胱壁。也可行腹腔镜膀胱修补术,由于腹腔镜具有创伤小等特点,利用孔道即可观察上腹部其他脏器有无损伤。若发生膀胱颈撕裂,须用可吸收缝线准确修复,以免术后发生尿失禁。膀胱修补术后应留置导尿管或行耻骨上膀胱造瘘,持续引流尿液 2 周。对于骨盆骨折的患者,手术以骨科处理为主,泌尿科以引流尿液为主要目的。

4.并发症的处理

早期正确的手术治疗以及抗生素的应用可减少并发症的发生。盆腔血肿宜尽量避免切开,以免发生大出血并导致感染。若出血不止,可用纱布填塞止血,24 小时后再取出。

(五)护理(膀胱修补术)

1.术前护理

(1)按泌尿外科一般护理常规护理。

(2)心理护理:主动给予患者关心和体贴,向患者及家属讲解目前的治疗方法的可行性,消除其顾虑,以积极的态度面对治疗。

(3)注意密切监测患者的血压、脉搏、呼吸及血氧饱和度,如骤然血压下降、脉搏加快、面色苍白,提示有休克发生,应按休克处理:迅速建立两条以上静脉通道,补充血容量,维持患者水、电解质及酸碱平衡;保证输血、输液的通畅;输血过程中注意观察患者有无输血反应、过敏反应的发生;注意给予患者持续吸氧;注意保暖;避免过多地搬动患者。

(4)注意监测体温,遵医嘱使用抗生素预防感染,体温过高时及时通知医生。

(5)合并骨盆骨折者,应卧硬板床休息;注意观察血尿及腹膜刺激症状,判断有无出血发生。

2.术后护理

(1)按泌尿外科术后一般护理常规护理。

(2)病情观察:准确、定时测量血压、心率、呼吸及血氧饱和度并正确记录,随时注意患者病情的变化。留置膀胱造瘘管的患者,应注意观察造瘘口敷料有无渗血、渗液,定时给予换药。

(3)管路护理:膀胱修补术术后最主要的就是保持膀胱引流通畅,所以应注意观察术后留置的导尿管或膀胱造瘘管是否通畅,避免管路打折、受压、弯曲或堵塞。术后尿管或耻骨上膀胱造瘘管留置时间一般为 2 周左右。将引流袋固定于床单上,做好管路及引流袋的标识。让患者自己伸手摸到引流管的走向及固定位置,以更好地自我注意避免引流管受牵拉、打折。严密观察引流液的颜色、性状和量,准确做好记录。

(4)预防感染:保持尿道口清洁、导尿管通畅,保持会阴部清洁干燥;定时观察体温,监测血、尿白细胞计数,及时发现感染征象;加强损伤局部的护理,严格无菌操作;早期应用抗生素预防感染。

(5)膀胱痉挛的护理:患者术后容易发生膀胱痉挛,可遵医嘱给予抗胆碱能药物予以缓解。

（6）膀胱冲洗的护理：为防止膀胱内形成血凝块堵塞尿道口，导致患者尿管引流不畅，可遵医嘱行膀胱冲洗。冲洗液的温度应适宜，保持在20～30℃。注意观察冲出的液体的颜色、量、浑浊度，注意有无尿外渗的发生。在冲洗过程中加强观察流速是否适宜，并确保尿管引流通畅，一般冲出的液体量不应少于冲入的液体量，要加强观察冲洗液是否进入腹腔、腹壁、会阴及阴囊皮下，造成腹壁、阴囊明显水肿，或造成冲洗液被大量地吸收入血，急剧增加循环血量，造成急性心衰导致患者死亡。当患者出现脉速、面色苍白、出冷汗、剧烈腹痛等，应立即停止冲洗，通知医生，及时给予处理。

（7）饮食：可以进食后，应以易消化食物为主，避免食用辛辣刺激性、过于油腻的食物；鼓励患者多饮水，保证尿量2000～3000mL/d以上，以预防泌尿系感染。

（8）活动：活动应遵循循序渐进的原则。指导患者卧床期间进行床上双下肢的屈伸活动，以防止静脉血栓的发生；如无合并其他内脏损伤或骨折等情况时，一般可于术后第二天下床活动。

3.出院指导

嘱患者多饮水、勤排尿；定期复查，如有不适及时就诊。

三、尿道损伤

1.健康史

主要是了解受伤的原因、受伤时的姿势，是否有骑跨伤、骨盆骨折或经尿道的器械检查治疗史等。

2.身体状况

（1）尿道出血：前尿道损伤，即使在不排尿时也可见尿道外口滴血或流血；后尿道损伤，尿道外口不流血或仅流出少量血液；排尿时可出现血尿。

（2）疼痛：前尿道损伤时，受伤处疼痛，有时可放射到尿道外口，排尿时疼痛加重；后尿道损伤时，疼痛位于下腹部，患者在行走时出现或加重。

（3）排尿困难与尿潴留：尿道挫裂伤时因损伤和疼痛导致尿道括约肌痉挛，发生排尿困难；尿道断裂时，可引起尿潴留。

（4）局部血肿和瘀斑：骑跨伤或骨盆骨折造成尿生殖膈撕裂时可发生会阴、阴囊部肿胀、瘀斑和血肿。

（5）尿外渗：前尿道损伤时尿外渗至会阴、阴囊、阴茎部位，有时向上扩展至腹壁，造成这些部位肿胀；后尿道损伤时尿外渗至耻骨后间隙和膀胱周围。

（6）直肠指检：尿道膜部完全断裂后，可触及前列腺尖端浮动；若指套上染有血迹，提示可能合并直肠损伤。

（7）休克：骨盆骨折合并后尿道损伤可出现休克的表现。

3.心理-社会状况

患者常因尿道出血、排尿困难或尿潴留而焦虑，若担忧性功能及其他预后，焦虑更为明显，有的忧心忡忡出现恐惧感；后期尿道狭窄的患者，需要反复施行尿道扩张术往往有悲观情绪。

4.辅助检查

(1)实验室检查

①尿常规检查:了解尿中有无大量红细胞、白细胞。

②血常规检查:了解有无血液稀释及有无感染血象。

(2)影像学检查

①B超:能了解后尿道损伤是否发生了尿外渗。

②X线平片检查:了解有无骨盆或其他部位骨折。

③尿道造影:可显示尿道有无破裂及破裂的部位和程度。

(3)试插导尿管及导尿试验:严格无菌下轻柔缓慢插入尿管,若插入顺利,说明尿道连续,一旦插入导尿管,即应留置导尿1周,以引流尿液并支撑尿道;若插入困难,多提示尿道损伤严重,不能反复试插,以免加重损伤和导致感染。导尿管虽然可以顺利插入膀胱,但仅能流出少量血尿,甚至无尿液流出,应鉴别是尿道损伤还是膀胱损伤,此时经导尿管注入无菌生理盐水200mL至膀胱,片刻后引流出。若引流出的液体明显少于或多于注入量,则提示膀胱破裂。

5.治疗要点与反应

全身治疗包括防治休克、防治感染和预防并发症;局部治疗包括恢复尿道的连续性、引流膀胱内尿液和引流尿外渗。

尿道裂伤或完全断裂时常合并骨盆骨折,应重视休克的防治、尽快解除急性尿潴留、恢复尿道连续性(插置尿管或尿道修补、吻合术)、引流外渗尿液、防治感染和尿道狭窄,术后定期行尿道扩张术。

6.护理诊断及合作性问题

(1)急性疼痛与肾损伤后包膜张力增加,血块通过输尿管,膀胱或尿道损伤后尿外渗等因素有关。

(2)排尿障碍与创伤后疼痛、膀胱或尿道损伤等有关。

(3)焦虑与损伤后出现血尿、排尿困难以及担心预后等有关。

(4)潜在并发症:休克、感染、尿道狭窄。

7.护理目标

患者疼痛不适感减轻或消失;排尿恢复正常;焦虑减轻,情绪稳定,能安静休息。

8.护理措施

(1)密切观察:伤后及术后每1~2小时测量血压、脉搏、呼吸一次,并注意有无休克发生。

(2)保证输血、输液通畅,补充血容量。

(3)镇静、止痛,减轻患者痛苦,保证其休息,以利于恢复。

(4)能经口进食者,鼓励多饮水,进食高热量、高蛋白饮食。

(5)观察及预防感染发生:①观察体温及白细胞变化,及时发现感染征象。②带有留置导尿管者,应每日用0.1%苯扎溴铵溶液消毒尿道口及周围皮肤2次,无膀胱破裂及膀胱穿刺造瘘者,每日冲洗膀胱1~2次,以预防泌尿系感染。③尿外渗多处切开引流者应观察引流物的量、色、性状、气味,敷料渗湿情况,保持手术切口清洁干燥,及时发现异常,积极处理,预防感染发生。保持大便通畅,避免污染创面。

(6)做好引流管的护理,定期扩张尿道。

第六节　泌尿系统结石

泌尿系结石是泌尿外科的常见疾病之一,在泌尿外科住院患者中占据首位。欧美国家的流行病学资料显示,5%～6%的人在其一生中至少发生1次泌尿系结石,欧洲泌尿系结石年新发病率为100/10万～400/10万人。我国泌尿系结石发病率1%～5%,南方高达5%～10%;年新发病率为150/10万～200/10万人,其中25%的患者需住院治疗。近年来,我国泌尿系结石的发病率有增长趋势,是世界上三大结石高发区之一。泌尿系结石按病因分为代谢性、感染性、药物性和特发性结石;按晶体成分可分为含钙和不含钙结石;按部位分为上尿路和下尿路结石。

一、病因

影响结石形成的因素很多,年龄、性别、种族、遗传、环境因素,饮食习惯和职业对结石的形成影响很大,身体的代谢异常、尿路的梗阻、感染、异物和药物的使用是结石形成的常见病因。

1.流行病学

(1)性别和年龄:尿石症的人群发病率为2%～3%,好发年龄为25～40岁。成年男性比女性更多见,男性患病者是女性的2～3倍。

(2)种族:有色人种比白种人患病率低。我国肾结石的新发病率随着生活水平的提高、饮食的不合理搭配、蛋白质和糖分摄入的增多也呈增加的趋势。

(3)地理环境和气候:尿石症的发病有明显的地区差异,山区、沙漠、热带和亚热带地区发病率较高,我国南方比北方更为多见。

(4)饮食和营养:营养成分与饮食结构对尿石症的形成有重要影响,营养状况好、动物蛋白摄入过多时,易形成肾结石;营养状况差、动物蛋白摄入过少时,容易形成膀胱结石。

(5)职业:从事高温工作、外勤工作、职业司机等人较易患有结石。主要是因为工作环境的温度较高、排汗量增加所致。

(6)水分的摄入:流行病学调查发现水质的软硬对结石的发病率没有影响。水分摄入过少或损失过多(如出汗)会促进结石的形成。

2.各种代谢因素

它包括尿液酸碱度、高钙血症、高钙尿症、高草酸尿症、高尿酸尿症、胱氨酸尿症、低枸橼酸尿症和低镁尿症等。

3.局部因素

它包括尿路梗阻(尿液排出不畅造成尿盐沉积)、感染(细菌改变尿液酸碱度,菌落、脓块、坏死组织形成结石核心)、异物(形成结石核心)等。

4.药物相关因素

药物引起的肾结石占所有结石的1%～2%,药物诱发的结石形成的原因有两类,一类为能够诱发结石形成的药物,包括乙酰唑胺、维生素 D、维生素 C 和皮质激素等,这些药物在代谢的过程中导致了其他成分结石的形成;另一类为溶解度低的药物,在尿液浓缩时析出形成结石,药物本身就是结石成分,包括氨苯蝶啶、治疗 HIV 感染的药物(如硅酸镁和磺胺类药物等)。

二、上尿路结石

(一)护理评估

1.健康史

了解患者的生活环境、平时饮食饮水情况,有无尿路梗阻、感染和异物史。有无血尿史、排石史、肾绞痛史;有无甲状旁腺功能亢进症、痛风、长期卧床史;有无长期用药史,如长期使用维生素 C、维生素 D 及水杨酸等药物。

2.身体状况

上尿路结石多见于男性青壮年,好发于 21～50 岁人群。以单侧多见,约占 90%。主要表现为与活动有关的肾区疼痛和血尿。其程度与结石的部位、大小、活动及有无损伤、感染、梗阻等有关。极少数患者可长期无自觉症状,直到出现泌尿系感染或积水时才发现。

(1)疼痛:结石大、移动小的肾盂、肾盏结石可引起上腹部和腰部钝痛。结石活动或引起输尿管完全梗阻时出现刀割样肾绞痛,呈阵发性腰部或上腹部剧痛,沿输尿管走行方向放射至下腹部、外阴及同侧大腿内侧,疼痛剧烈,患者辗转不安,面色苍白甚至休克。疼痛时间可持续数分钟至数小时不等,间歇期可无任何症状,可伴有肾区叩击痛。结石位于输尿管膀胱壁段和输尿管口处或合并感染时可有膀胱刺激症状,男性患者有尿道和阴茎头部放射痛。

(2)血尿:患者活动或绞痛后出现肉眼或镜下血尿,以后者常见。有些患者以活动后出现镜下血尿为其唯一表现。

(3)其他表现:上尿路结石可引起梗阻、肾积水,造成急性肾功能不全。合并急性感染时,腰痛加重,并可出现寒战、高热、膀胱刺激征和脓尿。输尿管末端结石也可出现膀胱刺激征。小儿的上尿路结石以尿路感染为重要表现。

3.心理-社会状况

因反复出现血尿、肾绞痛,患者常烦躁、恐惧和焦虑。

4.辅助检查

(1)实验室检查:尿常规检查可有镜下血尿,有时可见较多的白细胞或结晶。酌情测定肾功能、血钙、血磷、肌酐、碱性磷酸酶、尿酸和蛋白以及 24 小时尿的尿钙、尿磷、尿酸、草酸、肌酐,必要时做钙负荷试验及尿细菌培养等。

(2)影像学检查:具体如下。

X 线:泌尿系平片可显示多数结石。

B 超:能发现平片不能显示的小结石和透 X 线结石,还能显示肾结构改变和肾积水等。

排泄性尿路造影:可显示结石所致的尿路形态和肾功能改变,有无引起结石的局部因素。

逆行肾盂造影:仅适用于其他方法不能确诊时。

肾图:可判断泌尿系梗阻程度及双侧肾功能。

(3)输尿管肾镜检查:适用于其他方法不能确诊或同时进行治疗时。

5.处理原则

根据患者的全身情况,结石大小、数目、位置、成分,有无梗阻、感染、肾积水,肾实质损害程度来综合考虑制订治疗方案。

(1)非手术治疗:适用于结石直径小于 0.6cm,表面光滑,无尿路梗阻、感染者。可采用解痉、止痛、利尿、中药排石等综合治疗方案。

①肾绞痛治疗:肌内注射哌替啶 50mg,或并用异丙嗪 25mg,症状无缓解时每 4 小时可重复一次。轻者可给予山莨菪碱(654-2)、硝苯地平、吲哚美辛、黄体酮,双氯芬酸钠栓剂纳肛,针灸止痛。

②大量饮水,增加尿量,促进结石排出;保持每天饮水量在 3000mL 以上,尤其在睡前及半夜也应饮水,以保持夜间尿液呈稀释状态,有利于减少晶体形成。

③适当运动:采用跑步、跳跃、跳绳、上下楼梯、打球、骑车等。

④饮食调节:少食含钙及草酸成分丰富的食物,多食富含纤维素类食物。

⑤控制感染:可根据尿细菌培养结果选用针对性抗生素。

⑥调节尿液 pH:尿酸及胱氨酸结石可服用碱化尿液的药物,如枸橼酸钾、碳酸氢钠。口服氯化铵酸化尿液,有利于防止感染性结石形成。

⑦中药排石:如口服排石冲剂等。

(2)体外冲击波碎石(ESWL):此方法安全、有效。通过 X 线、B 型超声对结石进行定位,利用体外冲击波聚焦后击碎体内的结石,然后随尿液排出体外。此方法最适宜于直径小于 2.5cm 的结石。

(3)手术治疗:分为两种。

①非开放手术治疗:包括输尿管肾镜取石或碎石术、经皮肾镜取石或碎石术。

②开放手术治疗:当以上的治疗方法无效,则需考虑开放手术治疗。手术方法有输尿管切开取石术、肾盂切开或肾窦内肾盂切开取石术、肾部分切除术和肾切除术等。

(二)护理诊断及合作性问题

1.疼痛

与结石刺激引起的炎症损伤及平滑肌痉挛有关。

2.血尿

与结石粗糙,损伤肾及输尿管黏膜有关。

3.焦虑

与结石引起的绞痛及肾功能的减退、病情反复有关。

4.有感染的危险

与结石梗阻、尿液淤积和侵入性诊疗有关。

5.知识缺乏

缺乏有关病因和预防复发的知识。

（三）护理目标

（1）减轻疼痛。

（2）血尿减轻或消失。

（3）稳定患者情绪，减轻焦虑。

（4）感染的危险性下降或未发生感染。

（5）患者能说出形成尿路结石的致病因素、预防结石复发的方法。

（四）护理措施

1.非手术治疗的护理

（1）肾绞痛的护理：发作期患者应卧床休息，遵医嘱立即用药物止痛，病情较重者应输液治疗。

（2）促进排石：鼓励患者大量饮水，在病情允许的情况下，适当做一些跳跃或其他体育运动，改变体位，以增强患者代谢，促进结石排出。

（3）病情观察：每次排尿于玻璃瓶或金属盆内，观察尿液内是否有结石排出。同时观察有无血尿及尿路感染等。

2.体外冲击波碎石的护理

（1）术前护理

①心理护理：向患者讲明该方法简单、安全、有效、可重复治疗，以解除患者恐惧心理，争取其主动配合，治疗中患者不能随意移动体位。

②术前准备：术前3天忌食易产气食物，术前1日服缓泻剂，术日晨禁饮、禁食。

（2）术后护理

①病情观察：a.严密观察和记录碎石后排尿及排石情况；b.用纱布过滤尿液，收集结石碎渣作成分分析；c.定时行腹部平片检查，以观察结石排出情况。

②一般护理：若患者无不良反应，可正常进食并多饮水，以增加尿量的排出。若患者无不适，可适当活动，经常变换体位，以增加输尿管蠕动，促进碎石排出。肾下盏结石可采用头低位，并叩击背部加速排石。巨大肾结石碎石后，为预防因输尿管堵塞引起的"石街"和继发感染，从而导致肾功能改变，应采用患侧卧位，以利于结石随尿液排出。

③淡红色血尿一般可自行消失。若需再次治疗，间隔时间不少于1周。

3.手术患者的护理

（1）术前护理

①术前准备：输尿管结石患者进入手术室前需再次行腹部平片定位。注意继发性结石或老年患者的全身情况和原发病的护理。

②心理护理：关心体贴患者，帮助患者解除思想顾虑，消除恐惧心理。

（2）术后护理

①病情观察：严密观察和记录尿液颜色、量及患侧肾功能情况。

②一般护理：a.肾实质切开者，应卧床休息2周。上尿路术后，取侧卧位或半卧位以利引流。b.输液和饮食：肠功能恢复后，可进食。鼓励患者多饮水，每日3000~4000mL，血压稳定者应用利尿剂，增加尿量，以便冲洗尿路和改善肾功能。

③引流管的护理：见肾损伤中引流管的护理。

（五）护理评价

（1）患者的疼痛程度是否减轻或消失，有无痛苦表情。

（2）体液是否正常，尿量以及肾功能恢复情况。

（3）有无感染的征象，有无体温升高及白细胞计数增高。

（4）是否已掌握尿路结石的致病因素，预防复发的方法。

（六）健康指导

（1）向患者说明大量饮水增加尿量的意义，尽早解除尿路梗阻、感染、异物等因素，可减少结石形成。

（2）说明调节饮食可预防结石。例如：含钙结石患者，宜食用富含膳食纤维的食物，限制牛奶、奶制品、豆制品等含钙量高的食物，浓茶、菠菜、番茄、土豆、芦笋等含草酸量高的食物；尿酸结石患者，不宜食用含嘌呤高的食物，如动物内脏。

（3）说明采用药物可降低有害成分，碱化或酸化尿液可预防结石复发。如维生素 B_6 有助于减少尿中草酸含量，氧化镁可增加尿中草酸溶解度；枸橼酸钾、碳酸氢钠等可使尿 pH 值保持在 7 以上，预防尿酸和胱氨酸结石。口服别嘌醇可减少尿酸形成，对含钙结石有抑制作用。口服氯化铵使尿液酸化，有利于防止感染性结石的发生。

（4）说明长期卧床者，必须进行适当功能锻炼，甲状旁腺功能亢进症者必须摘除腺瘤或增生组织，以防止骨脱钙，减少尿钙排出。

（5）定期复查：治疗后定期行尿常规检查、X 线、B 超等检查，观察有无复发、残余结石情况。若出现腰痛、血尿等症状，及时就诊。

三、膀胱结石

膀胱结石分原发性和继发性两种。原发性膀胱结石多见于儿童，营养不良、低蛋白饮食是发病的主要原因，在我国经济欠发达地区仍可见到。继发性膀胱结石常见于膀胱出口堵塞、膀胱憩室、异物和肾结石排入膀胱，以 50 岁以上的男性老年人多见。结石可直接损伤膀胱黏膜，引起出血、感染，长期慢性刺激可导致癌变。

（一）护理评估

1.健康史

了解患者的生活环境、平时饮食和饮水情况；有无尿路梗阻、感染和异物史，有无上尿路结石、血尿史、排石史、肾绞痛史；有无前列腺增生、膀胱憩室、膀胱异物等。

2.身体状况

典型症状为排尿突然中断，疼痛常放射至阴茎头部和远端，伴排尿困难和尿频、尿急、尿痛等膀胱刺激症状，小孩常用手搓拉阴茎，改变体位后症状消失又能继续排尿。

3.辅助检查

X 线片能显示绝大多数结石；B 超检查能显示声影；膀胱镜检查用于上述方法不能确诊时，可直视结石。

4.治疗原则

多数结石可经碎石后排出。过大、过硬或有膀胱憩室时宜采用耻骨上膀胱切开取石。

(二)护理诊断及合作性问题

1.血尿

与结石损伤膀胱黏膜有关。

2.疼痛

与结石梗阻或感染有关。

3.有感染的危险

与结石刺激有关。

4.知识缺乏

缺乏有关病因和预防复发的知识。

(三)护理目标

(1)血尿减轻或消失。

(2)疼痛缓解。

(3)预防尿路感染。

(4)患者知道形成尿路结石的因素、预防结石复发的方法。

(四)护理措施

(1)碎石术后观察碎石并记录碎石后排尿和排石情况,必要时收集保存。

(2)膀胱、尿道机械操作后易出血,注意观察出血的量,尿的颜色、性状等。并观察下腹部情况,注意有无膀胱穿孔症状。

(3)耻骨上膀胱切开取石术后护理。

①切口护理:保持切口清洁干燥,敷料被浸湿时要及时更换。

②预防感染:嘱患者多饮水,并遵医嘱适量应用抗生素以预防切口感染和尿路感染。

③遵医嘱适当应用止痛剂。

④做好留置导尿管的护理。

(五)护理评价

(1)患者疼痛感是否消失或减轻,有无痛苦表情。

(2)患者排尿形态或功能是否正常。

(3)患者是否出现并发症,如出现是否及时发现和处理。

(六)健康指导

(1)向患者及家属说明大量饮水增加尿量的意义,尽早解除尿路梗阻、感染、异物等因素,可减少结石形成。

(2)告知调节饮食、增加蛋白质摄入、使营养均衡等预防结石的方法。

(3)对手术患者宣传手术的目的、术式及放置引流管、卧床、活动等知识。

四、尿道结石

（一）护理评估

尿道结石绝大多数来自肾结石或膀胱结石，多见于男性，结石可直接损伤尿道引起出血，并引起梗阻和感染。尿道结石的典型症状是排尿困难，点滴状排尿伴尿痛，重者可发生排尿困难。前尿道结石可沿尿道扪及，后尿道结石经直肠指检可触及。经 B 超、X 线检查或膀胱镜检、尿道探子容易诊断。前尿道结石一般可采取非手术治疗。后尿道结石，在麻醉下用尿道探条将结石轻轻推入膀胱，再按膀胱结石处理。

（二）护理诊断及合作性问题

1.疼痛

与结石刺激引起的炎症、损伤及平滑肌痉挛有关。

2.有感染的危险

与结石直接损伤和侵入性诊疗有关。

（三）护理目标

（1）疼痛缓解。

（2）预防尿路感染。

（四）护理措施

嘱患者多饮水，并遵医嘱适量应用抗生素预防尿路感染，适当应用止痛剂；后尿道结石，在将结石推入膀胱后，护理同膀胱结石。

（五）护理评价

（1）患者疼痛是否消失或减轻。

（2）患者排尿型态或功能是否正常。

（3）无感染等并发症。

（六）健康指导

调节饮食，多饮水，积极预防上尿道结石和膀胱结石，控制并发症。

第七节　良性前列腺增生

良性前列腺增生（BPH）简称前列腺增生，俗称前列腺肥大，是老年男性的常见病。其发病率随年龄的增长而增加。组织学上的前列腺增生通常发生在 40 岁以后，到 60 岁时发病率大于 50％，80 岁时高达 83％。随着年龄的增长，排尿困难等症状也随之增多。大约有 50％ BPH 的男性有中度到重度下尿路症状。有研究表明亚洲人较美洲人更易于产生中、重度 BPH 相关症状。

一、病因

迄今尚未完全明确。目前公认的发病基础是有功能的睾丸和老龄。

二、临床表现

1.尿频

它是最常见的早期症状,夜间更为明显。早期因前列腺充血刺激引起,随梗阻加重残余尿量增多,膀胱有效容量减少,尿频更加明显。

2.排尿困难

进行性排尿困难是前列腺增生最主要的症状,但发展缓慢。轻度梗阻时排尿迟缓、断续、尿后滴沥。严重梗阻时排尿费力、射程缩短、尿线细而无力,终成滴沥状。

3.尿潴留

在前列腺增生的任何阶段,患者可因受凉、劳累、饮酒等使前列腺突然充血、水肿,发生急性尿潴留。或可因严重梗阻,膀胱残余尿逐渐增多,时间长了后导致膀胱无力,发生慢性尿潴留或充溢性尿失禁。尿潴留严重者可出现双侧上尿路积水,损害肾功能。

4.其他

前列腺增生时因局部充血可发生无痛性血尿。若并发感染或结石,有尿急、尿痛等膀胱刺激症状。长期排尿困难者可并发疝、痔或脱肛。

三、辅助检查

1.直肠指诊

它是简单而有价值的诊断方法。可触到增大的前列腺表面光滑、质韧、中央沟消失,即可做出初步诊断。如摸到质硬结节,需要与前列腺癌进行鉴别。

2.B超检查

它可以经腹壁或直肠途径进行。经腹途径最为常用、方便,检查时膀胱需要充盈,可显示前列腺体积的大小,增生腺体是否突入膀胱。另外,腹部B超还可发现膀胱内有无结石形成,测量并观察上尿路有无积水改变。经直肠B超常在前列腺穿刺时采用,必要时需要进行肠道准备。用这种方法扫描能更加清楚地显示前列腺的各部结构。

3.尿流率检查

它有两项主要指标,分别为最大尿流率和平均尿流率,其中最大尿流率更为重要。但是尿流率检查是客观评估排尿困难症状严重程度的检查,并不能区分排尿困难的病因(梗阻性或动力性)。如需明确病因,尚需进行尿动力学等检查。检查时要求尿量在$150\sim200mL$以上较为准确。

4.血清PSA

它作为特异性较高的分子标记物,主要用于将BPH与前列腺癌相鉴别。PSA越高,前列腺癌的可能性越大,当然有些体积较大的前列腺增生患者PSA也可能很高。但对于PSA>10ng/mL的患者应格外警惕前列腺癌的风险,必要时进行前列腺磁共振或前列腺穿刺检查,以除外前列腺癌。口服非那雄胺或BPH手术后的患者仍应定期监测PSA,警惕前列腺癌的发生。

5.膀胱镜检查

它可以在膀胱镜下看到后尿道延长、前列腺增大、膀胱颈抬高、膀胱壁有小梁小室改变或憩室形成。如患者有血尿,还可以在膀胱镜下明确血尿来源。

四、治疗要点

包括随访观察、药物治疗、非手术介入治疗和手术治疗。

1.非手术治疗

(1)随访观察:无明显前列腺增生症状和无残余尿者需门诊随访,定期复查,每年至少1次。

(2)药物治疗:适用于临床症状较轻、残余尿<50mL 的患者。包括 α 受体阻滞剂、激素、降低胆固醇药物以及植物药疗等。其中以 α_1 受体阻滞剂特拉唑嗪、5α 还原酶抑制剂(例如非那雄胺)为常用;前者可降低平滑肌的张力,减少尿道阻力,改善排尿功能,主要不良反应是直立性低血压;后者通过降低前列腺内双氢睾酮的含量,使前列腺缩小,改善排尿功能,减少急性尿潴留的风险。服用 5α 还原酶抑制剂可使 PSA 出现假性下降,应提醒患者关注 PSA 变化。

(3)其他疗法:对部分不能手术或手术存在一定潜在危险者,可以选择微波、射频、激光、支架、气囊扩张、高能聚焦超声等治疗方法。

2.手术治疗

症状重、药物治疗无效的患者,手术治疗仍是最佳选择。最常见的手术方式是经尿道前列腺电切术(TUR-P),这是 BPH 治疗的"金标准"。开放性手术多采用耻骨上前列腺摘除手术或耻骨后前列腺摘除手术。随着腔内泌尿外科的发展,开放手术近年来已较少采用。此外,还包括其他经尿道外科治疗方法,如激光、微波消融、气化电切、前列腺尿道支架等。

五、护理诊断及合作性问题

1.焦虑

与反复排尿困难、出现并发症及手术等有关。

2.排尿障碍

与尿路梗阻、逼尿肌损害等有关。

3.有感染的危险

与尿路梗阻或留置各种引流管有关。

4.潜在并发症

术后出血、TUR 综合征。

六、护理目标

患者焦虑减轻或消失,情绪稳定;排尿困难得到缓解;未发生感染或发生感染能被及时发现与处理。

七、护理措施

(一)急症护理

对急性尿潴留的患者,应及时配合医生施行导尿或行耻骨上膀胱造瘘术。尿管或造瘘管保留期间,常规做好相应护理工作。

(二)非手术治疗的护理及手术前护理

1.一般护理

嘱患者进食易消化、高营养食物,辅以粗纤维食品以防便秘。忌饮酒及辛辣食物。鼓励患者多饮水。指导患者适当起床活动或床上活动,练习深呼吸和咳嗽。

2.治疗配合

①遵医嘱给患者服用特拉唑嗪、阿夫唑嗪等 α_1-受体阻滞剂,以降低前列腺基质平滑肌的张力,减少尿道阻力;服用 5α-还原酶抑制剂(如非那雄胺)以降低前列腺内双氢睾酮含量,使前列腺缩小,改善排尿功能。②遵医嘱适时使用抗生素,以防治感染。③前列腺增生患者都是老年人,常有不同程度的高血压、冠心病、慢性支气管炎、肺气肿等老年病,根据病情需要,遵医嘱使用药物。④术前应配合有关功能检查,了解患者全身情况,以便进行充分的手术前准备,提高手术耐受力。

3.心理护理

前列腺增生的病情有时长时间内无明显变化,有时改善后又突然加重,病情反复,应做好心理护理,稳定情绪。指导轻症患者坚持药物治疗与个人保健相结合;病情严重的患者应遵医嘱配合手术治疗。

(三)手术后护理

1.一般护理

术后平卧位,6 小时后生命体征平稳、无特殊不适及活动性出血征象者改半卧位;术后暂时禁食,胃肠功能恢复后逐渐过渡到普食;遵医嘱应用药物;卧床期间注意适度活动并做好老年患者基础护理工作,预防肺部感染、下肢静脉血栓形成和压疮。可下床活动时,应加强陪护,防止意外损伤的发生。

2.病情观察

①注意患者意识和生命体征、重要器官功能状况、呼吸及泌尿等系统的感染征象、各引流管的引流情况。②对经尿道前列腺切除术(TURP)者,手术临近结束时以及术后最初的几小时内,应注意观察有无心慌、气急、恶心、呕吐,甚至抽搐等 TUR 综合征表现。发现异常及时报告医生,并配合处理。

3.治疗配合

(1)留置尿管患者的护理:患者取平卧位,气囊尿管稍向外牵拉并固定在患者一侧大腿的内侧,告知患者不可自行松开。也可应用无菌纱布,在尿道外口扎住向外适度牵引着的尿管,尿管未见回缩即可。尿管的外口与膀胱冲洗装置相连。一般牵引压迫时间为 8～10 小时。术后 1 周内禁止肛管排气或灌肠，以免诱发出血。

（2）防治感染：除术后早期预防性使用抗生素外，应注意保持伤口和各引流管的清洁，避免污染。膀胱冲洗系统的外连接管、袋须每日更换，每日 2 次清洁、消毒尿道外口。

4.心理护理

术后患者更多关心伤口疼痛的转归、伤口大小及愈合时间、术后尿急甚至暂时尿失禁等并发症的转归情况，应配合健康教育给予心理安慰。

（四）健康指导

①向患者介绍本病的一般知识，嘱其避免因久坐、劳累、受凉、饮酒等而引起急性尿潴留；②解释各引流管的意义和注意事项；③嘱患者出院后加强营养，多饮水、勤排尿，忌烟酒、辛辣等不良刺激；④适度活动，术后 1～2 个月内避免剧烈活动和性生活，防止继发出血；⑤指导有尿失禁现象的患者进行提肛肌舒缩活动，方法是吸气时缩肛，呼气地放松肛门括约肌，每日 3 次，每次 10 分钟；⑥指导永久性膀胱造瘘的患者学会造瘘管的家庭护理；⑦定期随访。

第八节　泌尿系统肿瘤

一、肾癌

肾癌通常是指肾细胞癌，也称肾腺癌。占原发肾恶性肿瘤的 85％，占成人恶性肿瘤的 3％。尽管目前我国尚无肾癌发病率的流行病学调查结果，但大家认为肾癌的患病年龄趋于年轻化，发病高峰在 50～60 岁人群，男女之比约为 2∶1，无明显种族差异。

（一）护理评估

1.健康史

肾癌的病因目前尚不清楚，目前认为与环境接触，职业暴露、遗传（抑癌基因缺失或染色体畸形）等有关。流行病学调查结果显示，吸烟人群比非吸烟人群患肾癌的危险性高两倍以上。应了解患者的一般情况，有无吸烟，有无长期接触二甲胺、铅、镉等致癌化学物质史。了解家族中有无肾癌患者。初步判断肾癌发生时间，是否影响患者生活质量，发病特点等。

2.身体状况

早期无明显症状，进展期主要为血尿、肿块、疼痛。

（1）血尿、肿块和疼痛：间歇无痛性肉眼血尿为常见症状。疼痛在进展期出现，常为腰部钝痛或隐痛，血块通过输尿管时可发生肾绞痛。肿瘤较大时可在腹部或腰部触及肿块，质坚硬。

（2）肾外表现（也称肾外症候群）：常见的有高血压、发热、血沉加快、红细胞增多、贫血、消瘦、肝功能异常等。

3.心理-社会状况

早期由于仅出现间歇无痛性血尿表现，不易引起患者的重视，往往延误诊断和治疗。随着病情加重，患者开始烦躁不安，一旦确诊，患者精神压力极大，感到恐惧和绝望。等情绪稳定下来后，则希望得到及时、有效的治疗。

4.辅助检查

(1)B超:简单易行,发现肾癌的敏感性高,能鉴别肾实质性肿块和囊性病变。

(2)X线:X线平片可见肾外形增大、不规则,偶有钙化影。

(3)CT、MRI、肾动脉造影:有助于早期诊断和鉴别肾实质内肿瘤的性质。

(4)排泄性尿路造影:可见肾盏、肾盂因受肿瘤挤压而有不规则变形、狭窄、拉长或充盈缺损。

5.治疗原则

根治性肾切除术是肾癌最主要的治疗方法,肾癌化学治疗及放射治疗效果不是很好,免疫治疗对转移癌有一定疗效。

(二)护理诊断及合作性问题

1.焦虑/恐惧

与对癌症的恐惧、害怕有关。

2.营养失调:低于机体需要量

与肿瘤消耗,长期血尿,手术创伤有关。

3.排尿异常

排尿困难或尿潴留、膀胱刺激症状等,与肿瘤浸润及出血有关。

4.有感染的危险

与手术切口、引流置管有关。

(三)护理目标

(1)减轻或消除焦虑。

(2)维持体液平衡及肾功能状况,营养失调得到改善或纠正。

(3)维持排尿功能。

(4)手术并发症得到及时防治。

(四)护理措施

1.术前护理

(1)术前根据患者具体情况,做耐心的心理疏导,以消除患者焦虑、恐惧、绝望的心理。

(2)多饮水可稀释尿液,以免血块引起尿路堵塞。

2.术后护理

(1)一般护理:肾癌根治术的患者,应卧床5～7天,避免过早下床活动引起手术部位出血。

(2)病情观察:严密观察生命体征,保证输血、输液通畅,防治休克。注意保护健侧肾的功能。

(3)引流管的护理:保持引流管通畅,观察引流液的量、颜色、性质;若无引流物排出,2～3天后拔除引流管。

(4)定期复查:复查肝、肾和肺等脏器功能,及早发现转移病灶。

(五)护理评价

(1)患者的恐惧、焦虑是否消失,情绪是否稳定。

(2)营养状况有无改善,体重有无增加。

（3）有无感染征象,白细胞计数有无异常。

（4）有无血尿,创腔内血性引流液是否消失,生命体征是否平稳。

（六）健康指导

（1）从事染料、橡胶皮革、塑料制品、油漆及有机化学加工等职业的人员,应做好劳动保护,避免直接接触有害物质。

（2）戒烟,减少咖啡饮用量,避免食用糖精,慎重应用镇痛药(如非那西丁)和环磷酰胺等药物。

（3）向患者强调定期复查的重要性,说服患者主动配合。放疗、化疗期间,定期复查血、尿常规,一旦出现骨髓抑制,应暂停治疗。

二、膀胱癌

膀胱癌是泌尿系统中最常见的肿瘤。好发年龄为 $50\sim70$ 岁,男女发病比例约为 $4:1$。

（一）护理评估

1.健康史

了解患者一般情况,有无长期接触萘胺、联苯胺及氨基双联苯,有无膀胱慢性感染与异物长期刺激,是否吸烟,是否长期大量服用镇痛药非那西丁,以及有无内源性色氨酸的代谢异常。

2.身体状况

（1）血尿:血尿是膀胱癌最常见和最早出现的症状。常表现为间歇性无痛性肉眼血尿,出血可自行停止。出血量的多少与肿瘤大小、数目、恶性程度并不成正比。

（2）尿急、尿频、尿痛:多为膀胱癌的晚期表现。

（3）排尿困难和尿潴留:多因肿瘤较大或堵塞膀胱出口所致。

（4）其他:肾积水是由肿瘤浸润输尿管口引起,晚期有贫血、水肿和腹部肿块等表现。

3.心理-社会状况

由于早期仅出现无痛性间歇性血尿表现,不易引起患者的重视,往往延误诊断。随着病情逐渐加重,患者开始烦躁不安,一旦确诊,患者会感到恐惧和绝望,精神压力极大。等情绪稳定下来后则希望得到及时、有效的治疗。若膀胱癌施行膀胱全切除肠代膀胱术需从腹壁造口,发生尿流改道,此时,患者会出现悲观情绪。

4.辅助检查

（1）尿液检查:尿液中易发现脱落的肿瘤细胞,可作为逐步筛选的方法,但分化良好者不易检出。

（2）影像学检查

①B超检查:可发现 0.5cm 的膀胱肿瘤。

②X线检查:排泄性尿路造影可了解肾盂、输尿管有无肿瘤;膀胱造影可见充盈缺损。

③CT、MRI检查:可了解肿瘤浸润深度及局部转移病灶。

（3）膀胱镜检查:能直接观察肿瘤,并可取活组织检查,有助于确定诊断和治疗方案。

5.治疗原则

治疗原则是以手术治疗为主的综合治疗。

（1）手术治疗：根据肿瘤的病理及患者全身情况选择手术方法，如尿道切除术、膀胱部分切除术、膀胱全切除术等。

（2）放射、化学治疗：T_4 期肿瘤用姑息性放射治疗和化学治疗可减轻病症。

（3）预防复发：严密随诊，每 3 个月复查膀胱镜 1 次，2 年无复发者，改为每半年复查一次。膀胱灌注丝裂霉素、阿霉素、塞替派、羟喜树碱等抗癌药，可预防或推迟肿瘤复发。

（二）护理诊断及合作性问题

1.排尿障碍

与肿瘤浸润膀胱颈部和后尿道梗阻及合并感染等有关。

2.焦虑

与血尿、脓尿，担心预后不佳有关。

3.营养失调

低于机体需要量。与肿瘤消耗、化疗不良反应等有关。

4.形象紊乱

与膀胱全切尿道改道引流装置的存在和不能主动排尿等有关。

5.有感染的危险

与手术切口、引流置管、肠代膀胱和腹壁存在瘘口等有关。

6.潜在并发症

疼痛、压疮、处理缺陷。

（三）护理目标

（1）维持尿路通畅。

（2）减轻或消除焦虑。

（3）满足机体营养需要量。

（4）维持排尿功能。

（5）并发症发生时可及时治疗。

（6）日常生活得到满足，生活部分或全部自理。

（四）护理措施

1.术前护理

（1）一般护理：病程长、体质差、晚期肿瘤、有明显血尿者应卧床休息。进营养丰富的饮食，改善全身营养状况。

（2）病情观察：观察和记录每日排尿的量、性状及血尿的程度。

（3）心理护理：根据患者的具体情况做耐心的心理疏导，说明膀胱癌根治术后虽然改变了正常的排尿生理，但是可避免复发，延长寿命，提高生活质量，以消除其恐惧、焦虑、绝望的心理。

（4）术前准备：行膀胱全切、肠道代膀胱术的患者，按肠切除术准备。

2.术后护理

（1）一般护理

①患者麻醉期已过、血压平稳者，取半卧位。膀胱全切除术后卧床 8～10 天，防止引流管

脱落引起尿漏。

②经尿道膀胱肿瘤电切除术后 6 小时,可正常进食。多饮水可起到内冲洗作用。进食富含维生素及营养丰富的饮食。

(2)病情观察:严密观察生命体征,保证输血、输液通畅。观察健侧肾功能。

(3)预防感染:加强基础护理,保持切口清洁。遵医嘱应用抗生素。

(4)引流管护理

①各种引流管,应贴标签,分别记录引流情况,保持引流通畅。

②拔管时间:输尿管末端皮肤造口术后 2 周,皮瓣愈合后拔除输尿管引流管;回肠膀胱术后 10～12 日拔除输尿管引流管和回肠膀胱引流管,改为佩带皮肤接尿器;可控膀胱术后 8～10 日拔除肾盂输尿管引流管,12～14 日拔除储尿囊引流管,2～3 周拔除输出引流管,训练自行导尿。使用阑尾作输出道者,导尿管留置 3 周后逐渐更换较大口径的导尿管,至 F14 号为止。

(5)放疗和化疗的护理:如病情允许,术后半月行放疗和化疗。膀胱保留术后患者能憋尿者,遵医嘱行膀胱灌注免疫抑制剂 BCG 和抗癌药可预防和推迟肿瘤复发。用法:每周灌注 1 次,共 6 次,以后每月 1 次,持续 2 年。灌注方法:插导尿管排空膀胱,将用蒸馏水或等渗盐水稀释的药液灌入膀胱后,取平、俯、左、右侧卧位,每 15 分钟轮换体位 1 次,共 2 小时。

(五)护理评价

(1)患者的恐惧、焦虑是否减轻。

(2)营养状况有无改善,体重有无增加。

(3)有无感染征象,白细胞计数有无异常等。

(4)能否接受自我形象紊乱的现实,主动配合治疗和护理。

(5)有无血尿、创腔血性引流液是否消失,生命体征是否平稳。

(六)健康指导

(1)讲解膀胱癌的基本知识,术前及术后的注意事项。对密切接触致癌物质者加强劳动保护;禁止吸烟,以防止或减少膀胱癌的发生;术后适当锻炼,加强营养,增强体质等。

(2)教会尿流改道术后腹部佩带接尿器者自我护理,避免集尿器的边缘压迫造瘘口,保持清洁,定时更换尿袋。可控膀胱术后,开始每 2～3 小时导尿 1 次,逐渐延长间隔时间至每 3～4 小时导尿 1 次。导尿时要注意保持清洁,定期用生理盐水或开水冲洗储尿囊,清除黏液及沉淀物。

(3)向患者、家属说明定期复查的重要性,说服患者主动配合。浸润性膀胱癌术后定期复查脑、肾、肺等器官功能,及早发现转移病灶;放疗、化疗期间,定期复查血、尿常规,一旦出现骨髓抑制,应暂停治疗;膀胱癌保留膀胱的术后患者,定期复查膀胱镜。

三、前列腺癌

(一)概述

前列腺癌是指发生在前列腺的上皮性恶性肿瘤。2004 年 WHO 在《泌尿系统及男性生殖器官肿瘤病理学和遗传学》中提出前列腺癌病理类型包括腺癌（腺泡腺癌）、导管腺癌、尿路上皮癌、鳞状细胞癌、腺鳞癌。其中前列腺腺癌占 95％以上。前列腺癌是男性生殖系统最常见的恶性肿瘤，发病随年龄增长。其发病率有明显的地区差异，欧美地区较高。世界范围内，前列腺癌发病率在男性所有恶性肿瘤中位居第 2 位。根据 2014 年全国肿瘤登记年报报道的前列腺癌的发病率为 4.56/10 万，在男性恶性肿瘤发病率中排第 8 位；死亡率达 4.19/10 万，在所有男性恶性肿瘤中排第 9 位。前列腺癌患者主要是老年男性，在我国，小于 60 岁的男性前列腺癌发病率较低，超过 60 岁发病率明显增加。

（二）病因

前列腺癌的病因尚未查明，可能与遗传、环境、性激素等有关。已经被确认的危险因素包括年龄、种族和遗传性。

1.年龄

50 岁以后，其发病率及死亡率接近，呈上升趋势。

2.种族

前列腺癌的发病率及死亡率由高到低依次为黑人、白人、黄种人。

3.遗传性

如果亲属（兄弟或父亲）患有前列腺癌，其本人患前列腺癌的危险性会增加 1 倍以上。

（三）临床表现

前列腺癌早期常无症状，随着肿瘤的发展，前列腺癌引起的症状可概括为两大类。

1.压迫症状

逐渐增大的前列腺腺体压迫尿道可引起进行性排尿困难，表现为尿线细、射程短、尿流缓慢、尿流中断、尿后滴沥、排尿不尽、排尿费力。此外，还有尿频、尿急、夜尿增多，甚至尿失禁。肿瘤压迫直肠可引起大便困难或肠梗阻，也可压迫输精管引起射精缺乏，压迫神经引起会阴部疼痛，并可向坐骨神经放射。

2.转移症状

前列腺癌常易发生骨转移，引起骨痛或病理性骨折、截瘫；盆腔淋巴结转移可引起双下肢水肿。侵及骨髓引起贫血或全血象减少，侵及膀胱、精囊、血管神经束引起血尿、血精、阳痿。

（四）诊断

直肠指检联合前列腺特异性抗原（PSA）检查是目前公认的早期疑似前列腺癌最佳方法。临床上通过前列腺系统性穿刺活检取得组织病理学诊断方能确诊。少数患者是在前列腺增生手术后病理中偶然发现前列腺癌。以下是推荐的前列腺癌诊断方法。

1.直肠指检（DRE）

大多数前列腺癌起源于前列腺的外周带，DRE 对前列腺癌的早期诊断和分期都有重要价值。考虑到 DRE 可能影响 PSA 值，应在抽血检查 PSA 后进行 DRE。

2.前列腺特异性抗原（PSA）检查

PSA 作为单一检测指标，与 DRE，经直肠前列腺超声（TRUS）比较，具有更高的前列腺癌阳性诊断预测率。

3.经直肠超声检查(TRUS)

TRUS典型的前列腺癌的征象是在外周带的低回声结节,而且通过超声可以初步判断肿瘤的体积大小。

4.前列腺穿刺活检

前列腺系统性穿刺活检是诊断前列腺癌最可靠的检查。因此,推荐经直肠B超引导下的前列腺系统穿刺。穿刺前通常需要遵医嘱使用抗生素,并进行肠道准备。

5.前列腺癌的其他影像学检查

(1)计算机断层扫描成像(CT)检查:CT对早期前列腺癌诊断的敏感性低于磁共振成像(MRI),前列腺癌患者进行CT检查的目的主要是协助临床医师进行肿瘤的临床分期。

(2)磁共振成像(MRI):MRI检查可以显示前列腺包膜的完整性、肿瘤是否侵犯前列腺周围组织及器官,MRI也可以显示盆腔淋巴结受侵犯的情况及骨转移的病灶。

(3)全身核素骨显像检查(ECT):前列腺癌最常见的远处转移部位是骨骼。ECT可比常规X线片提前3～6个月发现骨转移灶,敏感性较高但特异性较差。

(五)治疗

(1)前列腺癌的发病率与死亡率之间有很大差异,在男性一生中只有15％～20％被诊断出PCA,而仅仅有3％危及生命。为了防止前列腺癌的过度治疗,在充分尊重患者意愿的基础上学术界提出针对前列腺癌的观察等待和主动监测两种方法。

①观察等待:对于已明确诊断为前列腺癌的患者,通过密切观察、随诊,直到出现局部或系统症状(下尿路梗阻、疼痛、骨相关事件等),才对其采取一些姑息性治疗(如解除下尿路梗阻的微创手术、内分泌治疗、放疗等)来缓解转移病灶症状。该方法是一种保守治疗前列腺癌的方法,适用于不愿意或体弱、不适合接受主动治疗的前列腺癌患者。

②主动监测:对已明确前列腺癌诊断,有治愈性可能的患者,因担心生活质量、手术风险等因素,不即刻进行主动治疗而选择严密随访,积极监测疾病发展进程,在出现肿瘤进展,Gleason评分超过7分时或行穿刺发现肿瘤组织明显增多时再给予治疗。主要针对低度风险、有根治性治疗(根治性手术和根治性放疗)机会的前列腺癌患者。选择主动监测的患者必须充分知情,了解并接受肿瘤局部进展和转移的危险性。

(2)当前列腺癌患者出现局部或系统症状(下尿路梗阻、疼痛、骨相关症状等)时,根据肿瘤大小、侵犯程度(T)、有无淋巴结转移(N)、有无远处转移(M)、PSA及Gleason分级决定治疗方案,包括手术治疗、外放射治疗、内分泌治疗及化学治疗。

①手术治疗:根治性前列腺切除术是治愈局限性前列腺癌的最有效方法之一。手术适应证要考虑肿瘤的临床分期(T_1～T_{2c}期),患者的预期寿命(预期寿命≥10年),患者总体健康状况。尽管手术没有硬性的年龄界限,但应告知患者,70岁以后伴随年龄增长,手术并发症及死亡率将会增加。

②内分泌治疗:前列腺癌内分泌治疗途径包括去势治疗和阻断雄激素与受体结合治疗。去势包括手术去势和药物去势,由于考虑到手术去势对患者心理的影响,因此临床首选药物去势为主要治疗方法。常用内分泌治疗药物有亮丙瑞林(抑那通)、氟他胺(缓退瘤)、比卡鲁胺(康士得)等。

（六）护理

1.外科手术治疗的护理

（1）术前准备

①呼吸道管理

a.戒烟：对于有吸烟史的患者指导其至少术前 2 周戒烟，首先规劝其戒烟，其他诸如患者教育、心理支持、药物干预等措施也有助于患者戒烟或减少吸烟。

b.有效咳嗽：深吸气-屏住呼吸-用力咳嗽，咳嗽时应引起胸腔震动，将气管内的痰液排出，避免只用喉头震动引起的咳嗽。

②加强营养：前列腺癌患者多年老体弱，加上手术损伤较大，术前给予高热量、高蛋白饮食，提高机体免疫力，加强组织修复，促进术后切口愈合。

③肠道准备：前列腺癌根治术中可能会损伤会阴及直肠，因此手术前 3 天进流质饮食，减少肠道积粪。手术前日晚及术日晨进行清洁灌肠。术前 12 小时禁食，6 小时禁水。

④盆底肌训练

a.训练时间：术前 8～12 天开始锻炼，术后一周可练习提肛运动。

b.训练方法：盆底肌训练是一个简单易行的方法，不受体位影响，站、卧、行走等都可以进行。指导患者全身放松，均匀呼吸 10 秒，提肛运动 10 秒，腰腹大腿肌肉放松，会阴肌肉同时收缩，从而盆底肌上提，重复做 10 次为一次训练，每日进行 5 次训练，最初可由每次 2～3 秒开始，逐渐达到每次 10 秒，以此改善尿失禁。

（2）术后护理

①执行全麻术后护理常规。

②管道护理：前列腺癌根治术后留置引流管，手术早期如引流液为鲜红血性，往往提示出血，应遵医嘱给予相应的止血、补充水电解质等治疗。如术后 3～5 天引流液为淡黄色、量大，往往提示尿道膀胱吻合口瘘，因此应注意保持引流管及尿管通畅，适当延长留置尿管和引流管的时间。患者在翻身或活动时勿使管道脱出、打折，每日进行会阴擦洗以避免感染。

③疼痛的护理：术后由于创伤大及引流管的刺激，患者疼痛较重，术后根据患者的需要，遵医嘱使用止痛剂。

④早期活动：前列腺癌患者老年人居多，老年患者除本身各器官功能减退外，均有不同程度的心、肺功能疾患。因此应待病情平稳后鼓励患者早期活动，指导患者做双下肢活动，以免引起下肢静脉血栓的形成。

⑤饮食护理：术后肠蠕动恢复后，患者可进食流质饮食，逐渐过渡到半流质，直至普食。尿道膀胱吻合口瘘的患者，可选择高蛋白、高热量，高纤维、易消化的食物，防止造成排便困难，一旦出现排便困难或大便秘结，适当给予口服少量芝麻油、缓泻剂等。

2.术后并发症的预防与护理

（1）尿失禁的护理：术后尿失禁是因为尿道括约肌的损伤或牵拉，可出现永久性尿失禁或暂时性尿失禁。患者因为不能控制排尿，严重影响日常生活质量，长期尿失禁容易继发泌尿系统及会阴部皮肤感染。患者手术后一周内拔除尿管对拔除尿管后出现暂时性尿失禁患者要做好健康教育，让其有充分的心理准备。为配合术后继续治疗，可请术后康复患者讲解自己的切身体会,帮助患者克服术后紧张、焦虑情绪,建立治疗信心。暂时性的尿失禁多在 10 天左右自愈。为预防长期尿失禁,可指导患者进行盆底肌肉锻炼,即平卧床上以降低腹压,增加尿道闭合压,同时进行收缩肛门。永久性尿失禁患者需使用集尿器,护士要指导患者正确使用方法,避免尿路感染及皮肤溃烂。

(2)术后勃起功能障碍的护理:手术可损伤阴茎双侧血管神经束,出现勃起功能障碍。对因性能力丧失而烦恼和自卑的患者,护士应以诚挚的态度倾听其陈述并给予有效的心理疏导。

(3)尿道吻合口狭窄的护理:如出现进行性尿线变细和排尿困难应考虑可能有尿道吻合口狭窄。行尿道扩张可以缓解,扩张前向患者解释行尿道扩张的方法、必要性以及可能出现的尿道吻合口狭窄和对身体造成的痛苦,同时保证尿道口的清洁,避免尿道吻合口狭窄的发生。

3.居家护理

(1)前列腺根治术后因逼尿肌无力伴大量残尿的患者,既可表现为慢性尿潴留又可引起充溢性尿失禁,可行留置尿管。如带尿管回家,要注意尿道口清洁,每天清洗会阴部 2 次,并用 0.05％碘伏消毒剂消毒尿道口,定时或有尿意时开放导尿管;提高尿袋时不能超过会阴部,防止尿液倒流引起感染。外括约肌损伤者可通过盆底肌肉功能锻炼、针灸治疗等促进恢复。锻炼时取坐位或卧位,先慢慢收紧会阴部肌肉,再慢慢放松,每次 10 秒左右,连续 10 次,重复 10 次为一回,每天做 5 回,以不觉疲劳为宜。

(2)前列腺癌患者多易发生骨转移,并且骨转移疼痛会影响其生活质量,因此要指导其按时服用止痛药物。为了避免病理性骨折的发生,指导其适度活动,注意休息,不要劳累及负重并保持舒适体位,在饮食上可适当增加钙剂及维生素 D 的摄入。

(3)正确的饮食、生活方式调理一方面可以预防前列腺癌,另一方面还可以增强患者的免疫力。日常生活中前列腺癌患者应该戒烟、戒酒,纠正不良饮食习惯,避免饱食、高脂饮食,避免摄入大量红色肉类等,饮食以清淡、易消化食物为佳。可多吃新鲜绿色和黄色蔬菜、水果,防止便秘。

(4)由于绝大多数前列腺癌细胞依赖雄性激素生长,常用治疗方法如睾丸切除、内分泌治疗可以消除雄激素作用,使癌细胞"饥饿"死亡,但同时将出现性功能丧失及内分泌紊乱症状。患者需要调整心态,保持乐观情绪和心情舒畅,夫妻间要增加语言交流及其他方面的关爱。

第九节 骨折

一、锁骨骨折

(一)定义

锁骨骨折多发生于锁骨外、中 1/3 交界处,是常见的骨折之一,约占全身骨折的 6％。患者多为儿童和青壮年。锁骨为 1 个"S"形的长骨,横形位于胸部前上方,有 2 个弯曲,内侧 2/3 呈三棱棒形,向前凸起,外侧 1/3 扁平,凸向后方。其内侧端与胸骨柄构成胸锁关节,外侧端与肩峰形成肩锁关节,从而成为上肢与躯干之间联系的桥梁。

（二）病因及发病机制

锁骨骨折多由间接暴力引起,如跌倒时手掌着地或肘、肩着地,暴力均可传达至锁骨引起骨折。骨折线多位于中段。儿童骨质柔软,多表现为青枝骨折,无移位,仅向上成角状,或使前弓加大;成年人多发生横形骨折,偶为斜形或粉碎骨折,常有移位。骨折端除重叠移位外,近折段受胸锁乳突肌的牵拉向上向后移位,远折端受三角肌、胸大肌和肢体重量的牵拉向前向后下移位。粉碎骨折的小碎片,可呈垂直变位,尖端刺入皮内或刺向锁骨下的血管、神经。直接暴力打击所致的锁骨骨折,折线多位于外 1/3 处,移位情况同前,仅程度稍轻而已。

（三）临床表现

局部肿胀、疼痛,锁骨中外 1/3 畸形。肩关节活动受限,患肩下垂,患者常以健手扶托患肘以减轻因牵拉造成的疼痛。局部压痛,可摸到移位的骨折端,可触及异常活动与骨擦感。

（四）辅助检查

(1)疑有锁骨骨折时需拍 X 线片确定诊断。一般中 1/3 锁骨骨折拍摄前后位及向头倾斜 45°斜位相。拍摄范围应包括锁骨全长,肱骨上 1/3、肩胛带及上肺野,必要时需另拍摄胸 X 线片。前后位相可显示锁骨骨折的上下移位,45°斜位相可观察骨折的前后移位。

(2)婴幼儿的锁骨无移位骨折或青枝骨折有时在原始 X 线像上难以明确诊断,可于伤后 5～10 天再复查拍片,常可呈现有骨痂形成。

(3)锁骨内 1/3 前后位 X 线片与纵隔及椎体相重叠,不易显示出骨折。拍摄向头倾斜 40°～45°X 线片,有助于发现骨折线。有时需行 CT 检查。

（五）治疗

根据患者年龄、移位情况、并发症有无决定治疗方案。

（六）护理要点

1.常规护理

(1)心理护理:青少年及儿童锁骨骨折后,因担心肩部、胸部畸形,影响发育和美观,常会产生焦虑、烦躁心理。应告知其锁骨骨折只要不伴有锁骨下神经、血管损伤,即使是再叠位愈合,也不会影响患侧上肢的功能,局部畸形会随着时间的推移而减轻甚至消失,治疗效果较好,以消除患者心理障碍。

(2)饮食:给予高蛋白、富含维生素、高钙及粗纤维饮食。

2.非手术治疗及术前护理

(1)体位:局部固定后,宜睡硬板床,取半卧位或平卧位,避免侧卧位,以防外固定松动。平卧时不用枕头,可在两肩胛间垫上一个窄枕,使两肩后伸外展;在患侧胸壁侧方垫枕,以免悬吊的患肢肘部及上臂下坠。患者初期对去枕不习惯,有时甚至自行改变卧位,应向其讲清治疗卧位的意义,使其接受并积极配合。告诉患者日间活动不要过多,尽量卧床休息,离床活动时用三角巾或前臂吊带将患肢悬吊于胸前,双手叉腰,保持挺胸、提肩姿势,可缓解对腋下神经、血管的压迫。

(2)功能锻炼

①早、中期:骨折急性损伤经处理后 2～3 天,损伤反应开始消退,肿胀和疼痛减轻,在无其他不宜活动的前提下,即可开始功能锻炼。

准备:仰卧于床上,两肩之间垫高,保持肩外展后伸位。

第1周:做伤肢近端与远端未被固定的关节所有轴位上的运动,如握拳、伸指、分指、屈伸、腕绕环、肘屈伸,前臂旋前、旋后等主动练习,幅度尽量大,逐渐增大力度。

第2周:增加肌肉的收缩练习,如捏小球、抗阻腕屈伸运动。

第3周:增加抗阻的肘屈伸与前臂旋前、旋后运动。

②晚期:骨折基本愈合,外固定物去除后进入此期。此期锻炼的目的是恢复肩关节活动度,常用的方法有主动运动、被动运动、助力运动和关节主动牵伸运动。

第1~2日:患肢用三角巾或前臂吊带悬挂胸前站立位,身体向患侧侧屈,做肩前后摆动;身体向患侧侧屈并略向前倾,做肩内外摆动。应努力增大外展与后伸的运动幅度。

第3~7日:开始做肩关节各方向和各轴位的主动运动、助力运动和肩带肌的抗阻练习,如双手握体操棒或小哑铃,左右上肢互助做肩的前上举、侧后举和体后上举,每个动作5~20次。

第2周:增加肩外展和后伸主动牵伸,双手持棒上举,将棍棒放颈后,使肩外展、外旋,避免做大幅度和用大力的肩内收与前屈练习。

第3周:增加肩前屈主动牵伸,肩内外旋牵伸,双手持棒体后下垂将棍棒向上提,使肩内旋。

以上练习的幅度和运动量以不引起疼痛为宜。

3.术后护理

(1)体位:患侧上肢用前臂吊带或三角巾悬吊于胸前,卧位时去枕,在肩胛区垫枕使两肩后伸,同时在患侧胸壁侧方垫枕,防止患侧上肢下坠,保持上臂及肘部与胸部处于平行位。

(2)症状护理

①疼痛:疼痛影响睡眠时,适当给予止痛、镇静剂。

②伤口:观察伤口有无渗血、渗液情况。

(3)一般护理:协助患者洗漱、进食及排泄等,指导并鼓励患者做些力所能及的自理活动。

(4)功能锻炼:在术后固定期间,应主动进行手指握拳、腕关节的屈伸、肘关节屈伸及肩关节外展、外旋和后伸运动,不宜做肩前屈、内收的动作。

4.健康指导

(1)休息:早期卧床休息为主,可间断下床活动。

(2)饮食:多食高蛋白、富含维生素、含钙丰富、刺激性小的食物。

(3)固定:保持患侧肩部及上肢于有效固定位,并维持3周。

(4)功能锻炼:外固定的患者需保持正确的体位,以维持有效固定,进行早、中期的锻炼,避免肩前屈、内收动作。解除外固定后则加强锻炼,着重练习肩的前屈、肩旋转活动,如两臂做划船动作。值得注意的是应防止两种倾向:①放任自流,不进行锻炼;②过于急躁,活动幅度过大,力量过猛,造成软组织损伤。

(5)复查时间及指征:术后1个月、3个月、6个月需进行X线摄片复查,了解骨折愈合情况。有内固定者,于骨折完全愈合后取出。对于手法复位外固定患者,如出现下列情况须随时复查:骨折处疼痛加剧,患肢麻木,手指颜色改变,温度低于或高于正常等。

二、肱骨髁上骨折

(一)定义

肱骨髁上骨折是指肱骨远端内外髁上方的骨折。约占全身骨折的 11.1％,占肘部骨折的 50％～60％,是儿童最为常见的骨折,多见于 5～12 岁的儿童。

肱骨髁上骨折的特点:①由于骨折的暴力和损伤机制不同,分伸直型和屈曲型,并以伸直型为最常见,约占 95％;②多见于儿童,且骨折易于愈合,即使复位不理想,与肘关节活动方向一致的畸形,可在生长过程中自行矫正;③伸直型肱骨髁上骨折,近侧骨折端向前易损伤肱动脉,而产生骨筋膜室综合征,如未及时处理,可导致前臂缺血性肌挛缩也称 Volkmann 肌挛缩;④可出现肘内翻畸形,严重者需手术矫正。

(二)病因及发病机制

1.直接暴力

少见。

2.间接暴力

它是引起髁上骨折的常见原因。滑跌时,患儿手掌或肘部触地,暴力传递至髁上处引起骨折。手掌着地,暴力向后上方传递,骨折远端向后上方移位。肘部着地,暴力向前上方传递,骨折远端向前上方移位。

(三)临床表现

局部疼痛、肿胀及畸形明显,肘关节活动障碍,检查时骨擦音及假关节活动,肘后三点关系正常。伸直型肱骨髁上骨折易损伤肱动脉及正中神经、桡神经、尺神经,引起前臂骨筋膜室综合征,治疗不及时可导致缺血性肌挛缩,严重影响手的功能。

(四)辅助检查

X 线检查通常即可确诊。

(五)治疗

1.移位的治疗

对无移位或移位小不影响功能的肱骨髁上骨折,可用三角巾固定。移位明显者需行手法复位和石膏固定。

2.伸直型骨折复位

用对抗牵引解决重叠移位,同时必须将骨折远端推向桡侧,防止肘内翻。复位后,石膏固定,肘关节屈曲 90°。固定后,应密切注意末梢血运、手指的感觉和运动情况。手法复位不成功,或因骨折部肿胀和水疱严重无法进行复位,可行前臂皮牵引或尺骨鹰嘴部骨牵引,经垂直牵引复位。如上述疗法失败,或为陈旧性移位骨折,或疑有血管、神经断裂者,应及时切开探查,可用交叉克氏针或钢板固定。

3.屈曲型骨折治疗原则

与伸直型相同,但复位的方向相反。复位后,用石膏托固定,肘关节置于半伸位或伸直位;1 周以后改为功能位。

（六）护理要点

1.术前护理

（1）心理护理：因儿童语言表达能力差，不能准确叙述自己的不适及要求，应关心爱护患儿，及时解决他们的痛苦与需要。

（2）饮食：给予高蛋白、富含维生素、含钙丰富的饮食，注意食物的色、香、味，增加患儿食欲。

（3）体位：患肢采用石膏托于肘关节屈曲位固定，于患肢下垫枕，使其高于心脏水平，减轻肿胀。行尺骨鹰嘴持续骨牵引治疗时，取平卧位。

（4）警惕前臂骨筋膜室综合征：由于肱动脉受压或损伤，或严重的软组织肿胀可引起前臂骨筋膜室综合征，如不及时处理，可引起前臂缺血性肌挛缩。当患儿啼哭时，应密切观察是否有"5P"征象：①剧烈疼痛：一般止痛剂不能缓解，晚期严重缺血后神经麻痹即转为无痛；②患肢苍白或发绀；③肌肉麻痹：患肢进行性肿胀，肌腹处发硬，压痛明显；手指处于屈曲位，主动或被动牵伸手指时，疼痛加剧；④感觉异常：患肢出现套状感觉减退或消失；⑤无脉：桡动脉搏动减弱或消失。如出现上述表现，应立即松开所有包扎的石膏、绷带和敷料，并立即报告医生，紧急手术切开减压。

（5）功能锻炼：向患儿及家长讲明功能锻炼的重要性，取得家长的重视、理解和合作。反复示范功能锻炼的动作要领，直到家长和患儿学会为止。

①早、中期：复位及固定后当日开始做握拳、伸指练习。第2日增加腕关节屈伸练习。患肢三角巾或前臂吊带胸前悬挂位，做肩前后、左右摆动练习。1周后增加肩部主动练习，包括肩屈、伸、内收、外展与耸肩，并逐渐增加其运动幅度。

②晚期：骨折固定去除后增加关节活动范围的主动练习，包括肘关节屈、伸、前臂旋前和旋后。恢复肘关节活动度的练习，伸展型骨折着重恢复屈曲活动度，屈曲型骨折则增加伸展活动度。应以主动锻炼为主，被动活动应轻柔，以不引起剧烈疼痛为度，禁止被动反复粗暴屈伸肘关节，以免引起再度损伤或发生骨化性肌炎，加重肘关节僵硬。

2.术后护理

（1）维持有效固定，经常观察患者，查看固定位置有无变动，有无局部压迫症状，保持患肢功能位；如肘关节屈曲角度过大，影响桡动脉搏动时，应予调整后再固定。

（2）告知患儿及家长固定时限为3～4周，以便配合。

3.健康指导

（1）饮食：高蛋白、高热量、含钙丰富且易消化的饮食，多食蔬菜及水果。

（2）休息：与体位行长臂石膏托固定后，卧床时患肢垫枕与躯干平行；离床活动时，用三角巾或前臂吊带悬吊于胸前。

（3）功能锻炼：家长应督促并指导患儿按计划进行功能锻炼，最大限度地恢复患肢功能。

（4）复查的指征及时间：石膏固定后，如患肢皮肤发绀、发凉、剧烈疼痛或感觉异常，应立即就诊。自石膏固定之日起2周后复诊，分别在骨折后1个月、3个月、6个月复查X线片，了解骨折的愈合情况，以便及时调整固定，防止畸形愈合。

三、肱骨干骨折

(一)定义

肱骨干骨折是指肱骨髁上与胸大肌止点之间的骨折。其发生率约占全身骨折的 2.6%,多见于青壮年。

肱骨干上起胸大肌止点上缘,肱骨外科颈下 1cm,至肱骨髁上 2cm。上半部分为圆柱形,下半部为扁平状。上部前外侧面三角肌止点,内侧有胸大肌止点,中上 1/3 段交界处后外侧有桡神经沟,桡神经紧贴沟内绕行。肱骨滋养动脉自肱骨中段穿入肱骨下行,中下段骨折时,常伤及滋养动脉而影响骨折的愈合。

(二)病因及发病机制

大多数发生于 30 岁以下的青年。直接暴力引起者多在肱骨中上段,成横断骨折或粉碎骨折。间接暴力引起多发生在肱骨的中下部。如跌倒时肘部着地,多为斜形或螺旋骨折。由投手榴弹、棒球、掰手腕等旋转暴力引起者也可为螺旋骨折。

(三)临床表现

(1)创伤后局部肿胀、疼痛、成角畸形、异常活动和骨擦音。

(2)骨折合并桡神经损伤可出现垂腕,手掌指关节不能伸直,拇指不能伸展和手背、虎口区感觉减退或消失。

(四)辅助检查

X 线片可确定骨折类型、移位方向。

(五)治疗

消除分离,防止愈合障碍。

(1)整复时不用麻醉,避免诱发分离。

(2)整复时,牵引手法勿过度,以免引起分离。

(3)固定时,消除远端肢体重量的牵拉,防止分离,如用外展架或弹力带固定,或早期多卧床,均可预防分离。

(六)护理要点

1.术前护理

(1)心理护理:肱骨干骨折,特别是伴有桡神经损伤时,患肢伸腕、伸指功能障碍,皮肤感觉减退,患者心理压力大,易产生悲观情绪。应向患者介绍神经损伤修复的特殊性,告知骨折端将按 1mm/d 的速度由近端向远端生长,治疗周期长,短期内症状改善不明显,使患者有充分的思想准备,以预防不良情绪的产生。关注患者感觉和运动恢复的微小变化,并以此激励患者,使其看到希望。

(2)饮食:给予高蛋白、高热量、富含维生素、含钙丰富的饮食,以利于骨折愈合。

(3)体位:U 形石膏托固定时可平卧,患侧肢体以枕垫起,保持复位的骨折不移动。悬垂石膏固定 2 周内只能取坐位或半卧位,以维持其下垂牵引作用。但下垂位或过度牵引,易引起骨折端分离,特别是中、下 1/3 处横行骨折,其远折端血供差,可致骨折延迟愈合或不愈合,需予以注意。

（4）皮肤护理：桡神经损伤后，引起支配区域皮肤营养改变，使皮肤萎缩干燥，弹性下降，容易受伤，而且损伤后伤口易形成溃疡。预防：①每日用温水擦洗患肢，保持清洁，促进血液循环；②定时变换体位，避免皮肤受压引起压疮；③禁用热水袋，防止烫伤。

（5）功能锻炼

①早、中期：骨折固定后立即进行上臂肌肉的早期舒缩活动，可加强两骨折端在纵轴上的压力，以利于愈合。握拳、腕屈伸及主动耸肩等动作每日3次，并根据骨折的部位，选择相应的锻炼方法。

②晚期：去除固定后第1周可进行肩摆动练习，站立位上身向患侧侧屈并略前倾，患肢做前后、左右摆动，垂直轴做绕环运动；第2周用体操棒协助进行肩屈、伸、内收、外展、内旋、外旋练习，并做手爬墙练习，用拉橡皮带做肩屈、伸、内收、外展及肘屈等练习，以充分恢复肩带肌力。

2.术后护理

（1）体位：内固定术后，使用外展架固定者，以半卧位为宜。平卧位时，可于患肢下垫一软枕，使之与身体平行，并减轻肿胀。

（2）疼痛的护理

①找出引起疼痛的原因：手术切口疼痛在术后3天内较剧烈，以后逐日递减。组织缺血引起的疼痛，表现为剧烈疼痛且呈进行性，肢体远端有缺血体征。手术3天后，如疼痛呈进行性加重或搏动性疼痛，伴皮肤红、肿、热，伤口有脓液渗出或有臭味，则多为继发感染引起。

②手术切口疼痛可用镇痛药；缺血性疼痛须及时解除压迫，松解外固定物；如发生骨筋膜室综合征须及时切开减压；发现感染时报告医生处理伤口，并应用有效抗生素。

③移动患者时，对损伤部位要重点托扶保护，缓慢移至舒适体位，以免引起或加重疼痛。

（3）预防血管痉挛：行神经修复和血管重建术后，可能出现血管痉挛。①避免一切不良刺激：严格卧床休息，石膏固定患肢2周；患肢保暖，保持室温25℃左右；不在患肢测量血压；镇痛；禁止吸烟。②1周内应用扩血管、抗凝药，保持血管的扩张状态。③密切观察患肢血液循环的变化：检查皮肤颜色、温度、毛细血管回流反应、肿胀或干瘪、伤口渗血等。

3.健康指导

（1）饮食：多食高蛋白、富含维生素、含钙丰富的食物。

（2）体位：对桡神经损伤后行外固定者，应确保外固定的稳定，以保持神经断端于松弛态有利于恢复。

（3）药物：对伴有神经损伤者，遵医嘱口服营养神经药物。

（4）继续进行功能锻炼：防止肩、肘关节僵硬或强直而影响患肢功能。骨折4周内，严禁做上臂旋活动。

（5）复诊、复查指征及时间：U形石膏固定的患者，在肿胀消退后，石膏固定会松动，应复诊；悬吊石膏固定2周后，更换长臂石膏托，继续维持固定6周左右。伴桡神经损伤者，定期复查肌电图，了解神经功能恢复情况。

四、尺桡骨骨折

尺桡骨骨折是较常见的骨折,约占骨折的 7.5%。本病多发生于青少年,儿童患者多为青枝骨折。

(一)病情评估

1.病史

(1)评估患者受伤的原因、时间;受伤的姿势;外力的方式、性质;骨折的轻重程度。

(2)评估患者受伤时的身体状况及病情发展情况。

了解伤后急救处理措施。

2.身体状况评估

(1)评估患儿全身情况:评估意识、体温、脉搏、呼吸、血压等情况。观察有无休克和其他损伤。

(2)评估患儿局部情况。

(3)评估牵引、石膏固定或夹板固定是否有效,观察有无胶布过敏反应、针眼感染、压疮、石膏变形或断裂,夹板或石膏固定的松紧度是否适宜等情况。

(4)评估患儿自理能力、患肢活动范围及功能锻炼情况。

(5)评估开放性骨折或手术伤口有无出血、感染征象。

3.心理及社会评估

由于损伤发生突然,给患儿造成的痛苦大,而且患病时间长,并发症多,就需要患儿及家属积极配合治疗。因此应评估患儿的心理状况,了解患儿及家属对疾病、治疗及预后的认知程度,家庭的经济承受能力,对患儿的支持态度及其他的社会支持系统情况。

4.临床特点

局部肿胀、畸形及压痛,可有骨摩擦音及异常活动,前臂活动受限。儿童常为青枝骨折,有成角畸形,而无骨端移位。有时合并正中神经或尺神经、桡神经损伤,要注意检查。

5.辅助检查

尺桡骨骨折的诊断多可依靠以上的临床检查而确定,但骨折的详细特点应依靠 X 线检查,X 线片应拍摄正、侧两个位置,并必须包括肘关节及腕关节,既能避免遗漏上下尺桡关节的合并损伤,又能借此判断桡骨近折段的旋转位置,以利之后的手法整复。

(二)护理问题

(1)有体液不足的危险与创伤后出血有关。

(2)疼痛与损伤、牵引有关。

(3)有周围组织灌注异常的危险与神经血管损伤有关。

(4)有感染的危险与损伤有关。

(5)躯体移动障碍与骨折脱位、制动、固定有关。

(6)潜在并发症脂肪栓塞综合征、骨筋膜室综合征、关节僵硬等。

(7)知识缺乏康复锻炼知识。

(8)焦虑与担忧骨折预后有关。

（三）护理目标

（1）患者生命体征稳定。

（2）患者疼痛缓解或减轻，舒适感增加。

（3）能维持有效的组织灌注。

（4）未发生感染或感染得到控制。

（5）保证骨折固定效果，患者在允许的限度内保持最大的活动量。

（6）预防并发症的发生或及早发现及时处理。

（7）患者了解功能锻炼知识。

（8）患者焦虑程度减轻。

（四）护理措施

1.非手术治疗及术前护理

（1）心理护理：由于前臂具有旋转功能，骨折后患肢手的协调性及灵活性丧失，给生活带来极大不便，患者易产生焦虑和烦躁情绪。应作好安抚患者的工作，并协助生活料理。

（2）饮食：给予高蛋白、高维生素、高钙饮食，促进生长发育及骨质愈合。

（3）体位：患肢维持在肘关节屈曲90°、前臂中立位。适当抬高患肢，以促进静脉回流，减轻肿胀。

（4）并发症的观察及护理：由于前臂高度肿胀或外固定包扎过紧，或组织肿胀加剧以后造成相对过紧导致骨筋膜室综合征。如果患者出现"5P"症状，应立即拆除一切外固定，以免出现更严重的并发症如前臂缺血性肌挛缩。

2.术后护理

（1）保持有效固定：钢板固定后，用长臂石膏托将患肢固定于肘关节屈曲90°、前臂中立位3～4周。髓内钉固定者，则用管型石膏固定4～6周。

（2）功能锻炼

①早、中期：从复位固定后开始。2周内可进行前臂和上臂肌肉收缩活动。a.第1日：用力握拳，充分屈伸拇指，对指、对掌。站立位前臂用三角巾悬吊胸前，做肩前、后、左、右摆动及水平方向的绕圈运动。b.第4日：开始用健肢帮助患肢做肩前上举、侧上举及后伸动作。c.第7日：增加患肢肩部主动屈、伸、内收、外展运动。手指的抗阻练习，可以捏橡皮泥、拉橡皮筋或弹簧等。d.第15日：增加肱二头肌等长收缩练习。用橡皮筋带做抗阻及肩前屈、后伸、外展、内收运动。3周内，禁忌做前臂旋转活动，以免干扰骨折的固定，影响骨折的愈合。e.第30日：增加肱三头肌等长收缩练习，做用手推墙的动作，使两骨折端之间产生纵轴向挤压力。

②晚期：从骨折基本愈合，外固定除去后开始。a.第1日做肩、肘、腕与指关节的主动运动。用橡皮筋做阻力的肩屈、伸、外展、内收运动，阻力置于肘以上部位。手指的抗阻练习有捏握力器、挑橡皮筋等。b.第4日增加肱二头肌抗阻肌力及等长、等张、等速收缩练习。c.第8日增加前臂旋前、旋后的主动练习，助力练习，肱三头肌与腕屈伸肌群的抗阻肌力练习。有肩关节功能障碍时，做肩关节外旋与内旋的牵引，腕关节屈与伸的牵引。d.第12日增加前臂旋前、旋后的肌力练习，可用等长、等张、等速收缩练习等方法。前臂旋前、旋后的牵引。e.还可增加作业练习，如玩橡皮泥、玩积木、洗漱、进餐、穿脱衣服、上厕所、沐浴等，以训练手的灵活性和协

调性。

（五）康复与健康指导

1.饮食

宜高蛋白、高热量，含钙丰富且易消化的饮食，多食蔬菜及水果。

2.休息

与体位行长臂石膏托固定后，卧床时患肢垫枕与躯干平行，头肩部抬高；离床活动时，用三角巾或前臂悬吊于胸前。

3.功能锻炼

按计划进行功能锻炼，最大限度地恢复患肢功能。4周后可进行各关节的全面运动。

4.复诊的指征及时间

石膏固定后，如患肢出现"5P"征，应立即就诊。在骨折后1个月、3个月、6个月复查X线片，了解骨折的愈合情况以便及时调整固定，防止畸形愈合。

五、股骨颈骨折

（一）定义

股骨颈骨折特别是头下型骨折一直被认为是最难处理的骨折之一。这是由于：①多发生于老年人，原来已存在着骨质疏松，骨折后不愈合率很高，长期卧床容易并发肺炎、心力衰竭、泌尿系感染、压疮等严重并发症；②骨折的近端多为软骨组织，血液供应差，很难愈合。即使初步愈合后，以后也常出现股骨头的缺血性坏死；③内收型的股骨颈骨折，从生物力学的角度研究，剪切力大，不利于愈合。

（二）病因及发病机制

股骨颈骨折多发生于老年人，女性发生率高于男性。由于老年人多有不同程度的骨质疏松，而女性活动相对较男性少，由于生理代谢的原因骨质疏松发生较早，故即便受伤不重，也会发生骨折。骨质疏松是引起股骨颈骨折的重要因素，甚至有些学者认为，可以将老年人股骨颈骨折看作为病理骨折。骨质疏松的程度对于骨折的粉碎情况（特别是股骨颈后外侧粉碎）及内固定后的牢固与否有直接影响。

大多数老年人股骨颈骨折创伤较轻微，年轻人股骨颈骨折则多为严重创伤所致。有学者认为损伤机制可分为两种：①跌倒时大粗隆受到直接撞击；②肢体外旋。在第二种机制中，股骨头由于前关节囊及髂股韧带牵拉而相对固定，股骨头向后旋转，后侧皮质撞击髋臼而造成颈部骨折。此种情况下，常发生后外侧骨皮质粉碎。年轻人中造成股骨颈骨折的暴力多较大，暴力沿股骨干直接向上传导，常伴软组织损伤，骨折也常发生粉碎。

1.根据骨折发生机制分型

（1）外展型骨折：股骨颈外展型骨折是在股骨干急骤外展及内收肌的牵引下发生的。骨折线自内下斜向外上。股骨头多在外展位。骨折多是无移位的线状骨折或移位很少的嵌插骨折，比较稳定。关节囊血运破坏较少，愈合率较高，预后较好。

（2）内收型骨折：股骨颈内收型骨折是在股骨干急骤内收及外展肌群（臀中肌、臀小肌）牵引下发生的。骨折线自内上斜向外下。股骨头呈内收，或先内收，以后因远骨折端向上移位时牵拉而外展。骨折断端极少嵌插。因此，骨折远段因外展肌群收缩牵引多向上移位，又因下肢重量而外旋，故关节囊血运破坏较大。因而愈合率比外展型骨折低，股骨头坏死率较高。

2.按骨折线的走行方向分型

一型：骨折线与股骨干纵轴的垂线所构成的角小于30°。骨折最稳定。

二型：骨折线与股骨干纵轴的垂线所构成的角在30°～50°之间。骨折稳定性次之。

三型：骨折线与股骨干纵轴的垂线所构成的角大于50°。骨折最不稳定。

3.按骨折移位程度分类

(1)不完全骨折：骨折线没有穿过整个股骨颈，股骨颈有部分骨质连续，骨折无移位，近骨折端血供好，骨折容易愈合。

(2)无移位完全骨折：股骨颈虽完全断裂，但对位良好，近骨折端血供较好，骨折仍易愈合。

(3)部分移位骨折：近骨折端血供破坏较严重，骨折愈合较困难。

(4)完全移位骨折：近骨折端血供严重破坏，容易发生迟延愈合、不愈合或股骨头缺血性坏死。

(三)临床表现

股骨颈骨折有80％发生于60岁以上的老年人。由于妇女绝经期后，内分泌失调，更容易出现骨质疏松，故女性患者约四倍于男性患者。对老年患者，轻微的外力或损伤即能导致股骨颈骨折。受伤骨折后，有时局部疼痛可以很轻微。骨折有移位时，可以发现患肢呈外旋畸形，患肢较健肢缩短，患髋有压痛或冲击痛。

(四)辅助检查

最后确诊需要髋正侧位X线检查，尤其对线状骨折或嵌插骨折更为重要。X线检查作为骨折的分类和治疗上的参考也不可缺少。应引起注意的是有些无移位的骨折在伤后立即拍摄的X线片上可以看不见骨折线。等2～3周后，因骨折处部分骨质发生吸收现象，骨折线才清楚地显示出来。因此，凡在临床上怀疑股骨颈骨折的，虽X线片暂时未见骨折线，仍应按嵌插骨折处理，3周后再拍片复查。

(五)治疗

合理的治疗应根据患者年龄、活动情况、骨骼密度、其他疾病、预期寿命和依从性来决定。目前对股骨颈骨折的治疗主要包括保守治疗、复位加内固定、髋关节置换术。

(六)护理要点

1.术前护理

(1)心理护理：老年人意外致伤，常常自责，顾虑手术效果，担忧骨折预后，易产生焦虑、恐惧心理。应给予耐心的开导，介绍骨折的特殊性及治疗方法，并给予悉心的照顾，以减轻或消除患者心理问题。

(2)饮食：宜高蛋白、富含维生素、高钙、粗纤维及果胶成分丰富的食物。品种多样与色、香、味俱全，且易消化，以适合于老年骨折患者。

(3)体位：①必须向患者及其家属说明保持正确体位是治疗骨折的重要措施之一，以取得配合;②指导与协助维持患肢于外展中立位:患肢置于软枕或布朗架上,行牵引维持,并穿防旋鞋;忌外旋、内收,以免重复受伤机制而加重骨折移位;不侧卧;尽量避免搬动髋部,如若搬动,需平托髋部与肢体;③在调整牵引、松开皮套检查足跟及内外踝等部位有无压疮时,或去手术室的途中,均应妥善牵拉以固定肢体;复查 X 线片尽量在床旁,以防骨折或移位加重。

(4)维持有效牵引效能:不能随意增减牵引重量,若牵引量过小,不能达到复位与固定的目的;若牵引量过大,可发生移位。

(5)并发症预防:老年创伤患者生理功能退化,常合并有内脏疾病,一旦骨折后刺激,可诱发或加重原发病导致脑血管意外、心肌梗死、应激性溃疡等意外情况的发生。应多巡视,尤其在夜间。若患者出现头痛、头晕、四肢麻木、表情异常(如口角偏斜)、健肢活动障碍;心前区不适和疼痛、脉搏细速、血压下降;腹部不适、呕血、便血等症状,应及时报告医生紧急处理。

(6)功能锻炼:骨折复位后,即可进行股四头肌收缩和足趾及踝关节屈伸等功能锻炼。3~4 周骨折稳定后可在床上逐渐练习髋、膝关节屈伸活动。解除固定后扶拐不负重下床活动直至骨折愈合。

2.术后护理

(1)体位:术后肢体仍为外展中立位,不盘腿,不侧卧,仰卧时在两大腿之间置软枕或三角形厚垫。各类手术的特殊要求如下。

①三翼钉内固定术:术后 2 天可坐起,2 周后坐轮椅下床活动。3~4 周可扶双拐下地,患肢不负重,防跌倒(开始下床活动时,须有人在旁扶持)。6 个月后去拐,患肢负重。

②移植骨瓣和血管束术:术后 4 周内保持平卧位,禁止坐起,以防髋关节活动度过大,造成移植的骨瓣和血管束脱落。4~6 周后,帮助患者坐起并扶拐下床做不负重活动。3 个月后复查 X 线片,酌情由轻到重负重行走。

③转子间或转子下截骨术:带石膏下地扶双拐,并用 1 根长布带兜住石膏腿挂在颈部,以免石膏下坠引起不适。

④人工股骨头、髋关节置换术:向患者说明正确的卧姿与搬动是减少潜在并发症——脱位的重要措施,帮助其提高认识,并予以详细的指导,以避免置换的关节外旋和内收而致脱位。

(2)功能锻炼:一般手术患者的功能锻炼在前面内容已提到,在此着重介绍髋关节置换术后的功能锻炼。

①术后 1 天可做深呼吸,并开始做小腿及踝关节活动。

②术后 2~3 天进行健肢和上肢练习,做患肢肌肉收缩,进行股四头肌等长收缩和踝关节屈伸,收缩与放松的时间均为 5 秒,每组 20~30 次,每日 2~3 组。拔除伤口引流管后,协助患者在床上坐起,摇起床头 30°~60°,每日 2 次。

③术后 3 天继续做患肢肌力训练,在医生的允许下增加髋部屈曲练习。患者仰卧伸腿位,收缩股四头肌,缓缓将患肢足跟向臀部滑动,使髋屈曲,足尖保持向前,注意防止髋内收、内旋,屈曲角度不宜过大(<90°),以免引起髋部疼痛和脱臼。保持髋部屈曲 5 秒后回到原位,放松 5 秒,每组 20 次,每日 2~3 组。

④术后 4 天继续患肢肌力训练。患者用双手支撑床坐起,屈曲健肢,伸直患肢,移动躯体

至床边。护士在患侧协助,一手托住患肢的足跟部,另一手托起患侧的腘窝部,随着患者移动而移动,使患肢保持轻度外展中立位。协助患者站立时,嘱患者患肢向前伸直,用健肢着地,双手用力撑住助行器挺髋站起。患者坐下前,腿部应接触床边。

⑤术后5天继续患肢肌力训练和器械练习。护士要督促患者在助行器协助下做站立位练习,包括外展和屈曲髋关节。患者健肢直立,缓慢将患肢向身体侧方抬起,然后放松,使患肢回到身体中线。做此动作时要保持下肢完全伸直,膝关节及足趾向外。屈曲髋关节时,从身体前方慢慢抬起膝关节,注意勿使膝关节高过髋关节,小腿垂直于地面,胸部勿向前弯曲。指导患者在助行器的协助下练习行走:患者双手撑住助行器,先迈健肢,身体稍向前倾,将助行器推向前方,用手撑住助行器,将患肢移至健肢旁;重复该动作,使患者向前行走,逐步增加步行距离。在进行步行锻炼时,根据患者关节假体的固定方式决定患肢负重程度(骨水泥固定的假体可以完全负重;生物型固定方式则根据手术情况而定,可部分负重;而行翻修手术的患者则完全不能负重)。在练习过程中,患者双手扶好助行器,以防摔倒。

⑥术后6天到出院继续患肢肌力、器械和步行训练。在患者可以耐受的情况下,加强髋部活动度的练习,如在做髋关节外展的同时做屈曲和伸展活动、增加练习强度和活动时间,逐步恢复髋关节功能。

(3)术后潜在并发症的预防及护理

①出血:行截骨、植骨、人工假体置换术后,由于手术创面大,且需切除部分骨质,老年人血管脆性增加、凝血功能低下,易致切口渗血,应严密观察局部和全身情况。了解术中情况,尤其是出血量;术后24小时内患肢局部制动,以免加重出血;严密观察切口出血量(尤其是术后6小时内).注意切口敷料有无渗血迹象及引流液的颜色、量,确保引流管不受压、不扭曲,以防积血残留在关节内;监测神志、瞳孔、脉搏、呼吸、血压、尿量每小时1次,有条件者使用床旁监护仪,警惕失血性休克。

②切口感染:多发生于术后近期,少数于术后数年发生深部感染,后果严重,甚至需取出置换的假体,因此要高度重视。

③血栓形成:有肺栓塞、静脉栓塞、动脉栓塞。肺栓塞可能发生于人工髋关节术中或术后24小时内,虽然少见,但来势凶猛,是由于手术中髓内压骤升,导致脂肪滴进入静脉所致;静脉栓塞,尤其是深静脉栓塞,人工关节置换术后的发生率较高;动脉栓塞的可能性较小。

3.健康指导

由于髋关节置换术后需防止脱位、感染、假体松动、下陷等并发症,为确保疗效,延长人工关节使用年限,特做如下指导。

(1)饮食:多进食富含钙质的食物,防止骨质疏松。

(2)活动:避免增加关节负荷量,如体重增加、长时间站或坐、长途旅行、跑步等。

(3)日常生活:洗澡用淋浴而不用浴缸,如厕用坐式而不用蹲式。

(4)预防感染:关节局部出现红、肿、痛及不适,应及时复诊;在做其他手术前(包括牙科治疗)均应告诉医生曾接受了关节置换术,以便预防用抗生素。

(5)复查:基于人工关节经长时间磨损与松离,必须遵医嘱定期复诊,完全康复后,每年复诊1次。

六、股骨干骨折

(一)定义

股骨干骨折是指转子下 2～5cm 的股骨折。青壮年和儿童常见,约占全身骨折的 6%。多由强大的直接暴力或间接暴力造成,直接暴力包括车辆撞击、机器挤压、重物击伤及火器伤等,引起股骨横断或粉碎骨折;间接暴力多是高处跌下、产伤等所产生的杠杆作用及扭曲作用所致,常引起股骨的斜形或螺旋骨折。

(二)病因及发病机制

股骨干是全身最粗管状骨,强度最高。多由于高能量直接暴力造成骨折,以粉碎型及横型骨折常见。交通事故是主要致伤原因,工农业创伤、生活创伤和运动创伤次之。坠落伤骨折多为间接暴力所致,斜骨折或螺旋骨折常见,少年儿童可发生嵌插骨折或不全骨折。直接暴力打击或火器伤所致骨折周围软组织损伤重,出血多,闭合骨折的内出血量即可达到 500～1000mL,可并发休克。如有头、胸、腹部复合伤和(或)多发骨折则更易发生休克。

1.股骨干上 1/3 骨折

近位骨折片因髂腰肌、臀中肌及外旋肌牵拉而屈曲、外展、外旋。远位骨折片因内收肌群,股四头肌群后侧肌群作用而内收并向后上方移位。

2.股骨干中 1/3 骨折

近位骨折片由于同时受部分内收肌群作用,除前屈外旋外无其他方向特殊移位,远位骨折片由于内外及后侧肌群牵拉而往往有较明显重叠移位,并易向外成角。

3.股骨干中下 1/3 骨折

远位骨折片受腓肠肌牵拉向后倾斜移位,可损伤腘窝部血管和神经。非手术治疗难以复位固定。上述移位并非固定不变,骨折片因受各种外力的作用、肌群收缩及肢体重量及搬运等因素影响可发生各种不同方向的移位。但其固有的变位机制对手法复位和持续牵引治疗均有参考价值。

(三)临床表现

成人股骨干骨折多由强大暴力引起,内出血可达 500～1000mL,出血多时,可引起休克,应注意及时诊治。患肢剧烈疼痛、肿胀、成角、短缩、旋转畸形,髋及膝关节活动障碍,可出现假关节活动和骨擦音。股骨干下 1/3 骨折时,骨折远端因受到腓肠肌的牵拉而向后移位,有压迫或损伤腘动脉、腘静脉和腓神经、腓总神经的危险。

(四)辅助检查

1.X 线检查

包括髋、膝关节的股骨全长正、侧位 X 线片,可明确诊断并排除股骨颈骨折。

2.血管造影

如末梢循环障碍,应考虑血管损伤的可能,必要时作血管造影。

(五)治疗

在急诊处理时患肢可暂时用夹板固定。这样既利于减轻疼痛,又可防止软组织进一步损伤。治疗应尽可能达到较好的对位和对线,防止旋转和成角。

（六）护理要点

1.非手术治疗及术前护理

（1）心理护理：由于股骨干骨折多由强大的暴力所致,骨折时常伴有严重软组织损伤,大量出血、内脏损伤、颅脑损伤等可危及生命安全,患者多恐惧不安,应稳定患者的情绪,配合医生采取有效的抢救措施。

（2）饮食：高蛋白、高钙、富含维生素饮食,需急症手术者则禁食。

（3）体位：抬高患肢。

（4）保持牵引有效效能：不能随意增、减牵引重量,以免导致过度牵引或达不到牵引效果。小儿悬吊牵引时,牵引重量以能使臀部稍悬离床面为宜,且应适当约束躯干,防止牵引装置滑脱至膝下而压迫腓总神经。在牵引过程中,要定时测量肢体长度和进行床旁X线检查,了解牵引重量是否合适。

（5）指导、督促患者进行功能锻炼

①伤后1～2周内应练习患肢股四头肌等长收缩;同时被动活动髌骨（左右推动髌骨）;还应练习踝关节和足部其他小关节,乃至全身其他关节活动。

②第3周健足踩床,双手撑床或吊架抬臀练习髋、膝关节活动,防止股间肌和膝关节粘连。

2.术后护理

（1）饮食：鼓励进食促进骨折愈合的饮食,如排骨汤、牛奶、鸡蛋等。

（2）体位：抬高患肢。

（3）功能锻炼：方法参见术前。

3.健康指导

（1）体位：股骨中段以上骨折患者下床活动时,应始终保持患肢的外展位,以免因负重和内收肌的作用而发生继发性向外成角突起畸形。

（2）扶拐锻炼：由于股骨干骨折后的愈合及重塑时间延长,因此需较长时间扶拐锻炼。扶拐方法的正确与否与发生继发性畸形、再损伤,甚至臂丛神经损伤等有密切关系。因此,应教会患者正确使用双拐。

（3）拐杖是辅助步行的一种工具,常用的有前臂拐和腋拐。前臂拐轻便,使用方便,拐的把手位置可依患者上肢长短调节;腋拐靠腋下支撑,应用普遍。用拐注意事项如下。

①拐杖下端必须安装橡皮头,以免拐杖压在地上滑动而致不稳;拐杖上端的横梁上须垫软垫,以免使用时压迫腋下软组织。

②腋拐高度：以患者直立时,拐从腋窝到地面并向身体两侧分开,橡皮头距足20cm为宜。过高,行走时拐杖将撑至腋下,引起疼痛不适,甚至难以行走;过低,则可发生驼背,感到疲劳。

③单拐与双拐的选择与使用：腋拐可用单拐也可用双拐。单拐适用于因手术后恢复期患肢不能完全负重,而需借助单拐来增加健侧对整个身体重量的支撑,大部分置于健侧。当一侧下肢完全不能负重时,必须使用双拐,这样可增加行走时的平衡,且省力。双腋拐使用方法：先将两拐同时稳放在两腿前方,然后提起健肢移到两拐的前方,再将两拐同时向前方移到健肢前方,如此反复,保持两拐及一健肢形成一个等边三角形。

④防跌倒：患者初次下地时,应有护理人员在旁扶助,并及时给予帮助与鼓励,指导用拐,

防止患者因不习惯而失去重心而跌倒及出现情绪低落。初次下地时间不可过长,以后逐渐延长下地时间。

(4)2～3 个月后行 X 线片复查:若骨折已骨性愈合,可酌情使用单拐而后弃拐行走。

七、胫腓骨骨折

(一)定义

胫腓骨骨折是指自胫骨平台以下至踝以上的部位发生骨折。占全身骨折的 13%～17%,以青壮年和儿童居多。多由直接暴力引起。

(二)病因及发病机制

导致胫腓骨骨折的损伤形式有 3 种:超越骨自身能力的损伤即疲劳骨折(应力骨折);低能量暴力导致的较稳定的小移位骨折;高能量暴力造成的严重软组织破坏、神经血管损伤、粉碎骨折、骨缺损,这种高能量暴力常导致肢体多种组织严重创伤,肢体存活困难。

当暴力以旋转形式作用于胫骨时,常形成螺旋型骨折,并由于外力的大小不同,而造成不同的粉碎程度,例如滑雪时足固定而身体强力扭转时,造成的螺旋型胫腓双骨折。3 或 4 支点弯曲外力作用于小腿将造成短斜或横形骨折,如外力较大使支点范围增大时,导致粉碎型骨折。当外力大并且集中作用于较小范围时,常形成骨和周围软组织严重创伤,例如重物直接砸于小腿上而形成的损伤。由于胫骨前方直接位于皮下易遭受创伤。现代社会机械化程度增高,胫腓骨骨折发生率不断增加。

对于开放骨折,有学者提出了开放骨折分类法如下。

Ⅰ型:伤口不到 1cm 长,一般为比较干净的穿刺伤,骨尖自皮肤内穿出,软组织损伤轻微,无碾挫伤,骨折较简单,为横断或短斜形者,无粉碎。

Ⅱ型:伤口超过 1cm,软组织损伤较广泛,但无撕脱伤亦未形成组织瓣,软组织有轻度或中度碾挫伤,伤口有中度污染,中等程度粉碎骨折。

Ⅲ型:软组织损伤广泛,包括肌肉、皮肤及血管、神经,有严重污染。

ⅢA 型:尽管有广泛的撕裂伤及组织瓣形成,或为高能量损伤,不管伤口大小,骨折处有适当的软组织覆盖。

ⅢB 型:广泛的软组织损伤或缺失,伴有骨膜剥脱和骨暴露,这种类型的开放性骨折常伴有严重污染。

ⅢC 型:伴有需要修复的动脉损伤。

(三)临床表现

小腿疼痛、肿胀、活动受限,有骨擦音,肢体成角、旋转畸形。

(1)对于儿童的青枝骨折、成人的单纯腓骨骨折,主要表现为局部的肿胀、压痛,活动受限不明显,甚至可以行走。如骨折有明显的移位,可表现为小腿的畸形、反常活动,有骨擦音、骨擦感。

(2)由于胫腓骨骨折经常合并血管、神经损伤,故临床应常规检查足背动脉和胫后动脉搏动及足背、足趾的感觉和运动状况。对于软组织损伤严重者,要认真判断其存活的可能性;对于潜行性剥离的皮肤要判断其剥离范围;对于小腿肿胀严重者,应警惕有无骨筋膜室综合征。

(四)辅助检查

1.X 线检查

X 线平片见胫腓骨上有断裂,骨皮质不连续并有切迹者,骨密度增高和骨膜增厚硬化基本上在所有病例中都可以出现,骨小梁粗乱、排列不整齐,并可见模糊不完全性骨折线,严重病例骨骼变形及周围软组织的损伤。

2.超声检查

对于怀疑可能有动脉损伤的病例要及时行血管彩色多普勒超声检查。

(五)治疗

1.闭合胫骨骨折的治疗

①闭合复位以石膏、支具等制动;②外固定架固定;③切开复位内固定;④闭合复位髓内针内固定。

2.开放骨折

选用上述 4 种方法之一固定骨折。开放伤口则遵循下面原则:彻底反复清创,合理应用抗生素,早期关闭伤口(包括使用肌瓣及游离皮瓣),早期植骨治疗。

(六)护理要点

1.常规护理

(1)心理护理:多与患者沟通,了解患者的思想情况,使患者树立战胜疾病的信心。

(2)活动指导:固定期间做静止位肌肉收缩锻炼,外固定解除后逐步开始功能锻炼。

(3)有效固定:随时调整外固定的松紧,避免由于伤肢肿胀后外固定过紧,造成压迫。

2.专科护理

(1)保持环境安静、舒适。

(2)抬高患肢减轻肿胀。

(3)查明疼痛原因后可遵医嘱给予止痛剂。

(4)告知患者如有感觉麻木、患肢憋胀等应及时告知医生、护士。

(5)指导患者配合医生进行功能锻炼。

3.健康指导

(1)功能锻炼:伤后早期可进行髌骨的被动活动及跖趾关节和趾间关节活动。外固定去除后,充分练习各关节活动,逐步下地行走。

(2)医疗护理措施的配合:严格按照医嘱进行功能锻炼。

八、踝部骨折

踝部骨折是指构成踝关节的胫骨远端、腓骨远端和距骨所发生的骨折,包括内踝、外踝、后踝、前踝骨折。是最常见的关节内骨折,占全身骨折的 5%,青壮年多见。多由间接暴力引起,大多数是在踝跖屈扭伤,力传导引起骨折,常合并韧带损伤。

（一）病情评估

1.病史

（1）评估患者受伤的原因、时间；受伤的姿势；外力的方式、性质；骨折的轻重程度。

（2）评估患者受伤时的身体状况及病情发展情况。

（3）了解伤后急救处理措施。

2.身体状况评估

（1）评估患者全身情况：评估意识、体温、脉搏、呼吸、血压等情况。观察有无休克和其他损伤。

（2）评估患者局部情况。

（3）评估牵引、石膏固定或夹板固定是否有效，观察有无胶布过敏反应、针眼感染、压疮、石膏变形或断裂，夹板或石膏固定的松紧度是否适宜等情况。

（4）评估患者自理能力、患肢活动范围及功能锻炼情况。

（5）评估开放性骨折或手术伤口有无出血、感染征象。

3.心理及社会评估

由于损伤发生突然，给患者造成的痛苦大，而且患病时间长，并发症多，就需要患者及家属积极配合治疗。因此应评估患者的心理状况，了解患者及家属对疾病、治疗及预后的认知程度，家庭的经济承受能力，对患者的支持态度及其他的社会支持系统情况。

（1）临床特点：踝部疼痛，有肿胀、皮下出血斑和功能障碍。

（2）辅助检查：此种骨折多由间接暴力造成，如足于内翻或外翻位时负重，由高处坠落足在内翻、外翻或跖屈位着地。直接暴力引起的少见。

根据受伤时足的姿势和致伤方向及骨折部位可分为三型。

Ⅰ型：内翻内收型。受伤时，踝部极度内翻（即旋后）。首先外侧副韧带牵拉外踝，使腓骨下端在韧带联合水平以下撕脱。若暴力持续下去，距骨向内踝撞击，致使内踝发生骨折。

Ⅱ型：又分为①外翻外展型：受伤时，踝关节极度外翻（即旋前），或被重物压于外踝。先是内侧副韧带牵拉内踝致撕脱骨折，暴力持续会使腓骨下端骨折，同时出现胫骨后唇（即后踝）骨折，造成三踝骨折；②内翻外旋型：伤力先造成外踝斜骨折，在韧带联合水平位，向上延伸，使胫骨后唇骨折，最后撕脱内踝，形成三踝骨折。

Ⅲ型：外翻外旋型：受伤使内踝撕脱骨折，接着造成下胫腓关节分离，腓骨发生斜骨折或粉碎骨折。

（二）护理问题

1.压疮

踝部有发生压疮的可能。

2.潜在并发症

踝关节僵硬。

（三）护理目标

（1）患者未发生皮肤损伤，家属及患者熟知造成皮肤损伤的危险因素，掌握皮肤的自护方法。

（2）患者能正确使用康复训练器具，能主动进行康复训练。

（四）护理措施

1.非手术治疗及术前护理

（1）心理护理：老年人意外致伤，常常自责，顾虑手术效果，担忧骨折预后，易产生焦虑、恐惧心理。应给予耐心的开导，介绍骨折的特殊性及治疗方法，并给予悉心的照顾，以减轻或消除心理问题。

（2）饮食：宜高蛋白、高维生素、高钙、粗纤维及果胶成分丰富的食物。品种多样，色、香、味俱全，且易消化，以适合于老年骨折患者。

（3）体位：因踝部骨折肿胀较甚，应抬高患侧小腿略高于心脏的位置，以利肿胀消退。

（4）预防踝部压疮：踝部软组织少，在夹板或石膏固定前应在骨突处衬棉垫；行外固定后，应仔细倾听患者主诉，是否有骨折处以外的疼痛，以便及时发现异常。

（5）功能锻炼：早期功能锻炼，有促进功能恢复的作用，且对进入关节面的骨折端有"模造塑形"作用。骨折复位固定后即可作小腿肌肉收缩活动及足趾屈伸活动；3～4周后可做踝关节屈伸活动；去除外固定后，加强踝关节功能锻炼并逐渐负重行走。

2.术后护理

（1）体位抬高患肢，稍高于心脏水平。

（2）功能锻炼麻醉消退后，即对肿胀足背进行按摩，并鼓励患者主动活动足趾、踝背伸和膝关节伸屈等活动。双踝骨折从第2周开始，加大踝关节自主活动范围，并辅以被动活动。被动活动时，只能做背伸及跖屈活动，不能旋转及翻转，以免导致骨折不愈合；2周后可扶拐下地轻负重步行；三踝骨折对上述活动步骤可稍晚1周，以预防踝关节僵硬。

（五）康复与健康指导

（1）饮食宜高热量、高钙、维生素饮食，以利骨折修复。

（2）预防骨质疏松对因踝部存在骨质疏松的骨折患者，每日到户外晒太阳1小时，或补充鱼肝油滴剂或维生素D奶、酸奶等，以促进钙的吸收。

（3）继续功能锻炼：骨折愈合去固定后，可行踝关节旋转、斜坡练步、站立屈膝背伸和下蹲自主操练，再逐步练习行走。

第十节　颈椎病

一、定义

颈椎病是指由于颈椎间盘的退变及其继发性椎间关节退行性改变，从而引起颈部脊髓、神经、血管损害而表现出的相应症状及体征的一类疾病。常见于30岁以上低头工作者，男性多于女性。引起颈椎病常见的原因是颈椎退行性改变，严重的退变可引起周围的神经、血管等组织的受压。另外，先天性颈椎管狭窄也可引起颈椎病。创伤为颈椎病的主要诱因。颈椎病分为神经根型、脊髓型、交感型、椎动脉型及混合型。

二、病因及发病机制

1.颈椎间盘退行性改变

它是颈椎病发生和发展中的最基本的原因。颈椎间盘不仅退变出现最早,而且是诱发和促进颈部其他部分退变的重要因素。椎间盘变性后椎间关节不稳和异常活动而波及小关节,早期为软骨退变,渐而波及软骨下,形成骨关节炎,使关节间隙变窄,关节突肥大和骨刺形成,使椎间孔变窄,刺激或压迫神经根。钩椎关节侧前方退行性改变可刺激或压迫椎动脉,产生椎-基底动脉供血不全症状。在椎间盘、关节突发生退变的同时,黄韧带和前、后纵韧带亦增生肥厚,后期骨化或钙化,使椎管变窄;或在颈后伸时形成皱折,突向椎管,使脊髓及血管或神经根受到刺激或压迫。

2.创伤

头颈部创伤与颈椎病的发病和发展有直接关系,可使原已退变的颈椎及椎间盘损害加重。睡眠体位的不良、工作姿势不当等慢性劳损则可加速颈椎退变的进程。

3.先天性颈椎管狭窄

指在胚胎或发育过程中椎弓根过短,使椎管矢状径小于正常(14~16mm),因此,较轻的退变即可出现症状。颈椎畸形和颅底畸形与颈椎病的发生也有重要关系。

颈椎退变后是否出现症状,取决于椎管发育的大小和退变的程度。发育性颈椎管狭窄患者更易发病,轻微退变及创伤即可致病,症状与体征也较明显,而且非手术疗法难以使症状消失,即使消失也易于复发。合并颈椎管狭窄的颈椎病患者,在采用非手术疗法无效时,应及早手术治疗,手术时如果不同时扩大颈椎管,则效果常不佳。

三、临床表现

1.神经根型颈椎病

临床上最常见,主要因椎间盘向后外侧突出,钩椎关节或关节突增生、肥大,压迫或刺激神经根,引起颈部疼痛及僵硬。表现为颈肩痛、颈项僵直,不能做点头运动、仰头及转头活动,疼痛沿神经根支配区放射至上臂、前臂、手及手指,伴有上肢麻木、活动不灵活,X线片可显示椎间隙狭窄,椎间孔变窄,后缘骨质增生,钩椎关节骨赘形成。压头试验:患者端坐,头后仰并偏向患侧,检查者用手掌在其头顶加压,可诱发颈痛及上肢放射痛。

2.脊髓型颈椎病

其致病原因为后突的髓核、椎体后缘骨赘、增生肥厚的黄韧带及钙化的后纵韧带压迫或刺激所致,多发生于40~60岁的中年人,早期表现为单侧或双侧下肢发紧发麻,行走不稳,有踩棉花样感觉。继而一侧或双侧上肢发麻,持物不隐,所持物容易坠落,严重时可发生四肢瘫痪,小便潴留,卧床不起,自下而上的上运动神经元性瘫痪。X线检查可显示颈椎间盘狭窄和骨赘形成。

3.椎动脉型颈椎病

因上行的椎动脉被压迫、扭曲,造成颅内一过性缺血所致。表现为头痛、头晕、颈后伸或侧弯时眩晕加重,视觉障碍,并可有恶心、耳鸣、耳聋,甚至突然摔倒等症状。X 线检查可见正位片钩椎关节模糊,骨质硬化并有骨赘形成。

4.交感型颈椎病

它是颈椎旁的交感神经节后纤维被压迫或刺激所致。表现有头痛、头晕、耳鸣、枕部痛、视物模糊、流泪、眼窝胀痛、鼻塞、心律失常、血压升高或降低、皮肤瘙痒、麻木感、多汗或少汗。

5.混合型

临床上共存两型以上症状,则称为混合型。

四、辅助检查

1.实验室检查

脊髓型颈椎病者行脑脊液动力学试验显示椎管有梗阻现象。

2.影像学检查

颈椎 X 线检查可见颈椎曲度改变,生理前凸减小、消失或反常,椎间隙狭窄,椎体后缘骨赘形成,椎间孔狭窄。CT 和 MRI 可示颈椎间盘突出,颈椎管矢状径变小,脊髓受压。

五、治疗

神经根型、椎动脉型和交感神经型颈椎病以非手术治疗为主;脊髓型颈椎病由于疾病自然史逐渐发展使症状加重,故确诊后应及时行手术治疗。

六、护理措施

1.术前护理

(1)一般护理

①体位:避免长久静坐。椎动脉型避免头颈部急速旋转,以防猝倒。

②饮食:高蛋白、高能量、高维生素与粗纤维食物,多饮水,以防便秘。

(2)病情观察:观察牵引效果,头颈痛的变化,肢体运动和感觉改变。观察药物疗效及不良反应。

(3)治疗配合:

①牵引治疗:常用颌枕带牵引,适用于脊髓型以外的各型颈椎病。取坐位,头前屈 15°。牵引重量 2~6kg,每次 0.5~1 小时,每日 1~2 次,如无不适可持续牵引,每日 6~8 小时,15 日为一个疗程,牵引后症状加重者,应改用其他方法。

②应用颈托:适用于慢性病例,能限制颈椎过度活动,不影响患者行动,但使用时间不能过长,同时应配合牵引和理疗,并进行适当锻炼。

③物理治疗:如超短波、红外线热疗等,可加速炎症消退和松弛肌肉。

④推拿按摩:对减轻肌痉挛、改善局部血液循环有一定效果,但手法要轻柔,次数不宜过多。强力旋转对脊髓型颈椎病易致脊髓损伤,因而要慎用。

⑤遵医嘱用药:非甾体类抗炎药、肌肉松弛剂及镇静剂等均属对症治疗药物,应按医嘱正

规使用。长期使用可产生一定不良反应,故宜在症状剧烈、严重影响生活及睡眠时才短期交替使用。

(4)心理护理:由于病情较重,手术风险较大,患者及家属均担忧预后,恐惧手术,应做好心理疏导,使其有充分的思想准备,同时也应向他们说明手术的必要性;解除脊髓、神经和动脉的压迫,稳定脊柱,以减轻症状、预防瘫痪或预防瘫痪加重,从而增强患者信心,配合治疗。

2.术后护理

(1)一般护理:

①体位:平卧位或半卧位,颈部两侧置沙袋或佩戴颈围,松紧适度,搬动患者或翻身时,切勿旋转颈部。

②其他:做好自理能力缺陷患者的生活护理、皮肤护理、呼吸道护理、大小便护理。

(2)病情观察:术后观察生命体征、切口出血情况、肢体感觉、运动功能,观察有无喉返神经、喉上神经损伤表现,如有异常,及时报告医生。如切口渗血多,颈部明显肿胀、增粗,并出现呼吸困难、烦躁、发绀等症状时,可能是出血或水肿,应立即通知医生,并协助医生拆线去除水肿。

(3)治疗配合:术后如有感染迹象,遵医嘱使用抗生素,及时更换引流袋,协助医生进行局部换药。

七、护理评价

(1)患者心理状态是否稳定。

(2)患者疼痛是否缓解或感到较为舒适。

(3)患者是否得到良好的生活照顾。

(4)患者能否说出预防和康复的相关知识。

(5)并发症是否发生,是否及时发现并得到及时处理。

八、健康指导

(1)鼓励患者生活自理:病情许可时,帮助和指导患者作颈部功能锻炼,逐渐加大活动范围,促进恢复自理能力。

(2)选择正确睡眠姿势:枕头宜选用透气性好,松软适宜的材料,中间低两头高,长度以超过肩宽 10～16cm,高度以头颈部枕后 10cm 高为宜,睡姿态以保持颈胸腰自然弯曲,髋膝略屈曲为佳。

(3)避免颈部受伤:长期伏案工作者应间歇远视以缓解颈部肌肉慢性劳损。乘车时抓好扶手,系好安全带,以防急刹车扭伤颈部。

(4)养成良好的坐、立、行及工作姿势。

(5)加强功能锻炼:进行颈部、上肢活动或体操锻炼,放松颈部肌肉,改善局部血液循环。一般在手术后 2～3 周时协助患者下床活动,坚持四肢肌肉锻炼,一年内避免负重劳动、受凉、便秘及颈部的过度活动。

第十一节 腰椎间盘突出

一、病因与发病机制

腰椎间盘突出症是因腰椎间盘变性、纤维环破裂和髓核突出，刺激或压迫脊神经或脊髓引起一系列症状和体征的一种综合征，是腰腿痛最常见的原因之一。好发于 $L_4 \sim L_5$ 和 $L_5 \sim S_1$ 椎间隙，可分为膨隆型、突出型、脱垂游离型、Schmorl 结节及经骨突出型，多见于成年人，男性多于女性。腰椎间盘退行性变和损伤是腰椎间盘突出症的主要原因。

二、护理评估

1.健康史

了解一般情况如身高、坐姿、时间、职业、习惯、有无受伤，治疗经过及疗效，排除结核史；了解有无其他部位肿瘤，治疗经过和疗效。

2.身体状况

(1)腰痛：为最早出现的症状，发生率约为 91%，为急性剧痛或慢性隐痛，弯腰负重、咳嗽、打喷嚏、长时间强迫体位时加重，休息后可减轻。腰痛先向臀部，后向下肢放射。一旦髓核突破纤维环、后纵韧带，腰痛反而减轻。

(2)坐骨神经痛：约 95% 的患者出现坐骨神经痛，这是由于突出多发于 $L_4 \sim L_5$ 和 $L_5 \sim S_1$ 椎间隙的缘故。初为痛觉过敏或钝痛，逐渐加重，从下腰部开始，放射至臀部、大腿后外侧、小腿外侧至足根部或足背，严重者相应区域感觉迟钝或麻木。咳嗽、打喷嚏等增加腹内压的行为可使腿痛加重。腿痛重于腰背痛是椎间盘突出症的重要表现。

(3)马尾神经受压综合征：中央突出的髓核或脱垂游离的椎间盘组织压迫马尾神经。出现大、小便和性功能障碍，鞍区感觉感觉异常。

(4)腰椎检查：生理曲度消失、变直、侧凸(脊柱弯曲是一种为减轻疼痛姿势代偿性畸形)。腰部活动受限，其中以前屈受限最为明显，腰部和骶脊肌痉挛，棘间及椎旁 1cm 处多有深压痛、叩击痛，并可引起下肢放射痛。

(5)直腿抬高试验及加强试验：患者仰卧，在伸直状况下抬高患肢，抬高在 60° 以内出现坐骨神经痛，称直腿抬高试验阳性。再缓慢降低高度，待放射痛消失时被动背屈踝关节，又出现放射痛，称为加强试验阳性。

(6)神经系统检查：下肢相应部位感觉异常、麻木，小腿痛触觉减退，肌力下降，踝反射减弱或消失；马尾神经受压时肛门反射减弱或消失。

3.心理-社会状况

患者病程较长，呈慢性过程，时轻时重，迁延不愈，给生活和工作带来不便，患者常出现焦虑或抑郁情绪，对治疗缺乏信心。

4.辅助检查

(1)X 线检查：腰椎正、侧位 X 线片能反应腰椎有无侧突、椎体退行性变，椎间隙有无狭窄,鉴别有无肿瘤、结核。

（2）CT 和 MRI 检查：CT 可显示骨性椎管形态,椎间盘突出的方向、大小,黄韧带是否增厚等,有较大诊断价值。MRI 可全面观察腰椎间盘是否病变,也可在矢状面上了解髓核突出的程度和位置,并鉴别是否存在椎管内其他占位性病变。对本病也有较大诊断价值。

（3）肌电图检查：可协助确定神经受损范围及程度。

（4）脊髓造影：可间接显示有无椎间盘突出及程度,但有一定并发症,应慎用。

5.治疗要点

早期采用非手术治疗,包括卧床休息、骨盆牵引、理疗和推拿按摩、应用腰围、皮质激素硬膜外注射、髓核化学溶解法、使用非甾体类抗炎药物和皮质类固醇等。症状较重时可采用手术治疗,常用经皮髓核切吸术和髓核摘除术等。

三、护理诊断及合作性问题

1.疼痛

与髓核压迫引起的炎症有关。

2.躯体活动障碍

与神经功能障碍有关。

3.便秘

与马尾神经受压,长期卧床有关。

4.知识缺乏

缺乏腰椎间盘突出的预防及功能锻炼知识。

四、护理目标

（1）患者疼痛得到减轻或消失。

（2）患者能维持正常的排便,无尿潴留、便秘发生,生活能自理。

（3）患者活动能力和舒适度改善。

（4）患者能了解腰椎间盘突出的预防及功能锻炼知识。

五、护理要点

1.术前护理

（1）腰椎间盘突出患者早期采用保守治疗。可以卧硬板床,局部热敷、理疗。急性椎间盘突出的患者严格卧床 3 周,禁坐起和下床活动。

（2）可采用骨盆牵引治疗,重量为 7～10kg,利于髓核的回纳。牵引 3 周,每日 1～2 次,每次 1～2 小时。

（3）保守治疗无效,伴有神经根功能障碍者需手术治疗。

2.术后护理

（1）术后平卧 6 小时,压迫伤口止血,轴型翻身,防止脊柱扭转。

(2)术后 1 周卧床期间进行直腿抬高锻炼,预防神经根粘连。

(3)指导患者作腰背肌的锻炼。

①挺胸:患者仰卧,以双肘支起胸部,使背部悬空。

②五点支撑法(1 周后开始):患者仰卧,下肢屈膝屈髋,双足放置在床上,双肘支撑体侧,用头、双肘、双足撑起全身,使背部尽力腾空离床。

③三点支撑法(2～3 周开始):让患者双臂置于胸前,用头及足部撑在床上,全身腾空后伸。

④背伸法(5～6 周开始):患者俯卧,抬起头,胸部离开床面,双上肢向背后伸,双膝伸直,从床上抬起双腿。即身体的两头翘起,双肩后伸,腹部为支点,形如小燕子。

⑤锻炼的方法应根据患者的病情决定。锻炼的幅度及次数应逐渐增加,在不疲劳无痛苦的情况下进行。

(4)单纯椎间盘切除的患者,术后 3 天即可下地佩戴支具行走。

(5)经皮穿刺腰椎间盘化学溶解术:用木瓜蛋白酶注射到椎间盘内,用药物的方法使髓核水解,治疗椎间盘突出、适用于单纯一个或两个椎间隙的椎间盘突出,直腿抬高试验及加强直腿抬高试验阳性、无神经源性损害的患者。此手术创伤小,恢复快。术后平卧 24 小时。如无异常患者 3 天即可出院。

3.健康指导

(1)卧硬板床休息,减少腰部疲劳。

(2)行走时要佩戴支具,以防发生意外,如腰扭伤。

(3)继续腰背肌锻炼。

(4)佩戴支具 3 个月。

(5)术后 1 个月门诊复查。

(6)半年内不可提重物,不可急弯腰。

第三章 妇产科护理学与护理研究

第一节 流 产

妊娠于 28 周前终止,胎儿体质量不足 1 000g,称为流产。妊娠不足 12 周发生流产者称为早期流产,发生于 12 周至不足 28 周者称为晚期流产。按流产的发展过程分为先兆流产、不全流产、难免流产和完全流产。胚胎在子宫内死亡超过 2 个月仍未自然排出者称为过期流产。自然流产连续 3 次或 3 次以上者称为习惯性流产。

早期流产的原因多数是遗传因素(如基因异常),其次为母体因素(如孕妇患急性传染病、胎儿感染中毒死亡、黄体功能不足等),此外母儿双方免疫不适应或血型不合亦可引起流产,晚期流产则因宫颈内口松弛、子宫畸形等因素所致。

一、诊 断

(一)临床表现

1.先兆流产

妊娠 28 周前出现少量阴道出血和(或)轻微下腹疼痛或腰酸下坠感,无破水及组织排出,妊娠反应持续存在;检查宫口未开,胎膜未破,子宫大小与停经月份符合;妊娠试验阳性;B 超显示有孕囊及胚芽,孕 7 周以上者有胎心波动。如胚胎发育正常,经休息和治疗后出血及腹痛消失,妊娠可以继续;若胚胎发育异常或出血增多、腹痛加重,则可发展为难免流产。

2.难免流产

多由先兆流产发展而来,流产已不可避免。阴道出血量增多(常多于月经量),腹痛加重,呈阵发性下腹坠胀痛,可伴有阴道流水(胎膜破裂)。妇科检查见宫口已扩张,可见胚胎组织或胚囊堵塞于宫颈口,子宫大小与停经月份符合或略小,尿妊娠试验可呈阴性或阳性,B 超宫腔内可见胚囊胚芽,有时可见胎动及胎心搏动。

3.不全流产

妊娠物已经部分排出子宫,尚有部分残留于子宫内,由难免流产发展而来。残留妊娠物影响子宫收缩,有持续性阴道出血,严重者可发生休克。检查时可发现宫颈口扩张,有血液自宫颈口流出,有时可见妊娠物在宫颈口或阴道内出现,部分仍残留在宫腔内,子宫大小一般小于停经月份。

4.完全流产

常发生于妊娠 8 周以前或 12 周以后。经过腹痛及阴道出血后,妊娠产物已完全排出,阴道出血逐渐停止或仅有少量出血,腹痛消失。妇科检查见宫口关闭,子宫略大或已恢复正常大小,妊娠试验阴性或阳性,B超显示宫腔线清晰,可有少量血液,但无组织残留。

5.过期流产

胚胎或胎儿在宫内已经死亡,但没有自然排出。胚胎或胎儿死亡后子宫不再继续增大,反而缩小。妊娠反应消失,胎动消失。检查时发现宫颈口关闭,子宫小于停经月份,听不到胎心。

6.习惯性流产

每次流产往往发生于相同妊娠月份,流产经过与一般流产相同,早期流产的原因常为黄体功能不全、甲状腺功能低下症、染色体异常等。晚期流产较常见的原因则为宫颈内口松弛、子宫畸形、子宫肌瘤等。

7.孕卵枯萎

也称为空卵,在超声检查时发现有妊娠囊,但是没有胚胎,说明胚胎已经死亡,不再发育。

8.流产感染

流产过程中若出血时间长、有组织残留、非法堕胎或不洁性生活可引起宫腔内感染,严重者感染可扩散到盆腔、腹腔乃至全身,引起盆腔炎、腹膜炎、败血症甚至感染性休克。患者除有一般流产症状外,尚有发热、下腹痛、阴道分泌物味臭或流脓性液体等感染症状及相应体征,可因感染性休克而导致患者死亡。

(二)辅助检查

1.妊娠试验

胚胎或绒毛滋养细胞存活时,妊娠试验阳性,当妊娠物与子宫壁分离已久失活时妊娠试验阴性。

2.激素测定

定期测绒毛膜促性腺激素(hCG)、胎盘催乳素(HPL)、雌二醇(E_2)及孕酮(P)的含量,动态观察其变化情况,如有进行性下降,提示将发生流产。

3.细菌培养

疑有感染时做阴道或宫腔拭子的细菌培养及药物敏感试验,有助于感染的诊断和治疗。

4.B超检查

显示子宫增大,明确宫腔内有无孕囊、胚胎、胎心搏动及残留组织或积血,以协助诊断。

5.病理检查

对于阴道排出的组织,可以用水冲洗寻找绒毛以确定是否为妊娠流产。对于可疑的病例,要将组织物送病理检查以明确诊断。

(三)诊断要点

(1)生育年龄妇女,既往月经规律,若有月经过期,出现早孕反应,妇科检查子宫增大,尿妊娠试验阳性应诊断为妊娠。

(2)妊娠后阴道出血、下腹坠痛、腰骶酸痛,要考虑流产的可能。流产可以分为许多种不同类型,在诊断时需要根据不同的病史、临床表现及辅助检查来进行判断和区分。

(四)鉴别诊断

需与异位妊娠及葡萄胎、功能失调性子宫出血、盆腔炎及急性阑尾炎等进行鉴别。

1.异位妊娠

特点是有不规则阴道出血,可有腹痛,但常为单侧性;超声检查显示宫腔内无妊娠囊,在宫腔以外部位,特别是输卵管部位可见妊娠囊或液性暗区;hCG 水平较低,倍增时间较长。

2.葡萄胎

特点是有不规则阴道出血,子宫异常增大而软,触摸不到胎体,无胎心和胎动;B 超检查显示宫腔内充满弥漫的光点和小囊样无回声区;hCG 水平高于停经月份。

3.功能失调性子宫出血

特点是有不规则阴道出血,子宫不增大,B 超检查无妊娠囊,hCG 检查阴性。

4.盆腔炎、急性阑尾炎

一般无停经史,尿妊娠试验阴性,hCG 水平正常,B 超检查宫腔内无妊娠囊,血白细胞总数$>10\times10^9/L$。

二、治疗

1.先兆流产

(1)一般治疗:卧床休息,避免性生活。

(2)药物治疗:①口服维生素 E,每次 10mg,每天 3 次;②肌内注射黄体酮,每天 20mg,共 2 周;③肌内注射 hCG,每天 1000U,共 2 周;或隔天肌内注射 hCG 2000U,共 2 周。

(3)其他治疗:经过治疗后进行定期随访,症状加重或胚胎(胎儿)死亡时,及时手术终止妊娠。

2.难免流产

治疗原则是尽早排出妊娠物。

(1)药物治疗:晚期流产时,子宫较大,可静脉滴注缩宫素,具体方法是缩宫素 10U 加入 5%葡萄糖 500mL 静脉滴注:加强子宫收缩,维持有效的宫缩。

(2)手术治疗:早期流产时行吸宫术或刮宫术。晚期流产当胎儿及胎盘排出后,检查是否完整,必要时行清宫。

3.不全流产

(1)药物治疗:出血时间长,考虑感染可能时应给予抗生素预防感染。

(2)手术治疗:用吸宫术或钳刮术清除宫腔内妊娠残留物,出血量多者输血。

4.完全流产

一般不予特殊处理,必要时给予抗生素预防感染。

5.稽留流产

胚胎死亡时间长,可能会发生机化与子宫壁粘连,也可能会消耗凝血因子,造成凝血功能障碍,导致大量出血,甚至 DIC。因此,在处理前应先进行凝血功能的检查(血常规、出凝血时间、血小板计数、纤维蛋白原、凝血酶原时间、3P 试验、血型检查)并做好输血准备。

(1)一般治疗:凝血功能异常者,先输注血液制品或用药物纠正凝血功能,然后进行引产或手术。

（2）药物治疗：凝血功能正常者，口服已烯雌酚每次 5～10mg，每天 3 次，共3～5 天，以提高子宫对缩宫素的敏感性。子宫＞12 周者，可以用缩宫素、米索前列醇、依沙吖啶引产。具体方法如下：缩宫素 10U 加入 5％葡萄糖 500mL 静脉滴注；米索前列醇 0.2mg（0.2mg/片）塞于阴道后穹窿，每隔 4 小时 1 次；依沙吖啶 50～100mg 溶于 5mL 注射用水，注射到羊膜腔内。

（3）手术治疗：子宫＜12 周者可行刮宫术，＞12 周者需行钳刮术。

6.孕卵枯萎

确诊后行吸宫术或刮宫术。

7.习惯性流产

在下次妊娠之前，需要测定夫妇双方的 ABO 和 Rh 血型、染色体核型、免疫不合的有关抗体，以明确病因，对发现的异常情况进行相应的治疗。

（1）如果女方的卵巢功能和甲状腺功能异常，应及时补充黄体酮、甲状腺素。

（2）如果有生殖道畸形、黏膜下肌瘤、宫颈功能不全等，应及时手术纠正。

（3）如果是自身免疫性疾病，可以在确定妊娠以后口服小剂量阿司匹林每天 25mg，或泼尼松 5mg/d，或是皮下注射肝素 5000U/12 小时治疗，持续至分娩前。目前推荐阿司匹林为首选方案，因为其效果肯定且不良反应比较少。

（4）如果是男方精液异常，进行相应的治疗。

三、护 理 措 施

（一）保胎

先兆流产应绝对卧床休息，告知孕妇绝对卧床休息的必要性，并协助其完成日常生活的护理，禁止性生活和避免一切刺激，必要时遵医嘱使用药物。妊娠可以继续者应进行动态评估，严密观察阴道流血、腹痛和组织物排出的情况，阴道检查操作应轻柔，叮嘱孕妇心情要舒畅，加强营养，促进胎儿的发育。向孕妇及其家人讲明只有胎儿发育正常，保胎才有意义。家属应给予孕妇积极的心理支持，与其共同渡过这段时期。

（二）制止出血，防治休克

大量阴道流血时，应立即测血压、脉搏，遵医嘱肌内注射缩宫素促进子宫收缩，减少出血，同时迅速建立静脉通道，及时补充血容量；已发展至难免流产或不全流产者，采取积极措施，做好清宫术或引产术的术前准备，术中密切观察生命体征，术后观察阴道流血量及子宫收缩情况，组织物送病理检查。

（三）预防感染

护理人员要严密观察患者的体温，定期检查血常规，观察阴道流血的量、色、味，及时发现是否有感染征象。医护人员应严格无菌操作，做好会阴护理，保持会阴部清洁。流产合并感染者嘱其半卧位以防炎症扩散，并注意床边隔离。遵医嘱应用抗生素。同时叮嘱患者流产后 1 个月来医院复查。

（四）接触焦虑

安慰患者及家属，适时说明病情，解释有关治疗及护理措施，稳定情绪，增强保胎信心，鼓励积极配合医护工作。患者由于失去胎儿，往往会有伤心、悲观等情绪，护士应给予同情和理解，帮助患者和家属顺利渡过悲伤期，尽早恢复正常心态。

（五）健康指导

保持外阴清洁，1个月内禁止盆浴及性生活；增加营养，纠正贫血，增强机体免疫力；清宫术后如阴道流血淋漓不尽，流血量超过月经量，阴道分泌物混浊、有异味，或伴有发热、腹痛，应及时到医院复诊；注意消除流产诱因，为再次妊娠做好准备；有习惯性流产史的孕妇，未孕前应积极接受病因治疗，确诊妊娠后应卧床休息，加强营养，禁止性生活，保胎时间应超过以往发生流产的妊娠周数。

第二节　异位妊娠

正常妊娠时孕卵着床于子宫体部内膜，当孕卵在子宫体腔以外着床，称为异位妊娠，即宫外孕。其中输卵管妊娠占95%，仅有小部分病例着床在子宫角或残角、宫颈，亦可见于腹腔妊娠、卵巢妊娠。故主要阐述输卵管妊娠。

输卵管妊娠是妇产科常见急腹症之一，当输卵管妊娠流产或破裂急性发作时，可引起腹腔内严重出血，如不及时诊断、积极抢救，可危及生命。其发病部位以壶腹部最多，占55%～60%，其次为峡部，再次为伞端，间质部妊娠最少见。常见的病因为输卵管炎、输卵管黏膜破坏、纤毛受损，阻碍孕卵正常运送；输卵管发育异常；放置宫内节育器后可能造成输卵管炎，也可引起输卵管妊娠的发生。异位妊娠的发生率约为1%，但近年来有明显增高趋势，是妇科常见的急腹症之一。

一、诊断

（一）临床表现

1.症状

（1）停经：多数患者有5～8周的短暂停经史，20%～30%的患者无明显停经史。停经时间的长短与妊娠部位有关，输卵管峡部妊娠破裂多在停经6周左右；输卵管妊娠流产，多见于妊娠8～12周；间质部妊娠破裂常发生于闭经后3～4个月。

（2）腹痛：是异位妊娠的主要症状。当发生输卵管妊娠流产或破裂时，表现为突然发生下腹一侧撕裂样剧烈疼痛，常伴恶心、呕吐；当出血积于直肠隐窝时出现肛门坠胀感，随着血液流向全腹，疼痛由下腹向全腹扩散，血液刺激膈肌时引起肩胛部放射性疼痛。

（3）阴道出血：常表现为不规则阴道出血，量多少不等，可有蜕膜管形成碎片排出，一般在病灶清除后出血方能停止。

（4）晕厥与休克：由内出血所致，与阴道出血量不成比例。轻者出现晕厥，重者导致休克。内出血越多越快，症状越严重。

（5）腹部包块：陈旧性异位妊娠或形成大血肿时，下腹部可扪及包块。

2.体征

（1）一般情况：患者呈急性病容，腹痛拒按，贫血貌。脉搏快，血压低，重者出现休克。

（2）腹部检查：下腹有明显压痛、反跳痛，可有腹肌紧张，以患侧为重。出血多时叩诊有移动性浊音，病程较长者可触及包块。

（3）妇科检查：子宫口有少量出血，子宫略大。未破裂者宫旁可扪及胀大的输卵管并压痛，破裂或流产者后穹隆饱满触痛，宫颈举痛明显，出血多时子宫有漂浮感，子宫一侧可扪及不具体包块，压痛明显。陈旧性异位妊娠时包块具体不活动。

（二）辅助检查

1.实验室检查

在怀疑异位妊娠时，一般先进行妊娠试验检查。可以用尿液进行定性试验，阳性者要进一步鉴别是宫内妊娠还是异位妊娠；阴性者如果临床症状提示有异位妊娠的可能性，还需要重复测定或是抽血进行定量 β-hCG 检测，因为尿妊娠试验有假阴性的可能。对于停经时间较短，不能判断是宫内妊娠还是异位妊娠时，要连续测定血 β-hCG。一般情况下，宫内妊娠时，β-hCC 倍增时间小于 48 小时；异位妊娠时，β-hCG 倍增时间往往会大于 48 小时。

2.后穹隆穿刺

腹腔内血液易积聚在子宫直肠陷凹处，多能经后穹隆穿刺抽出。18 号长针自阴道后穹隆刺入子宫直肠凹，抽出暗红色不凝血为阳性，说明有腹腔内出血。

3.超声检查

B 超检查时显像诊断异位妊娠准确率为 70%～94%，如在输卵管部位看到妊娠囊或胎心搏动即可确诊。

4.腹腔镜检查

适用于早期和诊断有困难，但无腹腔大出血和休克的病例。腹腔镜检查若为早期病例，可见一侧输卵管肿大，表面紫蓝色，腹腔内无血液或少量血液。陈旧性异位妊娠时可见一侧输卵管肿大，周围有血肿形成或与邻近器官粘连。

5.子宫内膜病理检查

阴道出血较多的病例，为排除宫内妊娠，应做诊断性刮宫，刮出物送病理检查，呈 A-S 反应可协助诊断，结果仅见蜕膜未见绒毛者应考虑输卵管妊娠，但不能确诊，需要结合病情做出诊断。

（三）诊断要点

（1）停经后出现腹痛和（或）不规则阴道出血。

（2）下腹有压痛及反跳痛，叩诊有移动性浊音，可触及包块。输卵管妊娠流产或破裂者，阴道后穹隆饱满，有触痛，宫颈举痛明显。

（3）尿妊娠试验阳性，有内出血时后穹隆穿刺阳性。超声检查时子宫虽增大但宫腔内空虚无孕囊，宫旁出现低回声区，有时发现胚芽。

（四）鉴别诊断

异位妊娠应与流产、急性输卵管炎、急性阑尾炎、黄体破裂、卵巢囊肿蒂扭转等鉴别。

二、治疗要点

异位妊娠的治疗方法包括手术治疗、药物治疗和期待疗法，以手术治疗为主。少数病例可能发生自然流产或被吸收；药物治疗包括化学药物治疗和中药治疗，局部用药采用在 B 超引导下穿刺或在腹腔镜下将化学药物直接注入输卵管的妊娠囊内；手术治疗分为保守手术和根治手术。

三、护理措施

1.急救护理

对于已发生急性内出血者，应去枕平卧，吸氧，保暖；建立静脉通道，做好输液、输血的准备；严密监测生命体征及尿量，并记录；协助医生体检，完成阴道后穹窿穿刺及完善相关辅助检查；在纠正休克的同时做好急诊手术的术前准备。

2.病情观察

测量脉搏、呼吸、血压及尿量，病情严重者每 15～30 分钟测量一次并记录；注意腹痛性质、部位及伴随症状；观察阴道流血的量、色及性状。切忌以阴道流血量作为判断机体失血量的指标，因其主要是腹腔内出血，全身症状与阴道流血量不成正比，所以要以血压及血红蛋白值确定。

3.治疗配合

对于非手术治疗患者，应保证绝对卧床休息，协助其完成日常生活护理；观察生命体征、腹痛及阴道流血情况；遵医嘱用药，观察用药效果，检测人绒毛膜促性腺激素变化；给予高营养、富含维生素的半流质饮食；保持大便通畅，避免腹压增大；若有阴道排出物，必须送检。

4.心理护理

给予患者心理安慰，维持自尊，消除患者及家属焦虑、恐惧心理，接受并配合治疗。同时注重家庭支持系统的作用，鼓励家属陪伴，提供心理安慰，帮助孕妇度过悲哀时期。

5.健康教育

术后应注意休息，加强营养，纠正贫血，提高机体免疫力，保持外阴清洁，预防感染，禁止性生活 1 个月。出院后定期随诊，积极消除异位妊娠的因素，以防再次发生。有生育需求者，在医生的指导下有计划地做好再次妊娠的准备。

第三节　前置胎盘

正常胎盘附着于子宫前壁、后壁或侧壁，若妊娠 28 周后胎盘附着于子宫下段，甚至胎盘下缘达到或覆盖宫颈内口，其位置低于胎先露部，称为前置胎盘。前置胎盘是妊娠晚期出血的主要原因之一，严重威胁母儿生命安全。

一、前置胎盘的分类

根据胎盘下缘与子宫颈内口的关系，前置胎盘分为 3 种类型：

1.完全性前置胎盘

胎盘组织完全覆盖子宫颈内口，又称中央性前置胎盘。

2.部分性前置胎盘

胎盘组织部分覆盖子宫颈内口。

3.边缘性前置胎盘

胎盘附着于子宫下段边缘达到宫颈内口,但未覆盖宫颈内口。

二、病因

前置胎盘的发生与以下因素有关。

1.子宫体部内膜异常

如多次刮宫、人工流产、引产、多产、剖宫产及产褥期感染因素引起的子宫内膜炎或子宫内膜的损伤,致使孕期蜕膜血管生成不良,当受精卵植入后,为获取足够营养,而扩大胎盘面积,伸展到子宫下段。

2.胎盘发育异常

例如,多胎妊娠、糖尿病及母儿血型不合的孕妇,因胎盘面积过大致使其下缘延至子宫下段,或是副胎盘达子宫下段近宫口处。

3.受精卵滋养层发育迟缓

受精卵达宫腔时,尚未发育到能着床的阶段,下移植入子宫下段发育并形成前置胎盘。

4.吸烟与使用可卡因

吸烟者体内尼古丁量增加,促使肾上腺分泌过多的肾上腺素,造成血管痉挛,影响子宫胎盘血供,而一氧化碳使血氧含量下降,胎盘为增加血供和氧气而扩大面积,形成前置胎盘。吸食可卡因者,由于子宫血管痉挛,造成螺旋小动脉的阻塞,甚至坏死,胎盘血供不足,致代偿性增生而使前置胎盘发生率明显增加。

三、护理评估

(一)健康史

详细询问孕产史,了解有无人工流产、剖宫产、流产后或产褥期感染等造成子宫内膜炎症或损伤的病史。

(二)身体状况

1.症状

前置胎盘的主要症状是妊娠晚期或临产时,发生无诱因、无痛性、反复阴道流血。阴道流血发生时间的早晚、反复发作的次数、出血量的多少,往往与前置胎盘的类型有关。完全性前置胎盘初次出血时间较早,多在 28 周左右,出血量较多,频繁发作;边缘性前置胎盘的初次出血时间较晚,往往在 37～40 周甚至临产时,出血量较少;部分性前置胎盘的初次出血时间及出血量介于以上两者之间。

部分性和边缘性前置胎盘患者破膜后,如果先露能迅速下降,直接压迫胎盘,可使出血停止。

2.体征

由于反复多次阴道流血,孕妇可出现贫血,贫血程度与阴道出血量成正比。大量出血可导致失血性休克。腹部检查子宫大小与妊娠周数相符,由于胎盘占据子宫下段,先露大多高浮,并有胎位异常,臀位多见;有时可在耻骨联合上方闻及胎盘杂音。临产后宫缩呈节律性,间歇期可完全松弛。

(三)心理评估

评估孕产妇及家属的心理反应、恐惧程度等。

(四)辅助检查

1.B 超检查

现已广泛应用 B 超检查确定胎盘位置。在妊娠中期,胎盘约占据宫腔面积的一半,妊娠早中期不宜轻易做出前置胎盘的诊断,应随诊至妊娠 28 周,如胎盘仍达宫颈内口或覆盖内口,则可确诊。

2.产后检查

胎盘和胎膜娩出后应详细检查胎盘,前置部位的胎盘剥离面有黑紫色陈旧血块附着。若胎膜破裂口距胎盘边缘小于 7cm,则为前置胎盘。

(五)对母儿的影响

对母亲的影响:前置胎盘可以引起产前出血,导致孕妇贫血,影响胎儿的发育;产后由于子宫下段很薄,易引起产后出血,如并发胎盘植入,可发生致命性产后出血;由于前置胎盘的剥离面位于子宫下段接近宫颈外口处,细菌易自阴道侵入胎盘剥离面,加之产妇贫血、体质弱、免疫力差,易发生产褥感染。

对胎婴儿的影响:胎婴儿并发症增加,主要包括早产、呼吸窘迫综合征和贫血,围产儿死亡率提高。

(六)处理要点

以制止出血、纠正贫血和预防感染为原则。根据孕妇的一般情况、孕周、胎儿成熟度、出血量以及产道条件等综合分析,制订处理方案。阴道出血不多,全身情况好,妊娠不足 36 周者,可在保证孕妇安全的前提下采取期待疗法,使胎儿能达到或接近足月,从而提高胎儿成活率。对大出血患者或出血量虽少,但妊娠已近足月或已临产者,应选择最佳方式终止妊娠。剖宫产术是目前处理前置胎盘的主要手段。

四、护理措施

1.妊娠期护理

(1)按护理级别做好相应护理,遵医嘱卧床休息,取左侧卧位,低流量吸氧 30 分钟,每日 2次。加强巡视及时发现孕妇所需,将呼叫器及日常生活用品放在伸手可及之处,以便拿取。

(2)教会孕妇自测胎动的方法,每日 3 次,早、中、晚每次 1 小时。若 12 小时胎动计数＞30次为正常,＜10 次,要及时告知医护人员。

(3)采取预防感染的措施。①保持室内空气清新、床单位清洁,开窗通风每日 2 次,每次

15～30分钟。②每日监测体温,注意会阴部护理,给予会阴冲洗每日2次,保持排尿、排便后会阴清洁,用消毒卫生垫,勤换内衣、内裤。③遵医嘱应用抗生素。④指导孕妇适当增加粗纤维食物的摄入,保持排便通畅,必要时给予大便软化药物。⑤禁做阴道检查。⑥如有阴道活动性出血或一次出血量多时,保留会阴垫,通知医师并观察血压、脉搏、呼吸、面色及早发现出血性休克。做好大出血的抢救准备工作。⑦嘱孕妇如有先兆临产症状,如破水、见红及宫缩及时告知医护人员。⑧观察孕妇宫缩情况,必要时遵医嘱使用宫缩抑制药物。

2.分娩期护理

①开放静脉、配血,做好输血准备。②在抢救休克同时,做好术前准备及母婴抢救的准备工作。③监测生命体征、尿量和阴道出血量、颜色、出血时间,监测胎心、胎动情况。④观察孕妇精神状态、肤色,尤其是面色。⑤观察子宫收缩强度、宫底高度及宫体有无压痛。⑥给予孕妇心理支持。⑦积极预防产后出血,分娩后立即给予宫缩药物,按摩子宫。

3.产褥期护理

同阴道分娩或剖宫产术后护理。

五、健康教育

1.疾病知识介绍

对孕妇及其家属进行引发前置胎盘病因解释,以及危害、防治及护理干预等内容。

2.产前保健指导

指导孕妇注意卧床休息,左侧卧位为主;注意个人卫生,保持会阴部清洁、干燥,勤换卫生垫及内衣裤,避免感染;进行饮食指导,多吃富含蛋白质和铁的食物,保证孕妇、胎儿生长发育的需要。

3.自我监测胎动

教会孕妇自数胎动方法,监测胎儿宫内情况。

第四节　胎盘早期剥离

妊娠20周后,正常位置的胎盘在胎儿娩出前部分或全部从子宫壁分离,称为胎盘早期剥离(简称胎盘早剥)。在我国发病率为4.6%～21%。因起病急、发展快,故是妊娠中、晚期的严重并发症,处理不及时可危及母儿生命。临床可分为三类,即显性剥离:剥离出血沿胎膜与子宫壁间从宫颈口流出。隐性剥离:出血不能外流而积聚于胎盘与子宫壁间或渗入羊膜腔内。混合性剥离:介于两者之间。

一、诊断

(一)症状

1.腹痛

一般表现为轻微腹痛,胎盘剥离面比较大时表现为严重的持续性腹痛,少数患者因为剥离面比较小而不表现为腹痛。

2.阴道出血

取决于早剥的类型,出血量比较少的隐性型可以没有阴道出血;显性型和混合型则表现为不同程度的阴道出血。

3.休克症状

出血量达到一定程度时,患者可出现恶心、呕吐、面色苍白、脉细速而呈休克状态。

(二)体征

1.轻型

它以外出血为主,胎盘剥离面通常不超过胎盘的1/3,分娩期多见。主要症状为阴道出血,量较多,色暗红.伴轻度腹痛或无腹痛,贫血体征不明显。腹部检查:子宫软,宫缩有间歇,子宫大小与妊娠周数相符,胎位清楚,胎心率多正常。若出血量多,胎心可有变化。腹部压痛不明显或仅有局部轻压痛。产后检查见胎盘母体面有凝血块及压迹。

2.重型

它以内出血和混合性出血为主,胎盘剥离面超过胎盘面积的1/3,有较大的胎盘后血肿,多见于重度妊高征。主要症状是突然发生的持续性腹痛、腰酸、腰背痛,疼痛程度与胎盘后积血量多少呈正相关,严重时可出现恶心、呕吐、面色苍白、出汗、脉弱、血压下降等休克征象。可无阴道出血或少量阴道出血及血性羊水,贫血程度与外出血量不相符。腹部检查:子宫硬如板状,有压痛,以胎盘附着处显著:若胎盘附着于子宫后壁,则子宫压痛不明显,但子宫比妊娠周数大,宫底随胎盘后血肿增大而增高。偶见宫缩,子宫多处于高张状态,子宫收缩间歇期不能放松,因此胎位触不清楚。若剥离面超过胎盘面积的1/2,胎儿因缺氧死亡,故重型患者胎心多已消失。

(三)辅助检查

1.实验室检查

(1)血常规检查:可以出现不同程度的血红蛋白水平下降,但是阴道出血量不一定和血红蛋白下降程度成正比。血小板减少,出、凝血时间延长。

(2)尿常规检查:在出血量比较多,导致肾脏受损害时,可表现出不同程度的肾功能减退。

(3)凝血功能检查:如怀疑有 DIC,应进行纤维蛋白原定量、凝血酶原时间、部分凝血活酶时间测定,在纤溶方面可进行凝血时间及血浆鱼精蛋血副凝试验(3P 试验)。

2.特殊检查

B 超检查底蜕膜区回声带消失,常为早剥的最早征象。在胎盘及子宫壁之间出现液性暗区或界限不清,常提示胎盘后血肿存在。如见胎盘绒毛板向羊膜腔内凸出,为胎盘后血肿较大的表现。然而,B 超检查阴性,不能除外胎盘早剥。仅 25％的胎盘早剥病例可经 B 超证实,但 B 超检查有助于除外前置胎盘。

(四)诊断要点

1.症状

有创伤史、胎膜早破、重度妊高征等病史。根据病情轻重腹痛程度不一。轻者可无或仅有轻微腹部胀痛,重者出现腹部剧烈持续性疼痛和腰酸、腰痛。可有不同程度的阴道出血。重者可伴有恶心、呕吐、冷汗,甚至晕厥、休克等。

2.体征

子宫张力增大,可呈硬板状,压痛明显。子宫底升高,胎位不清。常伴有胎心音变化或消失。可有脉搏增快、血压下降、贫血及休克体征。

3.辅助检查

超声检查有时会发现胎盘后有液性暗区。

(五)鉴别诊断

1.前置胎盘

表现为反复出现的无痛性阴道出血,阴道出血量与贫血程度成正比,一般无腹痛及胎儿窘迫。通过超声检查可帮助鉴别。

2.先兆子宫破裂

先兆子宫破裂与重度胎盘早剥的临床表现相类似,但是先兆子宫破裂往往有子宫瘢痕史。在进入产程后出现头盆不称、梗阻性难产,往往有强烈的子宫收缩,子宫下段有压痛甚至出现病理性子宫缩复环。

3.产后出血

胎盘早剥可致子宫肌层发生病理改变影响收缩而易出血,并且一旦发生DIC,产后出血不可避免,必须提高警惕。

二、治疗

胎盘早剥若处理不及时,严重危及母儿生命,故应及时诊断,积极治疗。

1.纠正休克

对处于休克状态的危重患者,积极开放静脉通道,迅速补充血容量,改善血液循环。休克抢救成功与否,取决于补液量和速度。最好输新鲜血,既可补充血容量又能补充凝血因子,应使血细胞比容提高到0.30以上,尿量>30mL/h。

2.及时终止妊娠

一旦确诊重型胎盘早剥应及时终止妊娠。根据孕妇病情轻重、胎儿宫内状况、产程进展、胎产式等,决定终止妊娠方式。

(1)阴道分娩:以外出血为主,Ⅰ度胎盘早剥患者一般情况良好,宫口已扩张,估计短时间内能结束分娩可经阴道分娩。人工破膜使羊水缓慢流出。缩小子宫容积,用腹带裹紧腹部压迫胎盘使其不再继续剥离,必要时静脉滴注缩宫素缩短第二产程。产程中应密切观察心率、血压、宫底高度、阴道出血量及胎儿宫内状况,一旦发现病情加重或出现胎儿窘迫征象,应行剖宫产结束分娩。

(2)剖宫产:指征为Ⅰ度胎盘早剥,出现胎儿窘迫征象,需抢救胎儿者;Ⅱ度胎盘早剥,特别是初产妇,不能在短时间内结束分娩者;Ⅲ度胎盘早剥,产妇病情恶化,胎儿已死,不能立即分娩者;破膜后产程无进展者。剖宫产取出胎儿胎盘后,立即注射宫缩药并按摩子宫。发现有子宫胎盘卒中,配以按摩子宫和热盐水纱垫湿热敷子宫,多数子宫收缩转佳。若发生难以控制的大量出血,可在输鲜血、新鲜冷冻血浆及血小板的同时行子宫次全切除术。

3.并发症的处理

(1)凝血功能障碍:必须在迅速终止妊娠、阻断促凝物质继续进入母血循环基础上纠正凝血机制障碍。①补充凝血因子:及时、足量输入新鲜血及血小板是补充血容量和凝血因子的有效措施,输纤维蛋白原更佳。每升新鲜冷冻血浆含纤维蛋白3g,补充4g可使患者血浆纤维蛋白原浓度提高1g/L。②肝素的应用:是个有争议的问题,目前多数学者主张在DIC高凝阶段应及早应用肝素,禁止在有显著出血倾向时应用。还应注意使用剂量,因子宫剥离面的存在,使用小剂量肝素更为安全,如在使用肝素前补充凝血因子,可加重DIC,故应慎重选择用药时机。③抗纤溶药物的应用:应在肝素化和补充凝血因子的基础上应用抗纤溶药物。常用的药物有氨甲环酸、氨甲苯酸等,亦可用氨基己酸,但不良反应稍大。

(2)肾衰竭:若尿量<30mL/h,提示血容量不足,应及时补充血容量;若血容量已补足而尿量<17mL/h,可给予20%甘露醇500mL快速静脉滴注,或呋塞米20～40mg静脉推注,必要时可重复用药,通常1～2小时尿量可以恢复。若短期内尿量不增且血清尿素氮、肌酐、血钾进行性升高,并且二氧化碳结合力下降,提示肾衰竭。出现尿毒症时,应及时行透析治疗以挽救孕妇生命。

(3)产后出血:胎儿娩出后立即给予子宫收缩药物,如缩宫素、麦角新碱、米索前列醇等;胎儿娩出后人工剥离胎盘,持续子宫按摩等。若仍有不能控制的子宫出血,或血不凝、凝血块较软,应快速输入新鲜血补充凝血因子,同时行子宫次全切除术。

三、护理措施

1.胎盘早剥的术前护理

①观察孕妇的阴道出血、肤色、精神状况,积极配合医师抢救。②观察子宫收缩强度、宫底高度及宫底压痛。③立即做好术前准备,听胎心,并通知手术室做好手术及抢救准备。④做好解释工作,减轻孕妇及其家属的恐慌心理。

2.胎盘早剥产时护理

①开放静脉、吸氧,及时终止妊娠,立即做好术前准备,听胎心,并通知手术室做好手术及抢救准备;②观察孕妇的阴道出血、肤色、精神状况,积极配合医师抢救;③观察子宫收缩强度、宫底高度及宫底压痛;④给予产妇心理支持;⑤积极预防产后出血,分娩后立即给予宫缩药物及按摩子宫。

3.产后护理

①密切观察生命体征,宫缩情况及切口愈合情况,保持外阴清洁干燥,预防产褥感染;②若发生母婴分离,护士应指导和协助产妇掌握正确的挤奶方法(分娩后6小时开始挤奶,以后挤奶每3小时1次,包括夜间),进行保持泌乳的母乳喂养相关知识宣教。

四、健康教育

1.疾病知识介绍

对孕妇及其家属进行引发胎盘早剥病因解释,以及危害、防治及护理干预等内容。指导积极防治妊娠期高血压疾病、慢性肾病等。加强营养纠正贫血,增强免疫力,避免长时间仰卧位。

2.自我监护指导

孕妇突然发生的持续性腹痛和腰酸、腰痛、阴道出血,严重时可出现恶心、呕吐、面色苍白、出汗、脉弱及血压下降等休克征象,出现这种情况及时就医。

第五节　妊娠期高血压疾病

妊娠期高血压疾病是妇产科常见疾病,临床以高血压、蛋白尿、水肿等为主要表现,少数孕妇甚至出现抽搐、昏迷、心肾功能衰竭等,可引起早产,对孕产妇及胎儿健康均造成较大影响,应受到人们的重视。妊娠高血压综合征有如下表现类型。

1.妊娠期高血压

(1)血压≥140/90mmHg(妊娠20周以后首次出现)。

(2)无蛋白尿。

(3)血压于产后12周恢复正常。

(4)只能在产后最后确诊。

(5)可有其他先兆子痫表现,如上腹不适或血小板减少症。

2.先兆子痫

(1)轻度

①血压≥140/90mmHg,妊娠20周以后出现。

②尿蛋白≥2.0g/24h或定性1+。

(2)重度

①血压≥140/110mmHg。

②尿蛋白≥2.0g/24h或定性2+以上。

③血肌酐>1.2mg/dL或较前升高。

④血小板<100000/mm³ 或出现微血管溶血性贫血(乳酸脱氢酶升高)。

⑤肝酶升高。

⑥头痛或其他脑部或视觉症状。

⑦持续性上腹不适。

3.子痫

先兆子痫孕妇抽搐而不能用其他原因解释。

4.先兆子痫合并原发性高血压

(1)高血压孕妇妊娠20周以前无蛋白尿,20周以后出现尿蛋白≥300mg/24h。

（2）高血压孕妇妊娠 20 周以前血压高、蛋白尿，但突然尿蛋白增加或血压增高 30/15mmHg 或血小板＜100000/mm³。

5.原发性高血压

血压≥140/90mmHg，妊娠前或妊娠 20 周以前或妊娠 20 周后首次诊断为高血压，并持续到产后 12 周。

一、诊断

（一）病史

详细询问患者于孕前及妊娠 20 周以前有无高血压、蛋白尿和（或）水肿与抽搐等症状；既往有无原发性高血压、慢性肾病、肾上腺疾病等继发性高血压；本次妊娠经过有无异常。

（二）体征

妊娠 20 周以后出现。

1.高血压

两次间隔至少 6 小时的血压均≥140/90mmHg，可诊断为高血压。

2.蛋白尿

应取清洁中段尿检查，如 24 小时尿蛋白≥0.3g 或至少间隔 6 小时的两次随机尿检尿蛋白定性≥1＋，则可诊断为蛋白尿。

（三）辅助检查

1.实验室检查

（1）血常规：包括血细胞比容（HCT）、血小板计数、红细胞形态。

（2）尿常规：24 小时尿蛋白定量。

（3）肝、肾功能。

（4）心肌酶谱（包括 LDH）。

（5）水、电解质和血气分析。

（6）凝血功能。

2.特殊检查

（1）眼底检查。

（2）心电图。

（3）对可疑有颅内出血或脑栓塞者，应行 CT 和（或）MRI 检查，有助于早期诊断。

（4）B 超检查。

（5）胎心监护。

根据病史及临床体征基本可做出先兆子痫的诊断，但须通过上述各项检查才能确定全身脏器受损情况、有无并发症，以确定临床类别及制订正确的处理方案。

二、处理要点

（1）对于妊娠期高血压，可门诊治疗。保证休息，调节饮食，增加产前检查次数，密切监测母儿状态,必要时给予镇静剂如地西泮治疗,防止病情发展。

(2)子痫前期、子痫应住院治疗。治疗原则为解痉、镇静、降压、合理扩容和利尿,适时终止妊娠,防止并发症发生。解痉首选硫酸镁。子痫前期经积极治疗24~48小时无明显好转者应及时终止妊娠。子痫患者应迅速控制抽搐,纠正缺氧和酸中毒,抽搐控制后2小时终止妊娠。

三、护理措施

(一)防止母儿受伤

1.子痫患者的护理

(1)避免刺激:置患者于单间暗室,保持安静,避免声、光刺激。各项护理操作应相对集中,动作轻柔,以免诱发抽搐。

(2)专人特护,防止受伤:保持呼吸道通畅,吸氧。昏迷患者应禁食、禁水,取头低侧卧位,随时吸出咽喉部黏液及呕吐物,防止窒息或吸入性肺炎。抽搐发作时,床边加床挡以防坠伤。用开口器或缠有纱布的压舌板和舌钳置于上下磨牙间并固定舌头以防唇舌咬伤或舌后坠阻塞呼吸道。

(3)遵医嘱正确用药,迅速控制抽搐:硫酸镁为首选药物,必要时加用强有力的镇静药物哌替啶或冬眠合剂,降低颅内压给予20%甘露醇250mL快速静脉滴注。

硫酸镁使用不当易引起中毒,首先表现为膝反射消失,继之可出现全身肌张力减退及呼吸抑制,严重者心搏骤停。因此用药过程中应注意:①用药前备好钙剂作为解毒剂,如10%葡萄糖酸钙。②注意静脉给药速度:首次剂量25%硫酸镁20mL稀释于25%葡萄糖20mL中,缓慢静脉注射(5~10分钟),继以25%硫酸镁60mL加入10%葡萄糖1000mL静脉点滴,滴速以1~1.5g/h为宜。③用药前及用药过程中应检测以下指标:膝腱反射必须存在;呼吸不少于16次/分;尿量不少于25mL/h。发现中毒症状应立即停药,并按医嘱静脉注射10%葡萄糖酸钙10mL解毒。

哌替啶可抑制胎儿呼吸中枢,估计6小时内分娩者禁用;冬眠合剂(哌替啶100mg、氯丙嗪50mg、异丙嗪50mg)适用于硫酸镁治疗效果不佳者,用药期间应严密监测血压,嘱患者卧床休息,预防发生直立性低血压。

2.加强胎儿监护

指导孕妇胎动计数,勤听胎心音,必要时B超检查或电子胎心监护。嘱孕妇左侧卧位,间断吸氧,每日3次,每次1小时,及时发现和纠正胎儿宫内缺氧,促进胎儿生长发育。

(二)缓解焦虑

鼓励孕妇说出内心的感受和疑虑,向患者及家属解释病情及提供相关信息,说明该病的病理变化是可逆的,产后多能恢复正常,增强信心,鼓励主动配合治疗。

(三)减轻水肿

记录液体出入量,每日测体重、腹围,观察水肿变化。指导孕妇摄入足够的蛋白质,水肿严重者适当限制食盐摄入以减轻钠水潴留,执行医嘱给予利尿药物。保证充足睡眠(每日8~10小时),左侧卧位,抬高下肢以促进血液回流,减轻水肿。

(四)预防并发症

密切观察生命体征,记录 24 小时液体出入量,注意子宫壁的紧张度及胎动情况。平均动脉压≥140mmHg 或舒张压≥110mmHg 时,遵医嘱用降压药肼屈嗪或硝苯地平等,以预防脑血管意外和胎盘早剥。用药时须密切观察血压变化,维持舒张压在 90~100mmHg 为宜。出现全身水肿、急性心力衰竭时遵医嘱应用利尿剂呋塞米,以预防急性肾衰竭。

(五)健康指导

(1)加强妊娠期保健,定期产前检查,发现异常及时处理。

(2)进食富含蛋白质、维生素、铁、钙的食物及新鲜蔬果,孕 20 周起每日补钙1~2g,减少动物脂肪及过量食盐的摄入,可有效降低妊娠期高血压疾病的发生。

(3)保证充足的休息和愉快的心情,坚持左侧卧位以增加胎盘绒毛的血供。

(4)在妊娠中期做好监护和预测,平均动脉压(MAP)=(收缩压+2×舒张压)÷3,当 MAP≥85mmHg 时,表示有发生子痫前期的倾向;当 MAP≥140mmHg 时,易发生脑血管意外。

第六节 产后出血

胎儿娩出后 24 小时内出血量超过 500mL 称产后出血。它是分娩期严重并发症,也是我国孕产妇死亡的最重要原因。

一、病因

引起产后出血的原因主要有子宫收缩乏力、胎盘因素、软产道裂伤和凝血功能障碍。其中以子宫收缩乏力最常见。

(1)子宫收缩乏力,是产后出血的主要原因。影响产后子宫肌收缩和缩复功能的因素均可引起产后出血,如产妇精神过度紧张,临产后过多使用镇静剂、麻醉剂;产程过长或难产;子宫过度膨胀,如双胎妊娠、巨大胎儿、羊水过多等;子宫肌纤维发育不良,如子宫畸形或合并子宫肌瘤;子宫肌水肿及渗血,如妊娠高血压综合征、严重贫血、子宫胎盘卒中、前置胎盘等。

(2)胎盘因素。根据胎盘剥离情况,胎盘因素所导致的产后出血类型有:胎盘滞留、胎盘粘连、胎盘植入、胎盘残留。

(3)软产道裂伤。各种原因引起的会阴、阴道、宫颈裂伤及过早行会阴侧切均可引起失血过多。

(4)凝血功能障碍。妊娠合并血液系统疾病如血小板减少、白血病、再生障碍性贫血、重症肝炎等,妊娠并发症如妊娠高血压综合征、胎盘早剥、死胎滞留等均可引起凝血功能障碍,导致产后出血。

二、护理评估

(一)健康史

了解年龄、孕次、产次、胎儿大小,是否曾有流产、早产、难产、死胎史等以及与诱发产后出血有关的病史,如孕前患有出血性疾病、妊高征、胎盘早期剥离、羊水过多、有多次流产及产后出血史等。重点了解分娩期产妇有无子宫收缩乏力、软产道损伤、产程延长、难产以及过量使用镇静剂或助产操作不当等情况。

(二)身体状况

胎儿娩出后有多量的阴道流血,伴或不伴有失血性休克。阴道流血的表现因出血原因不同而有所不同。

1.不同原因产后出血的表现

(1)子宫收缩乏力:出血多为间歇性阴道流血,血色暗红,有血凝块。有时阴道流血量不多,但按压宫底有大量血液或血块自阴道涌出。检查时,宫底较高,子宫松软如袋状,甚至子宫轮廓不清,摸不到宫底。

(2)胎盘因素:胎盘剥离延缓,胎盘娩出前,阴道大量流血,出血呈间歇性,有血凝块。

(3)软产道裂伤:出血发生在胎儿娩出后,持续不断,血色鲜红能自凝。出血量的多少与会阴裂伤的深度及是否伤及血管有关。会阴裂伤按程度分3度:

Ⅰ度系指会阴皮肤及阴道入口黏膜撕裂,未达肌层,一般出血不多。

Ⅱ度系指裂伤已达会阴体肌层,累及阴道后壁黏膜,甚至阴道后壁两侧沟向上撕裂,裂伤多不规则,使原解剖结构不易辨认,出血较多。

Ⅲ度系指肛门外括约肌已断裂,甚至阴道直肠隔及部分直肠前壁有裂伤,此种情况虽严重,出血量却不一定多。

(4)凝血功能障碍:胎盘娩出前后出现持续性阴道流血,多而不凝,且伴有全身出血倾向。

2.失血性休克的表现

失血量若不超过其血容量的1/10(500mL左右),可不引起症状,血压、脉搏维持正常。若失血量增多,可出现眩晕、打哈欠、口渴、呕吐、烦躁,之后有面色苍白、出冷汗、脉搏快而细弱、血压下降、呼吸急促等休克表现。

(三)心理-社会状况

胎儿娩出后,产妇如获重释,倍感轻松。一旦发生产后大出血,产妇及亲属常表现出高度紧张、焦虑、恐惧,担心生命安危,产生濒死感等心理反应。

(四)辅助检查

化验血型,核血以备输血补充血容量;测定血小板计数、凝血时间、凝血酶原时间,进行血浆鱼精蛋白副凝试验,了解有无凝血功能障碍;测定血常规,了解贫血程度及有无感染。

(五)处理要点

积极寻找病因,迅速止血,抢救休克,预防感染。

三、护 理 措 施

(一)预防产后出血

加强妊娠期保健,定期做产前检查,完善各项检查;对于高危妊娠及时干预、治疗;产时正确处理产程,产后严密观察产妇一般情况、生命体征、子宫收缩和阴道流血情况,发现异常及时报告医生;遵医嘱迅速建立静脉通道,输液、输血、吸氧,及时纠正休克,改善脑血氧供应,预防席汉综合征。

（二）针对原因，迅速止血

1.子宫收缩乏力

（1）按摩子宫：①经腹壁双手按摩子宫法：一手在产妇耻骨联合上缘按压下腹中部，将子宫向上托起，另一手握住子宫体，使其高出盆腔，在子宫底部进行有节律地按摩子宫，同时间断地用力挤压子宫，使子宫腔内积血及时排出。②腹部-阴道按摩子宫法：一手在腹部按压子宫后壁，另一手握拳置于阴道前穹窿，顶压子宫前壁，双手相对紧压按摩子宫，持续15分钟，常有效。

（2）遵医嘱应用宫缩剂：采用缩宫素10U，肌内注射，或加入25％葡萄糖溶液20mL缓慢静脉注射，然后用10～30U缩宫素溶于10％葡萄糖溶液中静脉滴注。必要时可用麦角新碱0.2mg，肌内注射（心脏病、高血压患者慎用）。

（3）子宫腔内填塞纱布：在无输血及手术条件的情况下，抢救时可采用子宫腔内填塞纱布压迫止血，但需严格消毒，均匀填塞，不留空隙，严密观察生命体征，注意子宫底高度及子宫大小变化，24小时后缓慢取出纱条，取出前先注射宫缩剂，给予抗生素预防感染。

（4）结扎或栓塞盆腔血管止血：可采用结扎或栓塞子宫动脉或髂内动脉的方法。该方法主要用于子宫收缩乏力、前置胎盘等所致的严重产后出血的产妇。必要时行子宫次全切术，需及时做好术前准备及术中配合等。

2.胎盘因素

①胎盘剥离后滞留：按摩子宫，促使子宫收缩，让产妇屏气向下用力，另一手轻拉脐带，协助胎盘、胎膜娩出。②胎盘粘连、剥离不全：行徒手剥离胎盘术。③胎盘嵌顿：肌内注射阿托品0.5mg或肾上腺素1mg，待子宫痉挛性狭窄环松解后，用手取出胎盘；无效时可在乙醚麻醉条件下取出胎盘。④胎盘植入：以手术切除子宫为宜。

3.软产道裂伤

协助医生查找裂伤，及时缝合止血。

4.凝血功能障碍

遵医嘱使用药物改善凝血功能，输新鲜血液，补充血小板、纤维蛋白原或凝血酶原复合物、凝血因子。若并发弥散性血管内凝血，可按弥散性血管内凝血处理。

（三）预防感染

保持环境和病室清洁，注意通风及消毒；严格无菌操作，防止病原体侵入生殖道；监测体温变化，每日4次；遵医嘱给予缩宫素、抗生素治疗；保持会阴清洁，每日冲洗会阴2次，注意恶露颜色、气味及会阴伤口情况。

（四）心理护理

护士应保持镇静态度，抢救工作紧张有序；嘱产妇卧床休息，多陪伴产妇，并给予同情安慰、关心照顾，缓解恐惧心理，做好产妇及新生儿生活护理，增加信任及安全感，从而缓解恐惧心理，保持情绪稳定，主动配合救护工作。

（五）健康教育

重视高危孕妇的产前检查，对有产后出血危险的孕产妇须及早纠正，择期住院待产；向产妇讲解正常分娩过程,教会产妇按摩子宫及会阴伤口自我护理知识。发现子宫复旧、恶露异常及时就诊。指导母乳喂养,促进子宫缩复,减少出血。合理安排饮食、休息与活动,服用纠正贫血药物,增强机体防御力,促进机体早日康复。产后6周复查。

第七节　羊水栓塞

一、概述

羊水栓塞(AFE)是指在分娩过程中羊水中的有形成分突然进入母体血循环,引起肺栓塞、过敏性休克、弥散性血管内凝血、肾衰竭甚至猝死的一系列病理改变,是严重的分娩期并发症;其发病率为4/10万~6/10万,产妇死亡率高达70%~80%。

二、高危因素

1.基本条件

羊水栓塞的发生需具备三个基本条件:羊膜腔内压力增高、胎膜破裂、宫颈或宫体损伤处有开放的静脉或血窦。

2.发生羊水栓塞的高危因素

(1)高龄产妇及经产妇。

(2)双胎或多胎妊娠。

(3)胎膜早破或人工破膜史。

(4)各种原因导致的宫缩过强。

(5)胎盘早期剥离、前置胎盘、子宫破裂。

(6)手术产。

三、临床表现

1.症状体征

羊水栓塞多数发生在分娩过程中,一般发生在第一产程末、第二产程宫缩较强时,有时也发生在胎儿娩出后的较短时间内。也有可能发生在中期引产(如钳夹术)或人工破膜操作过程中。突然发作的低血压、低血氧及凝血功能障碍为AFE的典型临床表现。

(1)休克:产程中出现烦躁不安、恶心、呕吐、气急等先兆症状,继而出现呛咳、胸痛、呼吸困难、发绀,心率加快,面色苍白、四肢厥冷,血压下降等。严重者发病急骤,甚至无先兆,可于数分钟内猝死。轻微者仅表现为动脉血氧饱和度突然下降。

(2)大量出血:较短时间内发生难以控制的全身广泛性出血,大量阴道流血、切口渗血、全身皮肤黏膜出血、甚至出现消化道大出血。

(3)急性肾衰竭:在羊水栓塞后期出现少尿或无尿和尿毒症的表现。

2.辅助检查

(1)心电图：提示右心房、右心室扩大，可伴有 T-ST 变化。

(2)胸片：提示肺水肿，表现为圆形或密度不均的片状阴影，沿肺门周围分布，伴有右心扩大。

(3)动脉血气：代谢性酸中毒或呼吸性酸中毒或混合型酸中毒，PaO_2 下降，$PaCO_2$ 升高。

(4)DIC 相关检查：血小板迅速减少、PT 及 APTT 延长、纤维蛋白原<1.5g/L、FDP>20mg/L、3P 试验（＋）。

在基层医院可采用试管法粗测纤维蛋白原：如凝血时间<6 分钟，提示纤维蛋白原正常；6～30 分钟或凝后溶解，提示纤维蛋白原 1～1.5g/L；如>30 分钟不凝，提示纤维蛋白原<1.0g。

四、诊断要点

切记羊水栓塞是可以根据临床表现做出快速诊断的疾病，及时识别羊水栓塞是抢救成功的关键。根据分娩（或者钳刮及破水）期间出现的上述临床表现，即可做出初步诊断，并立即进行抢救。情况允许时可完善如心电图、胸片、动脉血气等辅助检查，以帮助诊断及观察病情的进展情况。

五、鉴别要点

1.心源性猝死

此类患者绝大多数有器质性心脏病，大多数为恶性心律失常引起，可有过度劳累或电解质失衡等诱因。

2.肺栓塞

长期卧床患者、手术创伤是肺栓塞的高危因素，深静脉血栓突然脱落是肺栓塞的常见原因。一般以呼吸困难为主要临床表现。

3.脑栓塞

细菌性心内膜炎时附壁血栓脱落，脑血栓形成。多见于高血压或血黏度高的患者。

4.过敏性休克

一般情况下见于抗生素过敏患者，可伴有全身过敏性表现。

5.失血性休克

出血量应该与休克程度相符，出血量多时才出现凝血功能异常。而羊水栓塞的特点是出血早期即出现凝血功能障碍。

6.急性左心衰及肺水肿

多有心脏病病史，可有输液过快、应激、高血压等诱因。有急性心衰的临床表现如咳粉红色泡沫痰、听诊肺底有湿啰音等。

六、治疗

羊水栓塞抢救成功的关键在于早诊断、早处理，最初阶段主要是抗休克、抗过敏，解除肺动脉高压,纠正缺氧及心衰。DIC早期阶段应积极补充凝血因子,晚期注意抗纤溶。少尿或无尿阶段要及时应用利尿剂。在基层医院尽早处理妊娠子宫也是抢救成功的关键。

1.抗过敏

一旦怀疑羊水栓塞,可立即予地塞米松40mg,其中20mg静脉冲入,20mg静点。也可予氢化可的松200mg入10%葡萄糖100mL快速静点,之后予300~800mg加于5%葡萄糖250~500mL静点,日用量可达500~1000mg。

2.改善低氧血症

面罩供氧,及早进行机械通气,改善脑缺氧及其他组织缺氧。

3.解痉

(1)前列地尔(1μg/mL)静脉泵入,10mL/h。

(2)罂粟碱60mg+25%葡萄糖液20mL缓慢静推,日用量不超过300mg。

(3)氨茶碱250mg加于10mL葡萄糖液中静推,可松弛支气管平滑肌及冠状动脉血管。

(4)阿托品1mg静推,每10~20分钟重复一次,在心动过缓时应用。

4.抗休克

(1)补充血容量:快速输注晶体液补充前负荷、尽快补充红细胞及新鲜血浆,监测中心静脉压指导补液速度。

(2)升压药物:多巴胺40mg加于5%葡萄糖液250mL中静脉滴注,以20滴/分开始,根据病情调节滴速。

5.防治DIC

(1)肝素:DIC的高凝期(羊水栓塞发生10分钟以内),一般可用肝素50mg加于生理盐水100mL静脉滴注,1小时滴完。此阶段往往不易捕捉到,如应用肝素导致出血,可予鱼精蛋白Img对抗肝素100IU。

(2)凝血物质:在疾病的后期应补充凝血物质,包括新鲜血、血浆、纤维蛋白原、血小板、凝血酶原复合物。纤维蛋白原每补充3~4g可使血浆Fib上升1g/L。

(3)抗纤溶药物:D-Dimer或FDP升高时需进行抗纤溶治疗,可用氨甲环酸1g静点,必要时重复给药。也可用6-氨基己酸4~6g加于5%葡萄糖或生理盐水100mL静点。

6.防治心衰

可用快速洋地黄制剂静脉注射,毛花苷C 0.2~0.4mg稀释于25%葡萄糖液20mL,静脉注射,必要时4~6小时重复1次。辅以呋塞米20~40mg静脉注射防治心力衰竭。

7.纠正酸中毒

常用5%碳酸氢钠250mL静脉滴注。

8.抗生素的应用

应选用对肾脏毒性较小的广谱抗生素,剂量要大。

9.产科处理

原则上应在产妇呼吸循环功能得到明显改善,并已纠正凝血功能障碍后进行。在第一产程发病应立即考虑剖宫产以去除病因,防治病情恶化。在第二产程发病应在抢救产妇的同时,及时阴道助产结束分娩。对一些无法控制的产后出血,即使在休克状态下亦应在抢救休克的同时尽早行子宫全切术。

10.转诊

羊水栓塞应就地抢救,在生命体征平稳后可转诊至上级医院或重症监护病房(ICU)进行进一步观察和治疗。

七、护理措施

(1)如产妇神志清醒,应鼓励产妇,使其有信心。医务人员应对于家属焦虑的心情表示理解,向家属介绍产妇病情的实际情况。

(2)处理与配合:①通知医师到场抢救,并做好基础护理工作,如开放静脉、吸氧、保暖、体位管理等。②取半卧位或抬高头肩部卧位,加压给氧,及时做好气管插管或气管切开准备工作。③助产士做好任务分工,正确有效及时配合医师完成治疗。④产妇由专人进行护理,保持呼吸道通畅。⑤留置导尿管,保持导尿管的通畅,观察尿色、量和性状,防止肾衰竭发生。⑥严密监测血压、心率、呼吸,准确记录出入量,观察血凝情况,详细记录病情变化。⑦严格执行无菌操作,遵医嘱使用抗生素预防感染。⑧遵照医嘱及时采集血、尿标本,并及时送检。及时向医师汇报危急情况,包括各项实验检查结果;遵医嘱给予相应处理。

(3)终止妊娠:羊水栓塞发生于第一产程,应积极配合医师协助产妇改善呼吸循环功能,防止 DIC,配合休克抢救,做好术前准备工作,待病情平稳后迅速结束分娩。

八、健康教育

1.相关知识介绍

抢救结束,产妇病情稳定后,可以对产妇介绍疾病相关知识,告知产妇及其家属发生羊水栓塞的诱因、危险性及治疗过程中可能造成的母儿影响。

2.康复与心理辅导

病情稳定后,应对产妇及其家属进行针对性的康复与心理辅导。对子宫切除术后的患者,应进一步加强心理护理,疏导产妇因子宫切除对其造成的生理及心理的影响。

3.进行饮食指导

分娩初期应食用清淡易消化的食物。饮食应多进食高蛋白、高纤维等食物,贫血产妇还应多食用含铁多的食物或遵医嘱补充铁剂。

4.个人卫生指导

产妇注意外阴清洁,勤换内衣裤和卫生巾,排便后用清水清洗外阴等。

第八节　子宫破裂

一、概述

子宫破裂是指在妊娠晚期或分娩期子宫体部或子宫下段发生裂开,是危及母儿生命的严重并发症,近年来随着剖宫产率、宫腔手术的增加有上升趋势。

二、高危因素

(1)瘢痕子宫:如剖宫产术、子宫腺肌瘤或肌瘤剔除术、子宫角或间质部切除术后,尤其前次切口愈合不良、剖宫产后间隔时间过短再次妊娠者,临产后发生子宫破裂的危险性更大。

(2)梗阻性难产:主要见于高龄孕妇、头盆不称、软产道阻塞、胎位异常等均可因胎先露下降受阻,为克服阻力子宫强烈收缩,使子宫下段过分伸展变薄发生子宫破裂。

(3)子宫收缩药物使用不当:不当的宫缩药物使用可导致子宫收缩过强造成子宫破裂。

(4)产科手术损伤:中-高位产钳牵引、毁胎术、穿颅术可因器械、胎儿骨片损伤子宫导致破裂,强行剥离植入性胎盘或严重粘连胎盘,也可引起子宫破裂。

(5)其他子宫发育异常或多次宫腔操作,局部肌层菲薄可导致子宫破裂。

三、临床表现

子宫破裂多发生于分娩期,部分发生于妊娠晚期。按其破裂程度,分为完全性破裂和不完全性破裂,子宫破裂发生通常是渐进的,多数由先兆子宫破裂进展为子宫破裂。

1.先兆子宫破裂表现

(1)子宫呈强直性或痉挛性过强收缩,产妇烦躁不安,呼吸、心率加快,下腹剧痛难忍,出现少量阴道流血。

(2)因胎先露部下降受阻,子宫收缩过强,子宫体部肌肉增厚变短,子宫下段肌肉变薄拉长,在两者间形成环状凹陷,称为病理缩复环。可见该环逐渐上升达脐平或脐上,压痛明显。

(3)膀胱受压充血,出现排尿困难及血尿。

(4)因宫缩过强、过频,胎儿触不清,胎心率加快或减慢或听不清。

(5)胎心监护显示重度变异减速或延长减速。

2.子宫破裂

(1)不完全性子宫破裂:子宫肌层部分或全层破裂,但浆膜层完整,宫腔与腹腔不相通。多见于子宫下段剖宫产切口瘢痕破裂,常缺乏先兆破裂症状,仅在不全破裂处有压痛,体征也不明显。若破裂口累及两侧子宫血管可导致急性大出血或形成阔韧带内血肿,查体可在子宫一侧扪及逐渐增大且有压痛的包块,多有胎心率异常。

(2)完全性子宫破裂:子宫肌壁全层破裂,宫腔与腹腔相通,称为完全性子宫破裂。继先兆子宫破裂症状后,产妇突感下腹一阵撕裂样剧痛,子宫收缩骤然停止。腹痛稍缓和后,待羊水、血液进入腹腔,又出现全腹持续性疼痛,并伴有低血容量休克的征象,胎心胎动消失。阴道检查可有鲜血流出,胎先露部升高,开大的宫颈口缩小。

四、诊断要点

典型子宫破裂根据病史、症状、体征容易诊断。结合前次剖宫产史、子宫下段压痛、胎心异常、胎先露部上升、宫颈口缩小等均可确诊。B型超声检查能协助确定破口部位及胎儿与子宫的关系。胎心率加快或减慢或听不清,胎心监护显示重度变异减速或延长减速。

五、鉴别要点

1.胎盘早剥

常伴有妊娠期高血压疾病史或外伤史,子宫呈板状硬,胎位不清,阴道出血与贫血程度不成正比,B型超声检查常有胎盘后血肿或胎盘明显增厚。

2.难产并发腹腔感染

有产程长、多次阴道检查史,腹痛及腹膜炎体征;阴道检查胎先露部无上升、宫颈口无回缩;查体及B型超声检查发现胎儿位于宫腔内、子宫无缩小;患者常有体温升高和白细胞计数增多。

六、治疗

在输液、输血、吸氧等抢救休克同时予大剂量抗生素预防感染。

1.先兆子宫破裂

应立即抑制子宫收缩,肌内注射哌替啶100mg或静脉全身麻醉,立即行剖宫产术。

2.子宫破裂

无论胎儿是否存活均应尽快手术治疗。

(1)子宫破裂时间在12小时以内,裂口边缘整齐,无明显感染,需保留生育功能者,可考虑修补缝合破口。

(2)破裂口较大或撕裂不整齐且有感染可能者,考虑行子宫次全切除术。

(3)子宫裂口不仅在下段,且自下段延及宫颈口考虑行子宫全切术。

(4)前次剖宫产瘢痕裂开,如产妇已有活婴,应行裂口缝合术,同时行双侧输卵管结扎术。

(5)阔韧带存在巨大血肿时,为避免损伤周围脏器,必须打开阔韧带,游离子宫动脉的上行支及其伴随静脉,避免损伤输尿管或膀胱。如术时仍有活跃出血,可先行同侧髂内动脉结扎术以控制出血。

(6)仔细检查膀胱、输尿管、宫颈和阴道,如发现有损伤,应同时行这些脏器的修补术。

手术原则:尽量缩短手术时间,简单、迅速达到止血目的。严重休克者应尽可能就地抢救,若必须转院,应输血、输液、包扎腹部后方可转送。

七、护理措施

(一)预防措施

(1)加强子宫破裂的预防工作,做好孕期宣教。宣传孕产妇保健知识,强化产前检查的意识。孕期发现胎位异常时在孕30周后结合孕妇具体情况进行矫正。

(2)监测宫缩、胎心率及子宫破裂的征兆。有胎位不正、头盆不称、剖宫产史者,在预产期前2周住院待产,及时监测胎心音和宫缩,有异常及时采取措施。

(3)正确产科处理。应用缩宫素、前列腺素等子宫收缩剂时,应严格掌握使用方法,避免滥用。

（二）病情监测

严密观察产程进展并记录宫缩、胎心音、产妇生命体征、出入量。发现失血，查血红蛋白。评估失血量，制订护理方案。

（三）配合治疗

（1）在产妇待产时出现宫缩过强，下腹部压痛，或腹部出现病理性缩复环，应立即报告医师，对应用缩宫素者要停止缩宫素的使用，给予抑制宫缩的处理，并做好剖宫产的术前准备。

（2）产妇子宫破裂者，按照休克抢救原则进行护理：尽快协助医生作紧急处理，迅速建立静脉输液通道，短时间内输血输液补充血容量。及时保暖，吸氧，指导产妇取头低足高位或中凹位。尽快做好剖腹探查手术准备，安慰产妇并护送至手术室。

（3）术后遵医嘱给予抗生素以防止感染。

（四）心理护理

（1）对产妇及其家属因子宫破裂造成的心理反应和需求表示理解，并及时解释治疗计划及对未来妊娠的影响。当母婴生命受到威胁时家属会感到震惊，不能接受或将责任归罪于医务人员，对此种反应能谅解，并尽快告知手术进展状况。

（2）当胎儿已死，产妇又得知自己不可能再怀孕时，会愤怒、悲伤、哭泣。应主动听其诉说内心感受，真心地表示理解和同情，并尽快稳定孕妇及家属的情绪。

第九节　子宫颈癌

宫颈癌可以发生在任何年龄的女性，但普查发现宫颈癌发病年龄多为 40～55 岁，20 岁以前罕见，30 岁以后，随年龄增长而发病率上升，高峰分布在 50 岁年龄组，但 60～69 岁又有一高峰出现。宫颈癌是发病率仅次于乳腺癌的女性癌症，排第 2 位。据统计，全世界每年有 46 万新发病例，每年约有 25 万人死于宫颈癌。在我国，每年宫颈癌的新发病例数超过 13 万。每年死于宫颈癌约有 2 万人。近 10 年来，宫颈癌的发病率呈稳步上升和年轻化趋势。医学上把宫颈癌分为宫颈癌的癌前病变和宫颈浸润癌两大类。CIN 是宫颈上皮内瘤样病变的英文缩写，它是指发生在宫颈癌前的病变，包括宫颈非典型增生和宫颈原位癌，反映了宫颈癌发生的连续发展的过程，也是宫颈癌防治的重要阶段。

一、诊断

（一）临床表现

1.早期无症状

早期宫颈癌的外表可以是正常的，但在细胞学和组织学上已有了异常增生的改变。临床上可以无明显症状，部分患者仅表现为白带增多或血性白带，偶有接触性出血或性生活出血。

2.阴道出血

当癌肿侵及间质内血管时开始出现流血。最早表现为任何年龄的妇女，在性交后或双合诊后有少量出血或阴道排液增多。在绝经前后出血可以是少量断续不规则，在晚期则流血增多,甚至因较大血管被侵蚀而引起致命的大出血。一般外生型癌出血较早,血量也多;内生型癌出血较晚。

3.阴道排液

多发生在阴道出血之后,最初量不多,无臭。随着癌组织破溃,可产生大量浆液性分泌物,晚期癌组织坏死感染,则出现大量脓性或米泔水样恶臭白带。

4.晚期症状明显

疼痛为晚期症状,当宫颈旁组织受侵,累及神经,则出现严重持续的腰骶部疼痛,盆腔病变广泛时,可因静脉、淋巴回流受阻,出现下肢肿胀和疼痛。

5.全身症状

在晚期宫颈癌时,由于病灶侵犯的范围扩大而出现继发性症状。患者可以诉尿频、尿急、肛门坠胀、大便秘结、里急后重等,到末期甚至表现为消瘦、发热、全身衰竭等。

(二)诊断要点

宫颈癌的早期诊断依赖于病理检查。一般的初步筛选通过宫颈刮片进行,如有异常则进行阴道镜下宫颈活检来最后确诊,在活检前可以进行碘试验或醋酸白试验以确定病变部位。

(三)鉴别诊断

晚期宫颈癌诊断不困难,早期需与下列疾病相鉴别。

1.宫颈柱状上皮异位

宫颈外口周围有鲜红色小颗粒,质地软,不脆,可做宫颈刮片或活体组织检查以鉴别。

2.宫颈息肉

常来自宫颈口内,突出宫口外,有蒂,表面光滑、红润、质软,单发或多发,极少癌变。但宫颈恶性肿瘤有时呈息肉状,故凡有息肉均需摘除,并同时送病理检查以资鉴别。

3.宫腔或宫颈黏膜下肌瘤

若肿瘤表面感染坏死,极似宫颈癌,但阴道指检可触及瘤蒂,境界清楚。

4.宫颈湿疣

是人乳头瘤病毒感染的性传播疾病,于宫颈口可见团块型及丘疹型2类,常与宫颈癌难以区别。病检有空泡细胞、角化不良细胞及湿疣外底层细胞为主要特征。

二、处理原则

子宫颈癌采取以手术和放射治疗(简称放疗)为主、化学治疗(简称化疗)为辅的综合治疗方案。手术治疗适用于Ⅰ期、Ⅱ期无手术禁忌证的患者;放射治疗主要适用于年老、严重并发症或Ⅲ期、Ⅳ期以上不能手术的患者;化学治疗适用于晚期或复发转移的患者。

三、护理措施

(一)提供预防知识

宣传子宫颈癌的高危因素,普及子宫颈刮片细胞学检查,一般妇女每1~2年检查一次,已婚女性,尤其是出现异常阴道流血、接触性出血者应及时就诊。

（二）一般护理

1.加强营养

鼓励摄入高能量、高维生素、易消化饮食，提高机体体质。

2.指导个人卫生

鼓励并指导患者勤擦身、更衣，保持床单的清洁，注意室内空气流通，督促指导患者保持外阴清洁，每日冲洗外阴 2 次，便后及时冲洗并更换会阴垫。

（三）治疗配合

1.协助患者接受诊治方案

向患者介绍各种诊治过程中可能出现的不适及有效的应对措施。术前 3 天消毒子宫颈和阴道。菜花状癌有活动出血可能者，应用消毒纱条填塞止血，要认真交班，按时、如数取出或更换。术前 3 天每日冲洗阴道 2 次，手术前晚行清洁灌肠。

2.子宫颈癌术后护理

要求术后每 0.5~1 小时观察一次生命体征及液体出入量，情况平稳后改为每 4 小时观察 1 次。保持引流管和阴道引流畅通，注意引流量及其性质。如有异常，应及时报告医生。一般术后48~72 小时拔除引流管。由于子宫颈癌手术涉及范围广，使膀胱功能恢复缓慢，导尿管一般保留 7~14 天，甚至 21 天，拔除导尿管前3 天开始夹管，每 2 小时开放一次，以训练膀胱功能。

3.放射治疗、化学治疗护理

指导卧床患者进行肢体活动，以预防卧床并发症的发生。术后需接受放射治疗、化学治疗者按有关内容进行护理。

（四）心理护理

按腹部及阴道手术护理内容进行术前准备，并让患者了解各项操作的目的、时间、可能的感受等，以争取其配合，使患者以最佳心态接受手术。术后定期随访。护士与患者要共同讨论问题，解惑释疑，缓解不安，使患者以积极的态度接受诊治过程。

（五）健康教育

护士协同患者、家属制订确实可行的院外康复计划，说明出院随访的重要性。治疗后 2 年内应每 3 个月复查 1 次；3~5 年内每 6 个月复查 1 次；第 6 年开始每年复查 1 次。随访内容包括盆腔检查、子宫颈刮片细胞学检查、X 线胸片及血常规检查等。出现症状及时随诊，根据患者具体情况提供相应的术后生活方式的指导。另外，对出院时未拔除导尿管的少数患者，应教会患者导尿管的护理，如多饮水、保持外阴清洁、继续进行盆底和膀胱功能锻炼，遵医嘱到医院拔导尿管。鼓励患者适当参加社会活动，逐步恢复正常工作等。

第十节　子宫肌瘤

子宫肌瘤是女性生殖系统最常见的良性肿瘤，主要由子宫平滑肌增生形成，其间有少量纤维结缔组织，好发于 30~50 岁女性，20 岁以下者少见。

一、概述

(一)病因

子宫肌瘤的确切病因尚不清楚,由于其好发于生育期妇女,患病后子宫肌瘤继续生长和发展,绝经后子宫肌瘤停止生长,甚至萎缩或消失等特点,提示子宫肌瘤的发生、发展过程可能与女性激素有关。研究表明,25%～50%的子宫肌瘤存在遗传学异常。

(二)病理

1.巨检

子宫肌瘤表面光滑,为球形实质结节,大小不一,质地较子宫肌层硬,外表有被压迫的肌纤维束和结缔组织构成的假包膜,故与周围肌组织分界清楚,子宫肌瘤与假包膜之间有一层疏松网状间隙,手术时易剥出。一般子宫肌瘤呈灰白色,切面呈漩涡状结构。

2.镜检

子宫肌瘤由平滑肌纤维和不等量的纤维结缔组织构成,肌细胞大小均匀,排列成漩涡状,细胞核呈杆状,染色较深。

(三)分类

1.按子宫肌瘤部位分类

按子宫肌瘤部位分为子宫体肌瘤(90%)和子宫颈肌瘤(10%)。

2.根据子宫肌瘤与子宫肌壁的关系分类

根据子宫肌瘤与子宫肌壁的关系分为肌壁间肌瘤、浆膜下肌瘤、黏膜下肌瘤三种类型。子宫肌瘤可单发,也可多发。各种类型的子宫肌瘤发生在同一子宫上,称为多发性子宫肌瘤。

(四)子宫肌瘤变性

当子宫肌瘤失去原来的典型结构时,称为子宫肌瘤变性。常见的变性有玻璃样变、囊性变、肉瘤变、红色变及钙化。

(五)临床表现

典型症状为经量增多、经期延长及白带增多,多见于大的肌壁间肌瘤及黏膜下肌瘤,伴有下腹部包块及相应的压迫症状。

(六)治疗要点

根据患者年龄、症状、肌瘤大小及生育功能的要求等情况进行全面分析后,可采取随访观察、药物治疗或手术治疗方案。

二、护理措施

(1)评估患者体温、脉搏、白细胞计数、分泌物是否异常,有无腹痛情况。

(2)入院评估时,要关注患者月经变化及伴随症状。缓解患者各种不适,评估患者腹痛程度,遵医嘱给予镇痛药物。对于出现压迫症状的患者,如尿潴留者遵医嘱给予导尿,便秘患者遵医嘱给予缓泻药治疗。

(3)遵医嘱给予止血、抗贫血药物治疗,必要时输血治疗,定期复查血常规。

(4)遵医嘱保留会阴垫,准确评估出血量。必要时行会阴冲洗,保持会阴清洁,预防感染。

（5）评估患者贫血程度及跌倒风险，并且采取相应的安全防护措施。向患者及其家属进行宣教，防止患者发生跌倒坠床的意外事件。

（6）指导患者进食高蛋白、高热量、高维生素、富含铁的食物，纠正贫血。

（7）手术患者根据具体手术方式，给予围术期护理。

（8）心理护理：患者因担心肌瘤恶变及手术对身体、生育、性生活的影响会产生各种心理反应，责任护士应与患者建立良好的护患关系，了解患者需要，提供个性化心理护理。

三、健康教育

1.术后生活指导

指导患者术后避免进食辛辣、刺激性食物；注意个人卫生，子宫肌瘤剔除术后者 1 个月内禁性生活及盆浴，子宫肌瘤全切术后者 3 个月内禁性生活及盆浴。

2.贫血患者的指导

①指导按时、按剂量口服铁剂等药物，为减少铁剂的胃肠道反应，可在餐后服药。为避免影响口服铁剂的吸收，药物不宜与牛奶、钙剂、浓茶同服。②告知患者改变体位时预防晕厥、跌倒的方法，如起床时应缓慢坐起，适应后再起身走动，走动时需有支撑物或有人搀扶。

3.非手术治疗患者指导

指导非手术治疗患者定期门诊复查妇科超声及血常规，了解肌瘤变化及贫血纠正的情况。

第十一节　子宫内膜癌

子宫内膜癌是指原发于子宫内膜的一组上皮性恶性肿瘤，以来源于子宫内膜腺体的腺癌最多见，为女性生殖系统三大恶性肿瘤之一，多见于老年妇女。

一、概述

（一）病因

病因不十分清楚，可能与下列因素有关。

1.体质因素

肥胖、糖尿病、高血压、未孕、不育、绝经延迟等因素可增加子宫内膜癌发病风险。

2.长期持续雌激素刺激

在无孕激素拮抗的雌激素长期作用下，发生子宫内膜增生甚至癌变，临床上多见于无排卵性疾病患者、长期服用雌激素的绝经后妇女、分泌雌激素的卵巢肿瘤患者。

3.遗传因素

大概 20％的患者有家族史。

（二）病理及分型

子宫内膜癌的特点是生长缓慢，局限在内膜的时间较长，病变多发生在子宫底部的双侧子宫角。

1.根据病变形态及范围

根据病变形态及范围可分为局限型和弥漫型。

2.根据镜下癌组织细胞类型

根据镜下癌组织细胞类型可分为内膜样腺癌、腺癌伴鳞状上皮化、浆液性腺癌、透明细胞癌。其中主要为腺癌,占 80%~90%。

(三)转移途径

子宫内膜癌的主要转移途径为直接蔓延、淋巴转移,晚期可有血行转移。其中淋巴转移是子宫内膜癌的主要转移途径,血行转移的常见部位为肺、肝、骨等。

(四)临床分期

沿用国际妇产科联盟(FIGO)制定的临床分期,大体分为五期。

0 期:腺瘤样增生或原位癌。

Ⅰ期:癌灶局限于子宫。

Ⅱ期:癌灶侵犯子宫颈,但未超出子宫。

Ⅲ期:癌灶扩散至子宫以外的盆腔内,但未超出真骨盆。

Ⅳ期:癌灶超出真骨盆,或向前侵犯膀胱、向后侵犯直肠,或伴有盆腔外的扩散。

(五)临床表现

子宫内膜癌病程早期无明显症状,典型表现为绝经后阴道流血、阴道排液、疼痛等,晚期可出现贫血、恶病质等全身衰竭症状。

(六)治疗原则

手术治疗为首选,尤其是早期病例,还可根据具体情况选用放射治疗、激素治疗、化学药物治疗,可单用或联合应用。

二、护理措施

(1)术后遵医嘱给予患者心电监护,监测患者生命体征。回室当即测量体温、呼吸、心率、血氧饱和度、血压;之后 30 分钟、1 小时、2 小时、3 小时再次测量呼吸、心率、血氧饱和度、血压。停心电监护后,小夜班、大夜班、次日白班各测量体温、呼吸、脉搏、血压 1 次。观察切口敷料有无渗血、渗液等。

(2)术后留置尿管 5~7 天,使用碘伏溶液擦洗会阴及尿管,每日 2 次,预防感染。

(3)保持引流管和尿管通畅,记录引流液和尿液的性状及量。

(4)术后鼓励患者主动或被动活动肢体,穿弹力袜,预防下肢深静脉血栓。观察患者下肢有无肿胀、疼痛等症状,遵医嘱使用抗凝药等。

三、健康教育

(1)个人卫生:指导患者保持会阴清洁,勤更换内衣裤,术后 1 个月内禁止性生活及盆浴。

(2)根据患者术后采取放疗或化疗方法,告知后续治疗时间及注意事项。

(3)向患者讲解随访的重要性:术后 2~3 年每 3 个月随访 1 次,3 年后每 6 个月 1 次,5 年后每年 1 次。

第十二节　卵巢肿瘤

卵巢肿瘤是妇科生殖系统中常见的肿瘤之一,可发生在任何年龄,以 20～50 岁的妇女发病率最高,幼女和老年妇女的卵巢肿瘤多为恶性。卵巢肿瘤发生在盆腔内,早期无症状,不易被发现,又无法鉴别其性质,一旦出现相应症状,往往已为晚期,影响预后。卵巢恶性肿瘤的 5 年生存率多年徘徊在 25%～30%。近年来,由于 B 超、腹腔镜、CT 等先进的诊断技术有利于早期诊断,加上化疗方法的进展,恶性卵巢肿瘤的 5 年生存率提高到 40%～50%。

一、病因

卵巢肿瘤的病因不明,但可能与遗传和家族因素、高胆固醇饮食因素、内分泌因素等有关。

二、卵巢肿瘤的分类

卵巢肿瘤的分类方法较多,现较普遍采用的是依据组织发生进行的分类,主要分为以下几种。

1.来源于体腔上皮的肿瘤

包括浆液性肿瘤、黏液性肿瘤、子宫内膜样肿瘤、透明细胞肿瘤、混合性上皮瘤、勃勒纳瘤与未分化癌。此类肿瘤发生于卵巢表面的表面上皮,是最常见的一种,占卵巢肿瘤的60%～70%。卵巢上皮具有多种分化潜能,当向输卵管上皮分化时,形成浆液性肿瘤;向子宫内膜上皮分化时,形成子宫内膜样肿瘤;向宫颈柱状上皮分化时,形成黏液性肿瘤。每一类上皮性肿瘤根据其细胞学和组织学特点又分为良性、交界性及恶性 3 类。

2.来源于生殖细胞肿瘤

多发生于年轻妇女,而且年龄越小,恶性度越高。其中,畸胎瘤最常见,主要有两种:成熟畸胎瘤和未成熟性畸胎瘤。其他生殖细胞肿瘤还有无性细胞瘤、内胚窦瘤、绒毛膜癌、胚胎癌与混合性癌。

3.来源于特异性间质的肿瘤

包括颗粒细胞瘤、卵泡膜细胞瘤、卵泡膜-颗粒细胞瘤、纤维瘤、睾丸母细胞瘤和两性母细胞瘤。颗粒细胞瘤与卵泡膜细胞瘤常伴有分泌卵巢激素的功能。

4.来源于非特异性间质的肿瘤

与所有普通的间质相似,都有良性、恶性之分,如血管瘤、平滑肌瘤等。

5.转移性肿瘤

可来自子宫、输卵管、乳腺,其中来自消化道的转移癌又称为库肯勃氏瘤。从其他器官转移来的较少见。

6.其他肿瘤

如未分类肿瘤、性腺母细胞瘤、瘤样病变等。

三、常见的卵巢肿瘤

(一)卵巢上皮性肿瘤

1.卵巢浆液性囊腺瘤

卵巢浆液性囊腺瘤较常见,多为单侧,大小不等,囊性,表面光滑,壁薄,囊液呈无色清亮或草黄色稀薄浆液,分单纯性和乳头性两种。前者多为单房,囊壁光滑;后者多为多房,内见乳头,可向外生长,突出于肿瘤表面。镜下检囊壁内为单层柱状上皮,乳头分枝较粗,间质内见沙砾体。交界性浆液性囊腺瘤多为双侧,乳头多向囊外生长,镜下见乳头分支细密,无间质浸润,细胞核轻度异型,预后好。

2.卵巢浆液性囊腺癌

浆液性囊腺癌是最常见的卵巢恶性肿瘤,多为双侧,体积较大,呈囊实性;囊内乳头状生长,可伴有出血、坏死;镜下上皮细胞核异型性明显,并有间质浸润,预后差,5年存活率仅为$20\% \sim 30\%$。

3.卵巢黏液性囊腺瘤

卵巢黏液性囊腺瘤较多见,多为单侧,多房性,囊肿表面光滑,体积较大,囊液呈胶冻状。镜下见囊壁内为单层柱状细胞,能分泌黏液;囊壁偶可自发破裂,引起腹腔内广泛种植,形成腹膜黏液瘤;瘤细胞呈良性,分泌旺盛,多限于腹膜表面生长,不浸润脏器实质。交界性黏液性囊腺瘤体积较大,表面光滑,多为多房,囊壁增厚,见实质区和乳头形成,乳头细小、质软。

4.卵巢黏液性囊腺癌

黏液性囊腺癌多为单侧,体积较大,囊壁见实性区和乳头形成,切面为囊实性,囊液混浊或血性。镜下见细胞增生明显,细胞异型性显著,核分裂象多见,并有间质浸润。黏液性囊腺癌的预后较浆液性囊腺癌为佳。

5.卵巢内子宫内膜样肿瘤

卵巢内子宫内膜样肿瘤中,良性瘤少见,多为单房,囊壁内上皮酷似正常子宫内膜腺上皮,间质中有含铁血黄素细胞;交界性肿瘤少见。

6.卵巢内膜样癌

卵巢内膜样癌多为单侧,囊性或实性,有乳头生长,囊液呈血性。镜下与子宫内膜癌极相似,常并发子宫内膜癌,不易鉴别何者为原发或继发。

(二)卵巢生殖细胞肿瘤

卵巢生殖细胞肿瘤好发于儿童和青少年,发病率仅次于上皮性肿瘤。

1.畸胎瘤

畸胎瘤由多胚层组织构成,肿瘤组织多数成熟,呈囊性,肿瘤内常含有$2 \sim 3$个胚层的组织成分。肿瘤的恶性程度取决于组织的分化程度。

成熟畸胎瘤(又称皮样囊肿)是最常见的卵巢良性肿瘤,多为单侧,单房,中等大小,壁厚,表面光滑,腔内充满油脂和毛发,有时可见牙齿或骨质;其恶变率为$2\% \sim 4\%$,多见于绝经后妇女。

未成熟畸胎瘤属恶性肿瘤,肿瘤由分化程度不同的未成熟胚胎组织构成,主要为原始神经组织;肿瘤多为实性,复发和转移率较高,好发于青少年。

2.无性细胞瘤

无性细胞瘤占卵巢恶性肿瘤的 5%,为中度恶性的实性肿瘤,容易发生转移。此种肿瘤常见于青春期及生育期妇女,单侧居多,实质性,呈圆形或分叶状,中等大小,表面光滑,切面灰白色,可伴有出血和坏死区域。镜下见大圆形细胞呈片状或条索状排列,间质中常有淋巴细胞浸润。无性细胞瘤对放射治疗极度敏感,预后较好。

3.内胚窦瘤

内胚窦瘤与卵黄囊结构相似,故又叫卵黄囊瘤,较罕见,恶性程度高,生长迅速,易发生转移,预后差。常发生在女童及青年妇女身上,多为单侧,呈囊实性,多有出血坏死,灰红或灰黄色。镜下见疏松网状结构,瘤细胞呈扁平、立方或柱状,可产生甲胎蛋白(AFP)。

(三)卵巢性索间质肿瘤

1.颗粒细胞瘤

颗粒细胞瘤是最常见的功能性肿瘤,低度恶性,可发生在任何年龄,但以 40～50 岁较多。肿瘤具有分泌雌激素的功能,故患者青春期前可出现假阳性性早熟,成年期出现月经失调;绝经后妇女有阴道不规则出血。肿瘤可导致子宫内膜增生、息肉形成,甚至可诱发子宫内膜腺癌。肿瘤表面光滑,实质性,切面可见淡黄色、实质性组织,或伴有出血坏死。镜下见颗粒细胞呈放射状排列,中央为嗜酸性物质,称为 Call-Exner 小体。预后良好,5 年生存率在 80% 以上,有晚期复发的可能,应长期随访。

2.卵泡膜细胞瘤

卵泡膜细胞瘤为良性,恶性者少见,多见于年龄较大或已绝经妇女。肿瘤能分泌雌激素,故可导致女性化;表面光滑,可伴有结节状突起,质硬;切面呈实性,灰白色。镜下见瘤细胞为短梭形,富含脂质,细胞交错排列成旋涡状。有时和颗粒细胞瘤共存,称为卵泡膜-颗粒细胞瘤,为低度恶性肿瘤。

3.纤维瘤

纤维瘤属良性肿瘤,主要由成纤维细胞及纤维细胞组成,实性,多为单侧,中等大小,直径在 10cm 左右,呈肾形;肿瘤包膜光滑,切面为灰白色,纤维组织排列呈旋涡状。临床上见患者伴有胸水、腹水,称为麦格氏综合征,肿瘤切除后,胸、腹水可自然消退。

(四)转移性卵巢肿瘤

转移性卵巢肿瘤占卵巢肿瘤的 5%～10%,其常见原发部位有子宫、输卵管、乳腺、肠道、胃、泌尿道等。库肯勃瘤是一种特殊的转移性腺癌,是从胃肠道转移而来的肿瘤,多见双侧,实性,中等大小,活动好,伴有腹水;大体标本切面呈灰白色,或有出血、坏死区域。镜下见具有特征性的印戒细胞,可作为来源于胃肠道转移的依据;偶有转移性卵巢癌而找不到消化道原发病灶,预后差。

四、转移途径

卵巢肿瘤转移的途径以直接蔓延和腹腔种植为主,其次为淋巴转移,血行转移较少见。肿瘤可穿破包膜,累及邻近器官,并广泛种植于腹膜及大网膜表面;卵巢癌灶可通过淋巴管转移到髂区淋巴结、腹主动脉旁淋巴结及腹股沟淋巴结,横膈为转移的好发部位,尤其是右侧。

五、护理评估

(一)健康史

早期病史无特殊,患者通常于妇科普查时发现盆腔肿块而就医。注意询问发病时间及家族史,并收集与发病相关的高危因素。收集病史时应警觉与卵巢肿瘤症状有关的主诉,如尿频、便秘、下腹坠胀不适、腹围增大等。根据患者年龄、病程长短及局部体征初步判断是否为卵巢肿瘤、有无并发症及肿瘤良恶性。

(二)身体状况

1.症状和体征

早期卵巢肿瘤生长慢,一般无症状,常在普查或做其他手术时发现。肿瘤增大时,患者可出现腹部不适、腹胀、腹痛,并扪及下腹部肿块,甚至出现压迫症状如尿频、便秘、气急、心悸等。妇科检查可发现单侧或双侧附件包块,多为囊性或囊实性,表面光滑,活动度好。

恶性肿瘤早期常无症状,晚期可出现腹胀、腹部包块、腹水现象,以及消瘦、严重贫血等恶病质征象。肿瘤向周围组织浸润或压迫神经时,可引起腹痛、腰痛,功能性肿瘤可出现雌激素或雄激素过多的症状。妇科检查可在盆腔内触及质硬结节,肿块多为双侧,实性或囊实性,表面高低不平,固定不动,常伴腹水。有时在腹股沟、腋下或锁骨上可触及肿大结节。

2.卵巢肿瘤的常见并发症

(1)蒂扭转:是妇科常见急腹症。多见于瘤蒂长、活动度好、中等大小、活动、重心偏移的肿瘤,尤其是部分囊性、部分实质性的肿瘤(如畸胎瘤)。常发生于体位突然改变时以及妊娠期、产褥期子宫位置发生改变时。其典型症状是一侧下腹部疼痛,并伴有恶心、呕吐、腹肌紧张、压痛或反跳痛;肿瘤增大后,可突然破裂,引起腹膜炎的症状;有时肿瘤自然复位,症状消失。

(2)破裂:肿瘤可在外力作用下破裂或自发性破裂。外力作用破裂多为穿刺、盆腔检查所致;自发破裂多为肿瘤浸润生长穿破囊壁所致。破裂后,可产生严重的并发症,引起腹痛,有时产生强烈的腹膜刺激征,导致休克。

(3)感染:较少见,多继发于肿瘤扭转、破裂或肠道及邻近器官感染蔓延。主要表现为高热、腹痛、腹部肿块压痛、血白细胞升高。

(4)恶变:早期多无症状。若肿瘤在短期内迅速增大并固定,可伴有腹水等表现。

(三)心理-社会状况

发现卵巢肿瘤时,患者常为肿瘤的性质而焦虑。在判断卵巢肿瘤性质阶段,患者及家属常会经历一段艰难而又恐惧的时期,渴望及早得到确切的结果。一经确诊为恶性肿瘤,患者往往表现出悲观、绝望等不良情绪。接受手术治疗时,患者一方面为患病加重了家庭负担而内疚,另一方面又害怕预后不良而忧心忡忡。在进行化疗或放疗时,严重的不良反应常使患者倍感绝望与孤独,甚至丧失生活的信心,从而产生极大的压力。对于患者的这些心理反应,应注意及时评估,以便协助应对。

（四）辅助检查

1.细胞学检查

可在腹水或腹腔冲洗液中找癌细胞,确定临床分期,有助于选择治疗方法。

2.B型超声检查

能检测肿块部位、大小、形态及性质,并能鉴别卵巢肿瘤、腹水和结核性包裹性积液。临床诊断符合率超过 90％,但直径小于 1～2cm 的实性肿瘤不易测出。

3.肿瘤标志物

通过免疫或生化方法测定卵巢肿瘤的分泌或代谢产物。测 AFP、CA125、HCG、性激素,对诊断卵巢内胚窦瘤、卵巢上皮性癌、原发性卵巢绒癌、卵巢功能性肿瘤有重要参考价值。

4.腹腔镜检查

可直接看到肿块大体情况,并对整个盆腔、腹腔进行观察,必要时可取活检协助诊断。

5.放射学检查

腹部平片时可显示卵巢畸胎瘤的牙齿和骨质阴影;静脉肾盂造影可辨认盆腔肾、输尿管阻塞或移位;淋巴造影可判断有无淋巴转移;CT 检查能通过更多的切面清晰显示病变范围及其与周围组织的关系。

（五）处理要点

1.良性肿瘤

一旦确诊,应予以手术治疗。疑为卵巢瘤样病变者,可做短期观察。年轻患者单侧良性肿瘤,可行肿瘤剥除术或患侧附件切除术,肿瘤切除后快速送病理,以排除恶性变。绝经后妇女则行全子宫及附件切除术。

2.恶性肿瘤

采用以手术为主的综合治疗。

(1)手术:手术治疗的基本目的是确定分期和首次手术后无大的残留病灶。首次手术的彻底性是影响预后的重要因素。原则上早期应行全子宫及双侧附件切除术,必要时同时行大网膜切除术;中晚期尽量切除原发病灶和转移灶,并行大网膜及阑尾切除术加盆腔淋巴结及主动脉旁淋巴结清除术,使残留病灶直径小于 2cm。对年轻早期患者可考虑保留对侧卵巢,但需非常慎重,应具备以下条件:①早期肿瘤分化好;②肿瘤为交界性或低度恶性;③术中剖视对侧卵巢未发现肿瘤;④术后有条件严密随访。对未生育的早期患者也可保留子宫。

(2)化疗:为卵巢恶性肿瘤的主要辅助治疗手段。卵巢恶性肿瘤对化疗较为敏感,因而化疗可预防复发,也可用于术后有残留病灶者,可提高患者 5 年的生存率。化疗药物的选择应根据卵巢癌的类型、期别而定。常用药物有铂类(顺铂、卡铂)、烷化剂(环磷酰胺、异环磷酰胺)、抗代谢药(氟脲嘧啶)、抗生素类(如博来霉素、阿霉素、放线菌素 D)等。常用化疗方案有:生殖细胞肿瘤常用 VAC(长春新碱＋放线菌素 D＋环磷酰胺)、BVP(博来霉素＋长春新碱＋顺铂);上皮性癌常用 PC(顺铂＋环磷酰胺)、PT(顺铂＋紫杉醇)。

3.并发症

卵巢肿瘤若并发蒂扭转、破裂、感染或恶变,应立即手术治疗。

六、护理诊断

1.焦虑

与发现盆腔包块、担心肿块性质有关。

2.预感性悲哀

与切除子宫卵巢、卵巢恶性肿瘤预后不佳有关。

3.营养失调

与卵巢恶性肿瘤的恶病质及化疗有关。

七、护理目标

(1)患者情绪稳定,能正确对待疾病。

(2)患者能用语言表达对丧失子宫及附件的看法,并积极接受治疗。

(3)患者的营养失调状况得以纠正,患者能说出影响营养摄取的原因,并明确应对措施。

八、护理措施

(一)一般护理

鼓励患者进食营养全面、丰富的饮食,避免高胆固醇饮食,以保证化疗能顺利进行。如患者口服不能补充,应经静脉补充。卵巢实性肿瘤或肿瘤直径大于 5cm 者,应及时行手术切除,诊断不清或治疗无效者,宜早行腹腔镜检查或剖腹探查。

(二)治疗配合

1.手术患者

按腹部手术护理常规进行护理。

2.需放腹腔积液者

准备好腹腔穿刺物,并协助医生完成操作,要密切观察、记录患者在放腹腔积液过程中的生命体征变化、腹腔积液性质和出现的不良反应;一次放腹腔积液 3000mL 左右,不宜过多,速度宜缓,以免腹压骤降造成虚脱;放腹腔积液后应用腹带包扎腹部,发现不良反应,及时报告医生进行处理。

3.化疗者

恶性肿瘤术后往往需要进行腹腔化疗,化疗前一般先抽腹腔积液,然后将化疗药物稀释后注入腹腔。注入后,协助患者更换体位,让药物接触腹腔全部。化疗结束后,留置化疗药管者注意保持药管的固定及局部敷料的干燥,单穿者保持穿刺点处敷料的干燥。同时,观察并记录患者有何反应,如有异常,及时报告医生进行处理。

(三)心理护理

需为患者提供表达情感的机会和环境,经常巡视,用一定时间(至少 10 分钟以上)陪伴患者,详细了解患者的疑虑和需求,评估患者的身心状况,鼓励患者以适当的方式表达自身的压力,传授患者应对压力的技巧,鼓励患者多参与护理活动,以维持其独立性和生活自控的能力,鼓励家属参与照顾患者。

(四)健康教育

1.卵巢非赘生性肿瘤

卵巢非赘生性肿瘤直径小于 5cm 者,应督促其定期(3~6 个月)接受复查,并详细记录。良性肿瘤患者术后 1 个月进行常规检查,恶性肿瘤患者术后常需辅以化疗,但尚无统一化疗方案,应督促并协助患者克服困难,努力完成化疗计划,以提高疗效。

2.良性肿瘤

术后 1 个月复查,如未切除子宫者,1 个月后可恢复性生活;卵巢肿瘤术后 3 个月阴道残端愈合后,可恢复性生活。

3.卵巢肿瘤

卵巢肿瘤术后随访时间:术后 1 年内,每月 1 次;术后 2 年内,每 3 个月 1 次;术后 3 年内,每半年 1 次;术后 3 年以上,每年 1 次。随访内容包括:症状、体征、全身及盆腔检查、B 超检查,必要时应做 CT 或 MRI 检查、肿瘤标志物检测等。

参考文献

1.夏海鸥.妇产科护理学(第4版).北京:人民卫生出版社,2019.

2.武君颖,王玉玲.儿科护理(第3版).北京:科学出版社,2018.

3.张玉兰,王玉香.儿科护理学(第4版).北京:人民卫生出版社,2018.

4.范玲,沙丽艳.儿科护理学(第3版).北京:人民卫生出版社,2018.

5.郝群英,魏晓英.实用儿科护理手册.北京:化学工业出版社,2018.

6.王英.临床常见疾病护理技术与应用.吉林:吉林科学技术出版社,2019.

7.王慧,梁亚琴.现代临床疾病护理学.青岛:中国海洋大学出版社,2019.

8.杨辉,张文光.临床疾病系统化全责整体护理.北京:人民卫生出版社,2016.

9.伍淑文,廖培娇.外科常见疾病临床护理观察指引.北京:科学出版社,2017.

10.杨辉.临床常见疾病并发症预防及护理要点.北京:人民卫生出版社,2015.

11.周惠珍.妇产科护理(第2版).北京:科学出版社,2015.

12.黄人健,李秀华.妇产科护理学高级教程.北京:中华医学电子音像出版社,2016.

13.王丽芹,刘怀霞,王晓茹.妇产科护理细节管理.北京:科学出版社,2017.

14.姜梅.妇产科护理指南.北京:人民卫生出版社,2018.

15.刘文娜,闫瑞霞.妇产科护理(第3版).北京:人民卫生出版社,2015.

16.陈娜,陆连生.内科疾病观察与护理技能.北京:中国医药科技出版社,2019.

17.尤黎明.内科护理学(第6版).北京:人民卫生出版社,2017.

18.安利杰.内科护理查房案例分析.北京:中国医药科技出版社,2019.

19.王莉慧,刘梅娟,王箭.消化内科护理健康教育.北京:科学出版社,2018.

20.吴欣娟.外科护理学(第6版).北京:人民卫生出版社,2017.

21.谢萍.外科护理学.北京:科学出版社,2019.

22.刘梦清,佘金文.外科护理(第2版).北京:科学出版社,2019.

23.陆静波,蔡恩丽.外科护理学.北京:中国中医药出版社,2016.

24.梁桂仙,宫叶琴.外科护理学.北京:中国医药科技出版社,2016.

25.安力彬,陆虹.妇产科护理学(第6版).北京:人民卫生出版社,2017.

26.陶红,张玲娟,张静.妇产科护理查房(第2版).上海:上海科学技术出版社,2016.

27.秦瑛,吴欣娟.妇产科护理工作指南.北京:人民卫生出版社,2016.